现代企业职业卫生技术丛书

工作场所职业危害因素监测技术（第二版）

“现代企业职业卫生技术丛书”编委会　编

主　　编　陶　雪
主　　审　孟　超

中国劳动社会保障出版社

图书在版编目(CIP)数据

工作场所职业危害因素监测技术/《现代企业职业卫生技术丛书》编委会编. —2版. —北京：中国劳动社会保障出版社，2014

（现代企业职业卫生技术丛书）

ISBN 978-7-5167-1008-1

Ⅰ.①工… Ⅱ.①现… Ⅲ.①职业-有害物质-监测 Ⅳ.①R134

中国版本图书馆 CIP 数据核字(2014)第 105878 号

中国劳动社会保障出版社出版发行

（北京市惠新东街 1 号 邮政编码：100029）

*

三河市华骏印务包装有限公司印刷装订 新华书店经销

787 毫米×1092 毫米 16 开本 14.75 印张 335 千字

2014 年 5 月第 2 版 2014 年 5 月第 1 次印刷

定价：45.00 元

读者服务部电话：（010）64929211/64921644/84643933

发行部电话：（010）64961894

出版社网址：http://www.class.com.cn

编审人员

主　　编　陶　雪

主　　审　孟　超

编写人员　（按拼音排列）

胡晓宇　康秉勋　孙　伟　陶　雪

内 容 简 介

《工作场所职业危害因素监测技术》是为企业从事职业卫生管理和监测工作的人员编写的。本书概要介绍工作场所职业病危害因素监测的目的、内容，详细介绍工作场所职业危害因素监测的质量保证、样品采集和处理方法技术，分类介绍化学、粉尘、物理等危害因素的检测方法，详细介绍化学危害因素的实验室检测技术和现场快速检测技术。

本书作为“企业职业卫生技术丛书”之一，是企业负责人、职业卫生管理和技术人员的工作用书，可以作为政府各级监管人员的辅助用书，也可以作为高等院校相关专业师生的教学参考用书，还可以作为各级各类职业卫生的培训用书。

前　言

据统计，我国有职业危害的企业 1 600 多万家，暴露于各种职业危害因素的劳动者超过 2 亿人，职业健康的形势十分严峻。企业既是社会财富的创造者，也是社会责任的承担者，更是职业病防治的责任主体。职工的安全健康不仅直接关系到企业的可持续健康发展，也关系到国家经济的可持续发展，更关系到社会的和谐与安定。

本书从企业的角度，概要介绍了工作场所职业病危害因素监测的目的、内容，详细介绍了工作场所职业病危害因素监测的质量保证、样品采集和处理方法技术。分类介绍化学、粉尘、物理等危害因素的检测方法。详细介绍了化学危害因素的实验室检测技术和现场快速检测技术。书中为企业的职业卫生管理和监测人员提供了从事危害因素监测所必须了解掌握的基础原理和基本技术，详细介绍了我国工作场所职业病危害因素检测现有标准检测方法的原理、采样方法和注意事项。通过学习此书企业职业卫生管理和监测人员可以了解工作场所职业病危害因素监测技术的要点，配合职业卫生技术服务机构做好监测工作，同时可以对职业卫生技术服务机构出具的检测和评价报告质量做出判别，从而做好企业的职业病防治工作。

本书第一章、第二章、第三章、第四章和第七章由陶雪编写；第五章第一节、第二节由陶雪编写，第三节至第五节由胡晓宇编写；第六章由康秉勋编写；第八章由孙伟编写。全书由陶雪统稿，孟超审定。

本书在编写过程中参考了国内一些专家、学者的相关著作和成果，在此致以真诚的感谢！由于编者水平有限，书中疏漏和错误在所难免，恳请广大读者批评指正。

编　者

2013 年 9 月

目　录

第一章 绪 论

第一节 工作场所职业危害因素监测的目的

职业危害因素监测是职业病防治工作中的一项重要工作内容，是识别和评价职业病危害因素的一个重要环节。它主要是利用现代采样仪器和检验仪器设备，按照《职业病防治法》和《国家职业卫生标准》要求，检验、识别与鉴定生产过程中产生的职业危害因素，掌握工作场所中职业危害因素的性质、强度及其在时间、空间的分布情况，调查职业危害因素对接触人群的健康损害，评价工作场所作业环境、劳动条件等是否符合职业卫生标准，为制定卫生标准和卫生防护措施、改善不良劳动条件、预防控制职业病、保障劳动者健康提供科学依据。

总之，通过工作场所有害因素监测可以为制定和实施职业卫生标准（职业接触限值）提供依据；为评价工作场所职业卫生状况和劳动者接触有害物质的程度提供依据；为职业卫生的立法和执法服务。

第二节 工作场所职业危害因素监测的内容

一、概述

工作场所职业危害因素监测的内容分为空气监测和生物监测。空气监测是在一定的时间段（数月或数年）内，对劳动者工作场所的空气中有害物质的浓度（外剂量）进行定期的、系统的检测；或者在短时间（数天）内，对工作场所里所有有代表性的劳动者工作地点的空气中有害物质的浓度进行系统的、全面的检测；动态观察空气中有害物质浓度的变化，以评价劳动者所处工作环境的职业卫生状况和接触有害物质的程度，从而评价劳动者长期在这种环境下工作对健康的可能影响。生物监测是在一定的时间段（数月或数年）内，对人体生物材料中的生物监测指标（包括毒物及其代谢物和体内产生的无害性生化效应）的水平（内剂量）进行定期的、系统的检测；或者在短时间（数天）内，对工作场所里所有有代表性的劳动者进行系统的、全面的生物材料检测；动态观察机体内生物监测指标的变化，以评价职业卫生状况和劳动者接触有害物质的程度，从而评价劳动者长期在这种环境下工作对劳动者健康的可能影响。空气监测和生物监测各有其特点，表 1—1 对其特点进行了比较。

表 1—1　空气监测和生物监测比较

	空气监测	生物监测
定义	通过定期地检测工作场所空气中有害物质的浓度，以评价职业卫生状况和劳动者接触有害物质的程度及对健康的可能影响	通过定期地检测人体生物材料中有害物质及其代谢物含量或导致的无害性生化效应水平，以评价劳动者接触有害物质的程度及对健康的可能影响
测定对象	样品—空气 对象—有害物质	样品—生物材料 对象—有害物质及其代谢物、引起机体的反应物
评价指标	最高容许浓度 时间加权平均容许浓度 短时间接触容许浓度	职业接触生物限值
优缺点	1. 适用范围广，可测各种有害物质 2. 操作较易、较快 3. 适用于评价工作场所空气质量；不能反映个体差异 4. 测定结果仅能反映有害物质经呼吸道进入人体的可能剂量 5. 一种有害物质只有 1～2 个评价指标 6. 结果的解释明确	1. 适用范围小，可检测的有害物质少 2. 操作较难、较慢 3. 适用于评价个体接触剂量；能反映个体的差异 4. 测定结果能反映有害物质经各种途径进入人体的剂量，不能指明进入途径 5. 一种有害物质可有多个评价指标 6. 结果解释需慎重

空气监测与生物监测的关系：空气监测是生物监测的基础，生物监测指标的确定和检测结果的评价，离不开空气监测；生物监测弥补了空气监测在个体接触剂量评价中的不足；二者均用来评价职业接触程度；完整的卫生评价需要空气监测和生物监测的结合（群体与个体相结合）。

二、工作场所有害因素监测的类型

工作场所有害因素监测根据监测的目的可分为：评价性监测、日常性监测、监督性监测、事故性监测。

1. 评价性监测

评价性监测适用于建设项目职业病危害因素预评价、建设项目职业病危害因素控制效果评价和职业病危害因素现状评价等。在评价职业接触限值为时间加权平均容许浓度时，应选定有代表性的采样点，连续采样 3 个工作日，其中应包括空气中有害物质浓度最高的工作日。在评价职业接触限值为短时间接触容许浓度或最高容许浓度时，应选定具有代表性的采样点，在一个工作日内空气中有害物质浓度最高的时段进行采样，连续采样 3 个工作日。

2. 日常性监测

日常性监测适用于对工作场所空气中有害物质浓度进行日常的定期监测。在评价职业接触限值为时间加权平均容许浓度时，应选定有代表性的采样点，在空气中有害物质浓度最高的工作日采样 1 个工作班。在评价职业接触限值为短时间接触容许浓度或最高容许浓度时，应选定具有代表性的采样点，在一个工作班内空气中有害物质浓度最高的时段进行采样。

3. 监督性监测

监督性监测适用于职业卫生监督部门对用人单位进行监督时，对工作场所空气中有害物质浓度进行的监测。在评价职业接触限值为时间加权平均容许浓度时，应选定具有代表性的工作日和采样点进行采样。在评价职业接触限值为短时间接触容许浓度或最高容许浓度时，应选定具有代表性的采样点，在一个工作班内空气中有害物质浓度最高的时段进行采样。

4. 事故性监测

事故性监测适用于对工作场所发生职业危害事故时进行的紧急采样监测。根据现场情况确定采样点。监测至空气中有害物质浓度低于短时间接触容许浓度或最高容许浓度为止。

第三节 职业接触限值

工作场所有害因素主要分为两部分：化学有害因素和物理因素。职业接触限值是职业性有害因素的接触限量值，是职业卫生标准中最重要的一部分，是指劳动者在职业活动过程中长期反复接触、对绝大多数接触者的健康不引起有害作用的容许接触水平。

一、职业接触限值的内容

1. 化学有害因素职业接触限值

化学有害因素的职业接触限值包括时间加权平均容许浓度、短时间接触容许浓度和最高容许浓度三类。

（1）时间加权平均容许浓度（Permissible Concentration-Time Weighted Average，PC-TWA）

时间加权平均容许浓度是指以时间为权数规定的 8 h 工作日、40 h 工作周的平均容许接触浓度。8 h 时间加权平均容许浓度（PC-TWA）是评价工作场所环境卫生状况和劳动者接触水平的主要指标。职业病危害控制效果评价，如建设项目竣工验收、定期危害评价、系统接触评估以及因生产工艺、原材料、设备等发生改变需要对工作环境影响重新进行评价时，尤应着重进行 TWA 的检测和评价。个体检测是测定 TWA 比较理想的方法，尤其适用于评价劳动者实际接触状况，是工作场所有害因素职业接触限值的主体性限值。定点检测也是测定 TWA 的一种方法，要求采集一个工作日内某一工作地点各时段的样品，按各时段的持续接触时间与其相应浓度的乘积之和除以 8，得出 8 h 工作日的时间加权平均浓度（TWA）。定点检测除了反映个体接触水平，也适用评价工作场所环境的卫生状况。定点检测可按下式计算时间加权平均浓度：

$$C_{TWA} = (C_1 T_1 + C_2 T_2 + \cdots + C_n T_n)/8 \tag{1—1}$$

式中 C_{TWA}——8 h 工作日接触化学有害因素的时间加权平均质量浓度，mg/m^3；

8——一个工作日的工作时间（工作时间不足 8 h 者，仍以 8 h 计），h；

C_1、C_2、…、C_n——T_1、T_2、…、T_n 时间段接触的相应浓度；

T_1、T_2、…、T_n——C_1、C_2、…、C_n 浓度下相应的持续接触时间。

（2）短时间接触容许浓度（Permissible Concentration-Short Term Exposure Limit，PC-STEL）

短时间接触容许浓度指在遵守 PC-TWA 前提下容许短时间（15 min）接触的浓度。PC-STEL 是与 PC-TWA 相配套的短时间接触限值，可看作是对 PC-TWA 的补充，只用于短时间接触较高浓度可导致刺激、窒息、中枢神经抑制等急性损伤，以及慢性不可逆性组织损伤的化学物质。在遵守 PC-TWA 的前提下，PC-STEL 水平的短时间接触不应引起以下损害：刺激作用；慢性或不可逆性损伤；存在剂量—接触次数依赖关系的毒性效应；麻醉程度足以导致事故率升高、影响逃生和降低工作效率。即使当日的 TWA 符合要求，短时间接触浓度也不应超过 PC-STEL。当接触浓度超过 PC-TWA，达到 PC-STEL 水平时，一次持续接触时间应不超过 15 min，每个工作日接触次数应不超过 4 次，相继接触的间隔时间应不短于 60 min。对制定有 PC-STEL 的化学物质进行监测评价时，应了解现场浓度波动情况，在浓度最高的时段按采样规范和标准检测方法进行采样和检测。

（3）最高容许浓度（Maximum Allowable Concentration，MAC）

最高容许浓度是指在工作地点一个工作日内任何时间有毒化学物质均不应超过的浓度。MAC 主要是针对具有明显刺激、窒息或中枢神经系统抑制作用，可导致严重急性损害的化学物质而制定的不应超过的最高容许接触限值，即任何情况都不容许超过的限值。最高浓度的检测应在了解生产工艺过程的基础上，根据不同工种和操作地点采集能够代表最高瞬间浓度的空气样品，再进行检测。

（4）超限倍数（Excursion Limit，EL）

超限倍数是指未制定 PC-STEL 的化学有害因素，在符合 8 h PC-TWA 的情况下，任何一次短时间（15 min）接触的浓度均应不超过 PC-TWA 的倍数值。

工作场所是指劳动者进行职业活动的所有地点。工作地点是指劳动者从事职业活动或进行生产管理而经常或定时停留的岗位作业地点。

化学有害因素主要是指化学物质、粉尘和生物因素。化学物质和生物因素制定有 PC-TWA 或 MAC，有一部分还制定有 PC-STEL，没有制定 PC-STEL 的则规定了超限倍数。粉尘都制定有 PC-TWA，也规定了超限倍数，但都没有 MAC 和 PC-STEL。

2. 工作场所物理因素职业接触限值

职业性物理因素多以能量的方式作用于机体，这就决定了其对机体损伤的程度和人体接受的总能量值有关，使得其卫生标准与化学因素卫生标准的内涵有着本质的区别。目前，化学因素卫生标准在我国应用的是最高容许浓度、时间加权平均容许浓度和短时间接触容许浓度，而物理因素的卫生标准则与接触职业病危害因素的时间有直接关系，可以理解为是时间加权平均能量值。

（1）噪声（noise）

工作场所操作人员每天连续接触噪声 8 h，每周工作 5 天，噪声职业接触限值为 85 dB(A)。对于操作人员每天接触噪声不为 8 h 的场合，或每周工作时间不为 5 天，可根据实际接触噪声的时间，计算 8 h 或 40 h 等效声级，工作场所噪声职业接触限值见表 1—2。脉冲噪声作业地点的噪声声级卫生限值不应超过表 1—2 的规定。

表 1—2 工作场所噪声职业接触限值

接触时间（h）	接触噪声限值 dB（A）	备注
5 天/周，=8 h/天	85	非稳态噪声，计算 8 h 等效声级
5 天/周，≠8 h/天	85	计算 8 h 等效声级
≠5 天/周	85	计算 40 h 等效声级

（2）超高频辐射（ultra high frequency radiation）

超高频辐射又称超短波，指频率为 30～300 MHz 或波长为 10～1 m 的电磁辐射，包括脉冲波和连续波。一个工作日内超高频辐射职业接触限值见表 1—3。

表 1—3 工作场所超高频辐射职业接触限值

接触时间	连续波		脉冲波	
	功率密度（mW/cm^2）	电场强度（V/m）	功率密度（mW/cm^2）	电场强度（V/m）
8h	0.05	14	0.025	10
4h	0.1	19	0.05	14

（3）高频电磁场（high frequency electromagnetic field）

高频电磁场是指频率为 100 kHz～30 MHz，相应波长为 3 km～10 m 的电磁场。高频电磁场的电场强度单位为 V/m；高频电磁场的磁场强度单位为 A/m。8 h 高频电磁场职业接触限值见表 1—4。

表 1—4 工作场所高频电磁场职业接触限值

频率（MHz）	电场强度（V/m）	磁场强度（A/m）
0.1～3.0	50	5
3.0～30	25	—

（4）工频电场（power frequency electric field）

工频电场是指频率为 50 Hz 的极低频电场。8 h 工作场所工频电场职业接触限值见表 1—5。

表 1—5 工作场所工频电场职业接触限值

频率（Hz）	电场强度（kV/m）
50	5

（5）激光辐射（laser radiation）

激光辐射是指波长为 200 nm～1 mm 的相干光辐射。眼直视激光束的职业接触限值见表 1—6。8 h 激光照射皮肤的职业接触限值见表 1—7。

表 1—6　　眼直视激光束的职业接触限值

光谱范围	波长（nm）	照射时间（s）	照射量（J/cm²）	辐照度（W/cm²）
紫外线	200～308	10^{-9}～3×10^{4}	3×10^{-3}	
	309～314	10^{-9}～3×10^{4}	6.3×10^{-2}	
	315～400	10^{-9}～10	$0.56t^{1/4}$	
	315～400	10～10^{3}	1.0	
	315～400	10^{3}～3×10^{4}		1×10^{-3}
可见光	400～700	10^{-9}～1.2×10^{-5}	5×10^{-7}	
	400～700	1.2×10^{-5}～10	$2.5t^{3/4}\times10^{-3}$	
	400～700	10～10^{4}	$1.4C_B\times10^{-2}$	
	400～700	10^{4}～3×10^{4}		$1.4C_B\times10^{-6}$
红外线	700～1 050	10^{-9}～1.2×10^{-5}	$5C_A\times10^{-7}$	
	700～1 050	1.2×10^{-5}～10^{3}	$2.5C_A\ t^{3/4}\times10^{-3}$	
	1 050～1 400	10^{-9}～3×10^{-5}	5×10^{-6}	
	1 050～1 400	3×10^{-5}～10^{3}	$12.5t^{3/4}\times10^{-3}$	
	700～1 400	10^{4}～3×10^{4}		$4.44C_A\times10^{-4}$
远红外线	1 400～10^{6}	10^{-9}～10^{-7}	0.01	
	1 400～10^{6}	10^{-7}～10	$0.56t^{1/4}$	
	1 400～10^{6}	>10		0.1

注：t 为照射时间。

表 1—7　　激光照射皮肤的职业接触限值

光谱范围	波长（nm）	照射时间（s）	照射量（J/cm²）	辐照度（W/cm²）
紫外线	200～400	10^{-9}～3×10^{4}	同表 1—6	
可见光与红外线	400～1 400	10^{-9}～3×10^{-7}	$2C_A\times10^{-2}$	
		10^{-7}～10	$1.1C_A t^{1/4}$	
		10～3×10^{4}		$0.2C_A$
远红外线	1 400～10^{6}	10^{-9}～3×10^{4}	同表 1—6	

注：t 为照射时间。

（6）微波辐射（microwave）

微波是指频率为 300 MHz～300 GHz、波长为 1 m～1 mm 的电磁波，包括脉冲微波和连续微波。工作场所微波职业接触限值见表 1—8。

表 1—8　　工作场所微波职业接触限值

类型		日剂量（$\mu W \cdot h/cm^2$）	8 h 平均功率密度（$\mu W/cm^2$）	非 8 h 平均功率密度（$\mu W/cm^2$）	短时间接触功率密度（mW/cm^2）
全身辐射	连续微波	400	50	400/t	5
	脉冲微波	200	25	200/t	5
肢体局部辐射	连续微波或脉冲微波	4 000	500	4 000/t	5

注：t 为受辐射时间，单位为 h。

（7）紫外辐射（ultraviolet radiation）

紫外辐射又称紫外线（ultraviolet light），指波长为 100～400 nm 的电磁辐射。8 h 工作场所紫外辐射职业接触限值见表 1—9。

表 1—9　　工作场所紫外辐射职业接触限值

紫外光谱分类	8 h 职业接触限值	
	辐照度（$\mu W/cm^2$）	照射量（mJ/cm^2）
中波紫外线（315～280 nm）	0.26	3.7
短波紫外线（280～100 nm）	0.13	1.8
电焊弧光	0.24	3.5

（8）高温作业（heat stress work）

高温作业是指在生产劳动过程中，工作地点平均 WBGT 指数≥25℃的作业。WBGT 指数（wet bulb globe temperature index）又称湿球黑球温度，是综合评价人体接触作业环境热负荷的一个基本参量，单位为℃。

接触时间率（exposure time rate）是指劳动者在一个工作日内实际接触高温作业的累计时间与 8h 的比率。接触时间率 100%，体力劳动强度为Ⅳ级，WBGT 指数限值为 25℃；劳动强度分级每下降一级，WBGT 指数限值增加 1～2℃；接触时间率每减少 25%，WBGT 限值指数增加 1～2℃，见表 1—10。

本地区室外通风设计温度（local outside ventilation design temperature）是指近十年本地区气象台正式记录每年最热月的每日 13 时～14 时的气温平均值。本地区室外通风设计温度大于等于 30℃的地区，表 1—10 中规定的 WBGT 指数相应增加 1℃。

表 1—10　　工作场所不同体力劳动强度 WBGT 限值　　℃

接触时间率	体力劳动强度			
	Ⅰ	Ⅱ	Ⅲ	Ⅳ
100%	30	28	26	25
75%	31	29	28	26
50%	32	30	29	28
25%	33	32	31	30

（9）手传振动（hand-transmitted vibration）

手传振动是指生产中使用手持振动工具或接触受振工件时，直接作用或传递到人的手臂的机械振动或冲击。手传振动 4 h 等能量频率计权振动加速度限值见表 1—11。

表 1—11　工作场所手传振动职业接触限值

接触时间	等能量频率计权振动加速度（m/s^2）
4 h	5

（10）煤矿井下采掘工作场所气象条件

煤矿井下采掘工作场所气象条件见表 1—12。

表 1—12　井下采掘工作场所气象条件

干球温度（℃）	相对湿度（%）	风速（m/s）
≤28	不规定	0.5～1.0
≤26	不规定	0.3～0.5
≥18	不规定	≤0.3

（11）体力劳动强度分级

体力劳动强度分级见表 1—13。

表 1—13　体力劳动强度分级表

体力劳动强度级别	劳动强度指数（n）
Ⅰ	$n\leqslant 15$
Ⅱ	$15<n\leqslant 20$
Ⅲ	$20<n\leqslant 25$
Ⅳ	$n>25$

（12）体力工作时心率和能量消耗的生理限值

能量消耗（energy consumption）是指人体为维持生理功能和各种活动所消耗的能量，单位为 kJ。

工作日内从事任何单项体力工作时，最大心率值不应超过 150 次/min；各单项作业时最大心率值平均不应超过 120 次/min。

工作日（8 h）总能量消耗不应超过 6 276 kJ。

二、职业接触限值的制定原则

在遵循国家职业卫生标准制定原则的基础上，化学物质职业接触限值的制定还应遵循以下原则：

1. 在保障劳动者健康的前提下，做到经济上合理、技术上可行

经济上合理指绝大多数用人单位在经济上有能力执行所制定的职业接触限值。技术上可行指我国现有技术发展水平能够实施所制定的职业接触限值。

2. 下列情况应制定职业接触限值

（1）现行职业卫生标准中该化学物质没有规定职业接触限值的。

（2）在生产过程中应用该化学物质并有一定数量的职业接触人群及危害的。

（3）现行工艺、技术和防护措施可及的。

（4）在国内确知接触这种化学物质已造成职业危害的。

（5）毒理学实验和现有资料表明该物质毒性大，可能对人造成职业危害的。

（6）涉及国际贸易和国计民生急需制定的。

（7）该化学物质国外已经制定职业接触限值且在我国工业生产中用量逐步增加的。

3. 具体制定原则

（1）化学物质一般都需要制定时间加权平均容许浓度（PC-TWA）。

（2）短时间内连续接触可引起刺激作用、慢性或不可逆性损伤，存在剂量—接触次数依赖关系的毒性效应，麻醉程度足以导致事故率升高、影响逃生和降低工作效率的化学物质，还需制定短时间接触容许浓度（PC-STEL），作为 PC-TWA 的补充。

（3）具有明显刺激、窒息或中枢神经系统抑制作用，可导致严重急性损害的化学物质则只需制定最高容许浓度（MAC）。

三、职业接触限值的制定依据

1. 工作场所化学物质的职业接触限值的制定应以化学物质的安全性评价和（或）危险度评价为依据。根据国内外公开发表的或未公开发表但经专家评议视为可靠的有关理化特性、毒理学资料、职业卫生学或职业流行病学调查资料、劳动者健康损害资料等制定。

2. 职业接触限值依据该物质的有害效应的最低浓度或无作用浓度制定，有害效应因物质而异，有些物质主要以防止整体或系统健康损害为制定依据；有些以刺激性、麻醉性、厌恶感或其他类型的应激反应为制定依据。健康损害包括缩短期望寿命、影响生殖或发育、损害器官或组织功能或损害对其他毒物或疾病的抵抗力。

第二章 工作场所有害因素监测的质量保证

第一节 空气样品采集的质量保证

空气样品的采集是工作场所中职业病危害因素监测的关键步骤，决定检测结果的可靠性。监测人员必须按照采样规范和相应的检测方法要求进行采样。空气样品的质量保证主要包含采样点的选择、采样时机的选择、采样频率、采样效率、采样误差、共存物干扰、气象条件、空白检验等。

一、采样点的选择

1. 选择有代表性的工作地点，其中应包括空气中有害物质浓度最高、劳动者接触时间最长的工作地点。

2. 在不影响劳动者工作的情况下，采样点尽可能靠近劳动者；空气收集器应尽量接近劳动者工作时的呼吸带。

3. 在评价工作场所防护设备或措施的防护效果时，应根据设备的情况选定采样点，在工作地点劳动者工作时的呼吸带进行采样。

4. 采样点应设在工作地点的下风向，应远离排气口和可能产生涡流的地点。

二、采样时机的选择

采样时机是指在工作年内、工作月内及工作日内的什么时候进行采样。

采样时机应选择在一年中空气中待测物浓度最高的月份的工作日，并在浓度最高的时段进行采样检测。

三、采样频率

采样频率是指工作场所间隔多长时间进行一次采样检测。采样频率是根据监测目的确定的。国家安全生产监督管理总局第 47 号令《工作场所职业卫生监督管理规定》第二十条中规定：“存在职业病危害的用人单位，应当委托具有相应资质的职业卫生技术服务机构，每年至少进行一次职业病危害因素检测。职业病危害严重的用人单位，除遵守前款规定外，应当委托具有相应资质的职业卫生技术服务机构，每三年至少进行一次职业病危害现状评价。”

四、采样时间

采样时间是指每次采样从开始到结束所持续的时间。采样时间的长短首先由待测物的容许浓度的要求来决定。

1. 对于时间加权平均容许浓度的检测，要求采样时间最好是整个工作班，或者涵盖整个工作班。

2. 对于短时间接触容许浓度是 15 min 的时间加权平均浓度，采样时间应为 15 min。

3. 最高容许浓度的采样时间应短，不超过 15 min。

4. 采样时间的长短还依赖于测定方法的灵敏度及空气中待测物的实际浓度和采样流量等。

五、采样效率

采样效率是指空气收集器在采样过程中能够采集到的待测物量占通过该空气收集器中待测物总量的百分数。通常选择的国家标准方法采样效率多在 90%以上。

六、减少或消除采样误差

采样的各个环节出现的误差或差错在很大程度上是检测结果的主要误差来源，甚至是错误的来源。要想获得准确的检测结果，必须了解和掌握空气采样过程中产生误差和差错的因素，加以防范，减少和避免它们的发生。采样过程中产生误差的因素是多种多样的，采样的各个环节都可能出现误差，包括采样方法和采样仪器的选择和使用、样品的运输和保存等。

1. 采样仪器的误差

采样仪器误差主要来自使用性能不合格的或未经校正的采样仪器，采样过程中采样流量没有及时调节等方面。

2. 采样操作造成的误差

（1）采样装置漏气导致采样体积测量不准确。例如，空气采样装置安装不正确，滤料放置不平整，采气管道没有连接好等造成采样过程中漏气，连接用的橡胶管使用久后因老化破裂，造成空气采样器的流量下降。所以，在采样前要认真安装空气采样仪器，并仔细检查采样装置是否漏气。

（2）采样操作中的污染。在整个采样操作过程中，都可能带来污染。

（3）空气采样过程中吸收液的损失。在采样过程中，大量空气通过吸收液，致使吸收液因挥发而损失，尤其在吸收液挥发性较大、气温较高的环境中采样，或采样时间长的情况下，吸收液损失更为明显。采样流量太大，超过了收集器规定的流量，不但采样效率下降，而且会有一些细小的吸收液雾滴被带走。

（4）采集的有害物质的量超过空气收集器的吸收容量或吸附容量。各种空气收集器都有一定的收集容量，一旦超过其收集容量，采样效率会下降。

（5）使用错误的采样流量。采样时如果采样流量选择错误会使被测物采集不完全或穿透采样介质。

（6）空气采样时，在空气收集器前面连接塑料管或橡皮管等。通常不允许连接塑料管或橡皮管等，因为塑料管或橡皮管可能吸附待测物或与待测物发生理化作用。

（7）共存物干扰、气象条件。在采样过程中，空气中共存物与待测物发生理化反应，影响采集或测定。例如，待测物的分子或微细颗粒被共存的颗粒物吸附，影响吸收液的吸收。

气温和气压除对采样体积有影响外，气温对采样效率有时也有一定的影响。气温高，造成气态有害物质在溶剂中的溶解度下降，吸附剂对有害物质的吸附效率降低，引起吸收液的蒸发损失增多，也会降低采样效率。

湿度的大小也可造成采样误差。某些有害物质在不同湿度的空气中呈不同的存在状态，干燥环境中呈气态或蒸气态，在潮湿环境中则呈雾态。湿度大可降低硅胶等吸附剂的吸附容量，还影响转子流量计的流量。

风向风速对采样结果也有一定的影响。在上风向采样待测物浓度通常比下风向低。风速对有害物质的扩散有很大的作用。

（8）样品空白。在采样的同时，要制备样品空白，其目的是了解样品在采集、运输和保存过程中，是否被污染及其污染的程度，以便评价所采样品检测结果的准确性和可靠性。如果样品空白没有被污染，那么样品检测结果是准确的；如果样品空白值很小，在检测的容许范围内，则可以扣除样品的空白值后，计算样品的测定值；如果样品空白值超过检测的容许范围，说明已被污染，则样品也有被污染的可能性，样品的检测结果可能不准确，这样的样品检测结果不可信。因此，在采样过程中，必须同时作样品空白。

第二节　生物样品采集的质量保证

在确定了需采集的生物样品种类后，需对采样时间、采样容器、采样环境、样品的采集量等方面加以控制，才能保证生物样品的采集质量。

一、采样时间的选择

在大多情况下，生物样品中被测物的浓度会随时间的变化而变化。半减期短的（几分钟～几小时）化合物，其在各种组织中的水平变化很快，所以采样时间限制要严格；半减期较长的有害物质或代谢物，它们在各种组织中的浓度反映了较长时间的接触程度，所以采样时间可以不太严格。对于有生物接触限值的化合物，都明确规定了采样时间，对于没有生物限值的化合物采集时间应以有害物质代谢动力学为依据。

在生物接触限值和检测方法中规定的采样时间有班前、班中、班末、班后、下一班班前。如遇到中毒事故，要在 72 h 内采集血或尿，因为 72 h 后可能检测不出其中的毒物及其代谢物。表 2—1 为常见的被测物半减期和采样时间的关系。

表 2—1 被测物半减期与相应的采样时间

半减期	采样时间	说明
短：数分钟	班中或班末	在体内不蓄积，显示近期接触
中等：少于 5 h	班中或班末	在体内不蓄积，显示近期接触
中等：大于 5 h	每周开始或周末	在体内有蓄积，显示长期联合的接触
长：数月至数年	不限定	在体内有蓄积，可在接触毒物几周后的任何时间采样

二、采样容器的选择和清洗

一般根据待测物的化学性质、样品的性状和样品需要保存的条件来选择容器。待测物是无机金属和类金属化合物，可用高压聚乙烯塑料、聚丙烯塑料、石英、硬质玻璃等容器。待测物为有机化合物，采样用的容器应选用玻璃或聚乙烯等制品，要避免使用橡胶和添加染料的制品。如果样品需要冷冻保存，则不宜用玻璃容器，以防冻裂。采样用的容器应进行本底值抽检，空白值要低于方法的检出限。在采样容器上必须贴上统一的标签，标签上注明采样日期、样品编号（与采样记录用统一的编号）、加入了什么防腐剂及加入量等信息。

三、采样环境

采集生物样品必须注意采样环境，防止样品污染。采样时检测对象应离开工作场所，脱去工作服，洗净手、脸及取样部位，有条件的可在洗浴后进行。采样地点应清洁，没有污染，选择避风和上风方向的场所进行，同时注意由于通风造成的污染。检测原形化合物时，对环境的污染要特别注意。

四、样品的采集量

生物样品的采集量应考虑代表性。对均匀的样品，如血液，采集量满足检测和重复抽检所需即可。在某些情况下，可能采集肝、肾等其他组织。肝、肾等组织本身的均匀性不佳，最好能取整个组织，否则应确定统一的采样部位，采样量不得少于 8 g，样品用去离子水除表面血液后，吸去表面水分，称重，置－20℃保存。

五、样品的储存

采样后往往不能即时分析，需要运输和保存，为防止在保存运输期间被测物的损失和样品组成的改变，存放样品的器具必须具有良好的密封性，如被测物是易被吸附的金属，应采用吸附作用小的原料制成的容器，如石英、聚四氟乙烯和高压聚乙烯。易产生沉淀的样品，如尿液，应加酸控制溶液酸度，以防止沉淀产生。样品在运送到实验室的过程中，应根据被测物的稳定性，采用适当的保存温度。如被测物在常温下稳定，可在常温下短途运送，否则样品必须冷冻运送。

第三节　实验室检测质量控制

在实验室对现场采集的样品进行分析测定时，为了保证分析结果的准确可靠，必须从人员、设备、试剂、方法、环境等方面加以控制，同时参加实验室间比对。

一、人员

人员是保证检测结果准确的主要因素，从事职业卫生实验室检测的人员必须满足职业卫生技术服务机构检测人员的任职条件，持证上岗。

二、仪器设备

仪器设备应满足实验室检测需求，并经过计量部门检定，精度和量程在合适的范围内。

三、试剂

实验用试剂的质量是保证分析结果准确可靠的必要条件之一，因此所用实验试剂质量应符合要求。试剂的质量对检验结果的影响主要有两种情形：一种是试剂不纯（本身含有被测组分）而使结果偏高；另一种是试剂失效或灵敏度低而影响检测结果的准确性。

四、方法

在选择标准方法时，优先采用国家标准、行业标准和地方标准，也可选用客户指定的国际、区域的最新有效标准方法。当开展新项目时必须通过空白试验、制备标准曲线、精密度试验、回收试验和测量结果不确定度分析或实验室间比对、能力验证来确认使用新方法的可靠性。

五、测定过程中的质量控制

1. 空白检测

试剂空白对结果的影响较大，所以在分析样品时必须进行空白试剂的检测，测得的空白值应小于所用方法的检出限。

2. 核对校准曲线

校准曲线是描述待测物质浓度或量与相应测量仪器响应值或其他指示量之间的定量关系曲线。校准曲线包括工作曲线（绘制标准曲线的溶液需与样品分析步骤完全相同）和标准曲线（标液的分析步骤有所省略，如不经过前处理等）。每次分析样品时必须配制校准曲线，应由空白及 3～5 个已知浓度的标准溶液，按照与样品相同的测定步骤，包括样品的前处理操作制成。如校准曲线与浓度具有极好的直线关系，并且有高度的重现性，可在每次分析样品时只选择两个适当浓度的标准物和空白，同时进行测定，以核校原有校准曲线。利用校准曲线（工作曲线）推测样品浓度时，样品浓度应在所作校准曲线的浓度范围以内，不得将校准曲线任意外延。如基体效应对测定有影响时，则可使用含有与实际样品基体类似的工作标准系列进行校准曲线的绘制或使用标准加入法。如测定工作场所空气中锰浓度时，用火焰原子吸收法，由于样品处理过程简单、基质干扰较小、滤膜空白值比较低，所以采用标准曲线法。但用石墨炉原子吸收法测定血液中铅的浓度时，基质干扰较大，且有本底值，所以采用工作曲线法。

3. 加标回收

当没有质量控制样品时，加标回收率的测定是实验室内经常用以自控的一种质量控制技术。

加标回收分为空白加标和样品加标。空白加标回收：在没有被测物质的空白样品基质中加入定量的标准物质，按样品的处理步骤分析，得到的结果与理论值的比值即为空白加标回收率。样品加标回收：我国职业卫生生物监测质量保证规范中规定无标准物质或质控样时，用加标回收率和平行双样进行质量控制。群体样品随机取 1～2 个样品，个体样品取全部样品。方法是从一个样品中取出体积相同的 3 份子样，一份作加标回收，另两份作平行双样，然后按照操作步骤测定。

$$\text{加标回收率}=\frac{\text{加标样品测定值}-\text{平行双样均值}}{\text{加标量}}\times 100\% \qquad (2\text{—}1)$$

4. 分析质量控制样品

使用实验室的质控样进行测定时，用其均值质控图实施质量控制。方法是：结合日常测定，按样品测定操作步骤测定一个有代表性的、均匀的、稳定的标准物质或质控样，至少积累 20 个测定数据，计算其均值 x 和标准差，然后，以测定顺序或日期或时间为横坐标，测定结果为纵坐标，平行于横坐标画 x 、$x\pm 2\,s$（上下警告线）、$x\pm 3\,s$（上下控制线）。将每次测定质控样的结果标在质控图上，进行评价。测定结果在警告线以内，表示测定过程和仪器设备正常，满足质控要求；测定结果虽然在警告线以内，但连续 7 次位于均值的一边，说明存在系统误差，应找出误差来源，加以改进；测定结果在警告线以外、控制线以内，表示可以测定样品，测定结果有效，但必须找出误差来源，加以改进；测定结果超出控制线，必须停止测定，检查误差来源，采取改正措施，并做记录后，重测质控样，直至测定结果回到控制线以内，才能测定样品。

第三章　工作场所有害物质的样品采集技术

第一节　工作场所空气中有害物质的样品采集技术

一、空气样品的存在状态

各种有害物质由于其物理和化学性质不同，以及职业活动条件的不同，在工作场所空气中的存在状态是不一样的，有的以气体或蒸气状态存在，有的以液体或固体颗粒状态（气溶胶状态）分散于空气中。只有掌握了有害物质在空气中的存在状态，才能选择正确的采样方法从而确保采样检测准确。由于空气中有害物质的存在状态不同需要不同的采样方法，所以只有使用正确的采样方法才能得到理想的采样效果。

1. 气体和蒸气

这里的气体指的是常温常压下永久性气体。常温下是气体的有害物质如氯气、一氧化碳、甲烷等，通常以气态存在于空气中。常温下是液体的有害物质如苯、丙酮等，以不同的挥发性呈蒸气态存在于空气中。常温下是固体的有害物质如酚、三氧化二砷等，也有一定的挥发性，特别在温度高的工作场所，也可以蒸气状态存在。空气中的气态和蒸气态有害物质除汞以原子状态存在外，都是以分子状态存在。空气中的原子和分子能迅速扩散，其扩散情况与它们的相对密度和扩散系数有关，相对密度小者（如甲烷等）向上飘浮，相对密度大者（如汞蒸气）就向下沉降；扩散系数大的，能迅速分散于空气中，基本上不受重力的影响，能随气流以相等速度流动。在采样时，能随空气进入收集器，不受采样流量大小的影响；在收集器内，能迅速扩散进入收集剂中被采集（吸收或吸附）。

2. 气溶胶

以微细的液体或固体颗粒分散于空气中的分散体系，称为气溶胶。根据气溶胶形成方式和方法的不同，可分成固态分散性气溶胶、固态凝集性气溶胶、液态分散性气溶胶和液态凝集性气溶胶四种类型。按气溶胶存在的形式不同可分成雾、烟和尘。

液态的分散性气溶胶和凝集性气溶胶统称为雾。烟属于固态凝集性气溶胶，如铅烟、铜烟等。烟的粒径通常比雾小，在 0.1 μm 以下。尘属于固态分散性气溶胶，如铅尘等。尘的粒径范围较大，从一微米到数十微米。

由于气溶胶颗粒有重力的影响，特别是相对密度大、粒径大的颗粒，在采样时，需要一定的采样流量，才能克服重力的影响，有效地采入收集器内。

二、空气样品的采集方法

正确的空气样品采集方法，要根据待测物在工作场所空气中的存在状态、各种采样方法的适用性以及采样点的工作状况及环境条件等来选择。

1. 气态和蒸气态化学物质的采样方法

采集空气中气态或蒸气态有害物质，有直接采样法、有泵型采样法和无泵型采样法。

(1) 直接采样法

直接采样法是用采样容器，如 100 mL 注射器、采气袋或其他容器，采集一定体积的空气样品，供测定用。这种方法适用于空气中挥发性强、吸附性小的待测物，待测物浓度较高或测定方法的灵敏度较高时，只需要少量空气样品就可满足检测要求。在不宜采用有泵型采样法时，如在需要防爆的工作场所，可使用此法。

(2) 有泵型采样法

有泵型采样法也叫有动力采样法，是用空气采样器（由电动抽气泵和流量计组成）作为抽气动力，将样品空气抽过样品收集器，空气中的待测物被样品收集器采集下来，供测定用。有泵型采样法根据使用的样品收集器不同，有液体吸收法、固体吸附剂法和扩散吸收法等。

1）液体吸收法。将装有吸收液的吸收管作为样品收集器，当空气样品呈气泡状通过吸收液时，气泡中的有害物质分子迅速扩散入吸收液内，由于溶解或化学反应，很快地被吸收液吸收。常用吸收管的使用要求和适用范围见表 3—1。

表 3—1　　常用吸收管的使用要求和适用范围

吸收管	吸收液用量（mL）	采样流量（L/min）	适用范围
大型气泡吸收管	5～10	0.5～2.0	气态和蒸气态
小型气泡吸收管	2	0.1～1.0	气态和蒸气态
多孔玻板吸收管	5～10	0.1～1.0	气态和蒸气态 雾态气溶胶
冲击式吸收管	5～10	3.0	气态和蒸气态 气溶胶态

液体吸收法的优点是适用范围广，可用于各种化学物质的各种状态的采样；采样后，样品往往可以直接进行测定，不需经过样品处理；吸收管可以反复使用，费用少。缺点是吸收管易损坏，携带和使用不方便；不适用于个体采样和长时间采样；需要空气采样动力。

使用液体吸收法时应注意要根据待测物的理化性质及其在空气中的存在状态，正确选用吸收管和吸收液；正确和准确使用采样流量；采样时间要准确适当。使用易挥发的吸收液在高气温下采样时，采样时间不能长；吸收液用量要准确；采样过程中若有损失，采样后要补充到原来用量；吸收管与空气采样器的连接要正确；采样前后要密闭进出气口，直立放置，防止吸收管破碎；采样后测定前，要用管内吸收液洗涤吸收管的进气管内壁 3～4 次，混匀后供测定。

2）固体吸附剂法。当空气样品通过固体吸附剂管时，空气中的气态和蒸气态待测物被固体吸附剂吸附而采集。用于空气采样的理想固体吸附剂应具有良好的机械强度、稳定的理化性质、足够强的吸附能力和容易解吸、价格较低等特点。固体吸附剂的吸附作用有物理性和化学性两种。物理性吸附是靠分子间的作用力，吸附比较弱，容易在物理作用下发生解吸；化学性吸附是靠化学亲和力（原子价力）的作用，吸附较强，不易在物理作用下解吸。

常用的吸附剂有活性炭、硅胶和高分子多孔微球等，都是多孔性物质，有大的外表面和内表面。活性炭属于非极性吸附剂，吸附非极性和弱极性的有机气体和蒸气，吸附容量大，吸附力强。水对其吸附能力影响不大。虽然活性炭的吸附能力很强，沸点高于0℃的各种物质蒸气，常温下均可以被有效地吸附，但是，沸点低于－150℃的物质，如一氧化碳、甲烷等，不能用物理方法吸附。沸点为－100～0℃的物质，如氨、乙烯、甲醛、氯化氢、硫化氢等，常温下不能定量吸附。为了定量采集这些物质，可在冷冻条件下吸附，也可用浸渍化学试剂的活性炭，以增加化学吸附和吸收的能力。硅胶是一种极性吸附剂，对极性物质有着强烈的吸附作用，但硅胶能吸附相当大量的水，以致降低甚至失去它的吸附性能。所以，硅胶只宜在较干燥的环境中采样，采样时间不宜长。高分子多孔微球是一类合成的多孔性芳香族聚合物，它具有大的表面积、一定的机械强度、疏水性、耐腐蚀、耐辐射和耐高温（250～290℃）等性质，是一种较好的吸附剂。

浸渍固体吸附剂是将固体吸附剂浸渍化学试剂，利用浸渍的化学试剂与待测物发生化学反应，生成稳定的化合物被收集下来，在物理吸附的基础上增加了化学吸附，这样，可以扩大固体吸附剂的使用范围，增加吸附容量，提高采样效率。通常，采集酸性化合物时，可浸渍碱性物质；采集碱性化合物时，可浸渍酸性物质。

固体吸附剂管根据采样后的处理方法不同而分为溶剂解吸型和热解吸型两类。表3—2是两种标准型固体吸附剂管的规格。

表3—2　两种标准型固体吸附剂管的规格

类型	管长（mm）	内径（mm）	外径（mm）	固体吸附剂量（mg）			
				活性炭管		硅胶管	
				前段	后段	前段	后段
溶剂解吸型	70～80	3.5～4.0	5.5～6.0	100	50	200	100
热解吸型	120	3.5～4.0	6.0±0.1	100		200	

固体吸附剂管的穿透容量是指当通过固体吸附剂管的空气中的待测物量达到原空气中待测物量的5%时，固体吸附剂所吸附的待测物量，或者是指当固体吸附剂管的后段测得的待测物量，达到前段测得的5%时，固体吸附剂管前段所吸附的待测物量，单位为mg。影响穿透容量的因素为待测物的极性、扩散系数、化学活性等，吸附剂的性质，采样流量，气温和湿度。

固体吸附剂法的优点是：固体吸附剂管体积小、质量轻、携带和操作方便；适用范围广，有机和无机、极性和非极性化合物的气体和蒸气都适用；可用于短时间采样和定点采样，也可用于长时间采样和个体采样。固体吸附剂法的缺点是：对不同的有害物质有不同的穿透容量；硅胶管容易吸湿，不能在湿度大的工作场所进行长时间持续采样。

固体吸附剂法使用时应注意防止穿透、防止污染、防止假穿透。溶剂解吸型固体吸附剂管要在稳定期内测定，既防止假穿透，又避免浓度下降。

3）浸渍滤料法。滤料是不能直接用于采集空气中气态和蒸气态待测物的，但是当滤料涂渍某种化学试剂后，待测物与化学试剂迅速反应，生成稳定的化合物，保留在滤料上而被采集下来。为了有利于化学反应，常常在浸渍液中加入甘油等试剂。因为浸渍滤料的厚度一般小于 1 mm，所浸渍的试剂量有限，限制了采集待测物的量和采样流量。

（3）无泵型采样法

无泵型采样法也叫扩散采样法。采集空气中的化学物质时，不需要抽气动力和流量装置，而是根据费克（Fick）扩散定律，利用化学物质分子在空气中的扩散作用来完成采样的；无泵型采样器由扩散膜、扩散层和收集介质组成。

无泵型采样器的优点是：体积小、质量轻（几克～几十克）、结构简单，不用抽气装置，携带和操作都很方便；适合用作个体采样和长时间采样，也可作为定点采样和短时间采样。缺点是：因为它的采样流量与待测物分子的扩散系数成正比，扩散系数低的待测物因采样流量太小只能进行长时间采样，不适用于空气中待测物扩散系数小而且浓度低的情况下作短时间采样。无泵型采样器有一定的吸附容量，若超过吸附容量，采样性能将变坏，采样器本身不能反映这一现象。

使用无泵型采样器时应注意采样前后要检查无泵型采样器的包装和扩散膜是否有破损，若有破损者应废弃；在高浓度的待测物和干扰物环境中采样时，要缩短采样时间，防止其收集介质的饱和；应在一定风速下采样，以防止“饥饿”现象发生；只能采集气态和蒸气态物质，不能用于气溶胶的采样；采样前后要将无泵型采样器放在密闭良好的容器内运输和保存，以防止污染；采样后应检查扩散膜是否有破损或沾污待测物液滴，若有，则这种样品不能采用，应弃去。

2. 气溶胶态化学物质的采样方法

气溶胶态化学物质常用的采样方法有滤料采样法、冲击式吸收管法和多孔玻板吸收管法。

（1）滤料采样法

滤料采样法是采集气溶胶态有害物质的主要采样方法，是利用气溶胶颗粒在滤料上发生直接阻截、惯性碰撞、扩散沉降、静电吸引和重力沉降等作用，采集在滤料上。用于空气样品采集的常用滤料有微孔滤膜、超细玻璃纤维滤纸和过氯乙烯滤膜（测尘滤膜）等，它们是由天然纤维素或合成纤维素制成的滤纸或滤膜。从滤料的显微结构来分，滤料有筛孔状和纤维状两类。筛孔状滤料是由合成纤维素基质交连成筛孔，孔径比较均匀，可以根据采样的要求选择不同孔径的滤料，微孔滤膜属于这类。纤维状滤料由纤维素互相交织重叠成网孔，孔径均匀程度较筛孔状滤料差，一般不能选择孔径，超细玻璃纤维滤纸和过氯乙烯滤膜都属于这类滤料。理想的滤料需具备机械强度好、理化性质稳定、通气阻力低、采样效率高、空白值低、处理容易等特点。

在选择滤料时要根据采样和测定的需要、采样场所的环境条件，选择合适的滤料。主要考虑：采样效率要高，符合测定的需要，适合采样的环境条件。

滤料采集法的优点：适用于各种气溶胶的采样，采样效率高；采样流量范围宽，适用于短时间采样、长时间采样、定点采样和个体采样；操作简便，使用的设备材料便宜，不易破损；采得的样品体积小，易于保存，携带方便，保存时间长；可根据分析的需要选择合适的滤料、抽气动力、采样流量和滤料大小等。

使用时应注意选择合适的滤料，采集金属性烟尘首选微孔滤膜，采集有机化合物气溶胶选用玻璃纤维滤纸；选择质量好的滤料，孔径和厚度要均匀；采样过程中要防止污染；在高浓度的情况下采样时要防止滤料的超负荷。

（2）冲击式吸收管法

冲击式吸收管法是利用空气样品中的颗粒，以很大的速度冲击到盛有吸收液的管底部，因惯性作用被冲到管底上，再被吸收液洗下。因此必须使用 3 L/min 采样流量。此法主要用于采集粒径较大的气溶胶颗粒。

（3）多孔玻板吸收管法

雾状待测物一部分在通过多孔玻板时，被弯曲的孔道所阻留，然后洗入吸收液中；一部分在通过多孔玻板后，被吸收液中很细的气泡吸收。多孔玻板吸收管法通常不能采集烟尘。

3. 蒸气和气溶胶有害物质共存时的采样方法

在工作场所空气中，有些有害物质可呈蒸气态和气溶胶态共存，例如，三氧化二砷、三硝基甲苯（TNT）和一些多环芳烃等，在室温下，都有一定的挥发性，主要以气溶胶态存在于空气中，同时又有一定浓度的蒸气存在。采集蒸气和气溶胶态共存时常用的方法有浸渍滤料法、聚氨酯泡沫塑料法和串联法。

（1）浸渍滤料法

浸渍滤料法可用于采集以气溶胶态为主、伴有少量蒸气态待测物的样品。

（2）聚氨酯泡沫塑料法

聚氨酯泡沫塑料是由无数的泡沫塑料细泡互相连通而成的多孔滤料，表面积大，通气阻力小，适用于较大流量采样。有些分子较大的有机化合物，如有机磷、有机氮和有机氯农药、多氯联苯、多环芳烃等，常呈气溶胶状态和低浓度的蒸气态共存于空气中，使用本法采样，可望得到满意的采样效率。聚氨酯泡沫塑料必须经过处理才能使用。

（3）串联法

串联法是将采集气溶胶态的收集器与采集蒸气态的收集器串联起来采样。

第二节　生物样品采集技术

生物样品主要指机体的体液、分泌物、排泄物以及脏器组织等，如血液、唾液、乳液、泪液、汗液、粪便、尿液、头发、指甲等。

生物监测是在特定的时间内，从接触者身体上采集一些生物材料，测定其中某些有害物质或其代谢产物，以评价接触者接触的量及对健康的影响。这就涉及采集何种生物材料，在何时采集这些样品，如果所取生物材料不能及时测定，样品应该怎样保存等问题。所取得的生物材料既要有生物学意义，又要保证样品在采集、运输及保存过程中不变质、不受污染、不丢失，否则即使有先进的分析方法也得不到满意的结果，甚至会导出错误的结论，因此生物样品的采集和保存是整个生物监测的重要组成部分。

作业者接触化学有害物质进入体内的途径为呼吸道、皮肤和消化道。有害物质被吸收后，随血液循环分布全身，通过不同的屏障达到作用部位，又通过不同的途径以代谢产物或原型的形式排出体外。在不同的生物材料中，同一有害物质或其代谢产物所代表的生物学意义是不相同的。如血镉反映近期接触的水平，尿镉反映长期接触的程度。选择何种材料进行采集是由检测目的决定的，同时还要考虑被测物的特异性、与暴露剂量的相关性、检测方法的准确性和受试者的可接受性。

一、采样时间的选择

在大多情况下，生物样品中被测物的浓度会随时间的变化而变化。半减期短的（几分钟～几小时）化合物，其在各种组织中的水平变化很快，所以采样时间限制要严格；半减期较长的有害物质或代谢物，它们在各种组织中的浓度反映了较长时间的接触程度，所以采样时间可以不太严格。对于有生物接触限值的化合物，都明确规定了采样时间，对于没有生物限值的化合物，采集时间应根据有害物质代谢动力学确定。

在生物接触限值和检测方法中规定了采样时间，有班前、班中、班末、班后、下一班班前。如遇到中毒事故，要在 72 h 内采集血或尿，因为 72 h 后可能检测不出其中的毒物及其代谢物。

二、采样容器的选择和清洗

一般根据待测物的化学性质、样品的性状和样品需要保存的条件来选择容器。待测物是无机金属和类金属化合物时，可用高压聚乙烯塑料、聚丙烯塑料、石英、硬质玻璃等容器。待测物为有机化合物时，采样用的容器应选用玻璃或聚乙烯等制品。要避免使用橡胶和添加染料的制品。如果样品需要冷冻保存，则不宜用玻璃容器，以防冻裂。采样用的容器应进行本底值抽检，空白值要低于方法的检出限。在采样容器上必须贴上统一的标签，标签上注明采样日期、样品编号（与采样记录用统一的编号）、加入了什么防腐剂及加入量等信息。

三、采样环境

采集生物样品必须注意采样环境，防止样品污染。采样时检测对象应离开工作场所，脱去工作服，洗净手、脸及取样部位，有条件的要在洗浴后进行。采样地点应清洁，没有污染；选择避风和上风方向的场所进行，同时注意由于通风造成的污染。检测原型化合物时，对环境的污染要特别注意。

四、样品的采集量

生物样品的采集量应考虑代表性。对均匀的样品，如血液，采集量满足检测和重复抽检所需即可。在某些情况下，可能采集肝、肾等组织。肝、肾等组织本身的均匀性不佳，最好能取整个组织，否则应确定统一的采样部位，采样量不得少于 8 g。样品经去离子水除表面血液后，吸去表面水分，称重，置－20℃保存。

五、样品的储存

采样后往往不能即时分析，需要运输和保存。为防止在保存运输期间被测物的损失和样品组成的改变，存放样品的器具必须密封性好，如被测物是易被吸附的金属，应采用吸附作用小的原料制成的容器，如石英、聚四氟乙烯和高压聚乙烯。易产生沉淀的样品如尿，应加酸控制溶液酸度，以防止沉淀产生。样品在运送到实验室的过程中，应根据被测物的稳定性，采用适当的保存温度。如被测物在常温下稳定，可在常温下短途运送，否则样品必须冷冻运送。

六、各类样品的采集方法

1. 血液

通常采集静脉血或末梢血（如指血或耳血）。常用采样器械为一次性注射器和取血三棱针。如被测物是金属化合物，采血时应用 1% 硝酸和去离子水先后清洗皮肤表面，然后再用酒精消毒。如被测物为有机物，要注意酒精的干扰。取末梢血时不得用力挤压采血部位。采集后的样品如不能及时进行分析，应冷冻保存。

（1）全血

将注射器或取血管采集的血液注入装有抗凝剂的试管中，上下转动，使血液与抗凝剂充分混匀。

（2）血清（或血浆）

将注射器或取血管采集的血液缓慢地注入干燥的试管中（采集血浆应在试管中加抗凝剂）。于室温放置 15～30 min，在 3 000 r/min 下离心 10～15 min。分离后的血清或血浆必须立即转入另一容器。为防止溶血，必须注意转移采集在注射器中的血液时要先将针头取下，采集血浆时混合血液与抗凝剂的操作步骤不得用力过猛。

2. 尿液

尿液直接收集于广口瓶中，采集的尿样不得少于 50 mL，收集职业接触者尿液前，应脱去工作服、洗净手和手臂。采集 24 h 尿液时，不得将尿液溅出或溢出，尿瓶应放在阴凉处。如需要测定相对密度，应于采样后立即测定，相对密度小于 1.010 和大于 1.035 的尿样，应弃去重采，测定相对密度所用尿液必须弃去。

3. 乳汁

采样前用去离子水湿润的棉花擦洗乳房，特别是乳头，用手或吸奶器将乳汁挤入容器。采集后的样品如不能及时进行分析，应冷冻保存。

4. 头发

用不锈钢剪刀在枕部紧贴头皮处，采集距头皮 2.5 cm 之内的发样。采前两个月内禁止染发和使用含有待测化学品的洗发护发制品。由于目前尚无适宜的清洗发样的方法可以除去发样外部吸附/沾污的物质，因此，应慎用头发作为生物监测的样本，在评价监测结果时，也应特别慎重。

5. 脂肪

用针吸式活组织检查法或外科手法采集臀部的脂肪。采得的样品不得加防腐剂、盐水或固定剂。如不能立即分析应将样品冷冻保存。

6. 胎盘

采取新鲜胎盘。用去离子水除去胎盘的血水和羊水，吸去表面水分。如不能立即分析，应将样品冷冻保存。

第三节　采样规范

为贯彻执行《中华人民共和国职业病防治法》，与《工业企业设计卫生标准》和《工作场所有害因素职业接触限值》相配套，2004 年我国颁布了《工作场所空气中有害物质监测的采样规范》。在此规范中规定空气样品的采集方法可分为：定点采样、个体采样、短时间采样和长时间采样。目前我国还没有颁布相应的生物样品的采样规范，所以本节仅介绍空气样品的采样规范。

一、定点采样

定点采样是指将空气收集器放置在选定的采样点，在劳动者工作时的呼吸带高度进行的采样。采集的样品是采样点呼吸带高度的空气，所测得的结果是采样点呼吸带高度空气中有害物质的浓度，也是劳动者在这个工作地点从事劳动时最大可能接触的空气中有害物质的浓度。在工作场所进行定点采样前，首先要选择采样点、确定采样点的数目和采样时段。

1. 采样点的选择原则

工作场所空气采样点需要根据检测的目的和现场的具体情况来选择。选择时必须考虑到以下原则：选择有代表性的工作地点，其中应包括空气中有害物质浓度最高、劳动者接触时间最长的工作地点；在不影响劳动者工作的情况下，采样点尽可能靠近劳动者，空气收集器应放在劳动者工作时的呼吸带高度，劳动者的呼吸带是指以劳动者鼻孔为圆心、半径为 30 cm 的空间；在评价工作场所防护设备或措施的防护效果时，应根据设备的情况，在工作地点劳动者工作时的呼吸带选定采样点；采样点应设在工作地点的下风向，一般不在非工作地点设立采样点。

2. 采样点数目的确定

在采样时，力求以最少采样点能够代表整个工作场所的职业卫生状况和劳动者的接触程度，因此，选定的采样点及其数目应该具有代表性，代表同类工种的真实接触状况。下面有关采样点数目的确定方法，应在遵循上面所提到的原则基础上来确定。

（1）工作场所按产品的生产工艺流程，凡逸散或存在有害物质的工作地点，至少应设置 1 个采样点。

（2）一个有代表性的工作场所内有多台同类生产设备时，1～3 台设置 1 个采样点；4～10 台设置 2 个采样点；10 台以上至少设置 3 个采样点。

(3) 一个有代表性的工作场所内有 2 台以上不同类型的生产设备逸散同一种有害物质时，采样点应设置在逸散有害物质浓度大的设备附近的工作地点；逸散不同种有害物质时，将采样点设置在逸散待测有害物质设备的工作地点，采样点的数目参照 (2) 确定。

(4) 劳动者在多个工作地点工作时，在每个工作地点设置 1 个采样点。

(5) 劳动者工作是流动的情况下，在流动的范围内，一般每 10 m 设置 1 个采样点。

(6) 仪表控制室和劳动者休息室，至少设置 1 个采样点。

3. 采样时段的选择

在进行定点采样时，必须正确选择采样的时段。选择的基本原则是：

(1) 采样必须在正常工作状态和环境下进行，避免人为因素的影响。

(2) 空气中有害物质浓度随季节发生变化的工作场所，应将空气中有害物质浓度最高的季节选为重点采样季节。

(3) 在工作周内，应将空气中有害物质浓度最高的工作日选为重点采样日。

(4) 在工作日内，应将空气中有害物质浓度最高的时段选为重点采样时段。

4. 职业接触限值为时间加权平均容许浓度的有害物质的采样

(1) 采用个体采样方法的采样

一般采用长时间采样方法。选择有代表性、接触空气中有害物质浓度最高的劳动者作为重点采样对象。采样时将个体采样仪器的空气收集器佩戴在采样对象的前胸上部，进气口尽量接近呼吸带。

采样仪器不能满足全工作日连续性一次采样时，可根据采样仪器的操作时间，在全工作日内进行两次或两次以上的采样。

(2) 采用定点采样方法的采样

劳动者在一个工作地点工作时采样，可采用长时间采样方法或短时间采样方法。用长时间采样方法的采样：选定有代表性的、空气中有害物质浓度最高的工作地点作为重点采样点；将空气收集器的进气口尽量安装在劳动者工作时的呼吸带，进行全工作日连续一次性采样；空气中有害物质 8 h 时间加权平均浓度按式 (3—5) 计算；采样仪器不能满足全工作日连续一次性采样时，可根据采样仪器的操作时间，在全工作日内进行两次或两次以上的采样，空气中有害物质 8 h 时间加权平均浓度按式 (3—6) 计算。用短时间采样方法的采样：选定有代表性的、空气中有害物质浓度最高的工作地点作为重点采样点；将空气收集器的进气口尽量安装在劳动者工作时的呼吸带；在空气中有害物质不同浓度的时段分别进行采样，并记录每个时段劳动者的工作时间；每次采样时间一般为 15 min；空气中有害物质 8 h 时间加权平均浓度按式 (3—6) 计算。劳动者在一个以上工作地点工作或移动工作时的采样：在劳动者的每个工作地点或移动范围内设立采样点，分别进行采样，并记录每个采样点劳动者的工作时间；在每个采样点，应在劳动者工作时，空气中有害物质浓度最高的时段进行采样；将空气收集器的进气口尽量安装在劳动者工作时的呼吸带；每次采样时间一般为 15 min；空气中有害物质 8 h 时间加权平均浓度按式 (3—6) 计算。

5. 职业接触限值为短时间接触容许浓度的有害物质的采样

用定点的、短时间采样方法进行采样；选定有代表性的、空气中有害物质浓度最高的工作地点作为重点采样点；将空气收集器的进气口尽量安装在劳动者工作时的呼吸带；在空气中有害物质浓度最高的时段进行采样；采样时间一般为 15 min；采样时间不足 15 min 时，可进行 1 次以上的采样。空气中有害物质 15 min 时间加权平均浓度的计算：

采样时间为 15 min 时，按式（3—1）计算：

$$\mathrm{STEL}=\frac{c\cdot v}{F\cdot 15} \tag{3—1}$$

式中　STEL——短时间接触质量浓度，mg/m^3；

c——测得样品溶液中有害物质的质量浓度，$\mu g/mL$；

v——样品溶液体积，mL；

F——采样流量，L/min；

15——采样时间，min。

采样时间不足 15 min，进行 1 次以上采样时，按 15 min 时间加权平均浓度计算。

$$\mathrm{STEL}=\frac{C_1T_1+C_2T_2+\cdots+C_nT_n}{15} \tag{3—2}$$

式中　STEL——短时间接触质量浓度，mg/m^3；

C_1、C_2、C_n——测得空气中有害物质的质量浓度，mg/m^3；

T_1、T_2、T_n——劳动者在相应的有害物质浓度下的工作时间，min；

15——短时间接触容许浓度规定的 15 min。

劳动者接触时间不足 15 min，按 15 min 时间加权平均浓度计算。

$$\mathrm{STEL}=\frac{C\cdot T}{15} \tag{3—3}$$

式中　STEL——短时间接触质量浓度，mg/m^3；

C——测得空气中有害物质的质量浓度，mg/m^3；

T——劳动者在相应的有害物质浓度下的工作时间，min；

15——短时间接触容许浓度规定的 15 min。

6. 职业接触限值为最高容许浓度的有害物质的采样

用定点的、短时间采样方法进行采样；选定有代表性的、空气中有害物质浓度最高的工作地点作为重点采样点；将空气收集器进气口尽量安装在劳动者工作时的呼吸带；在空气中有害物质浓度最高的时段进行采样；采样时间一般不超过 15 min；当劳动者实际接触时间不足 15 min 时，按实际接触时间进行采样。空气中有害物质浓度按式（3—4）计算：

$$C_{\mathrm{MAC}}=\frac{c\cdot v}{F\cdot t} \tag{3—4}$$

式中　C_{MAC}——空气中有害物质的质量浓度，mg/m^3；

c——测得样品溶液中有害物质的质量浓度，$\mu g/mL$；

v——样品溶液体积，mL；

F——采样流量，L/min；

t——采样时间，min。

二、个体采样

个体采样是指将空气收集器佩戴在采样对象的前胸上部，其进气口尽量接近呼吸带所进行的采样。采集的样品是劳动者呼吸带的空气，所测得的结果是劳动者呼吸带空气中有害物质的浓度，也是劳动者在从事劳动时最大可能接触的空气中有害物质的浓度。在进行个体采样前，首先要选定采样对象，并确定需要的数量。

1. 采样对象的选定原则

要在现场调查的基础上，根据检测的目的和要求，选择采样对象；在工作过程中，凡接触和可能接触有害物质的劳动者都列为采样对象范围；采样对象中必须包括不同工作岗位的、接触有害物质浓度最高和接触时间最长的劳动者，其余的采样对象应随机选择。

2. 采样对象数量的确定

在采样对象范围内，通过现场调查能够确定接触有害物质浓度最高和接触时间最长的劳动者时，每个工种按表 3—3 选定采样对象的数量，其中应包括接触有害物质浓度最高和接触时间最长的劳动者，每个工种劳动者不足 3 名时，全部选为采样对象；在采样对象范围内，通过现场调查不能确定接触有害物质浓度最高和接触时间最长的劳动者时，每个工种按表 3—4 选定采样对象的数量，每个工种劳动者不足 6 名时，全部选为采样对象。

表 3—3　能确定最高接触的劳动者时采样对象的数量

劳动者数	采样对象数
3～5	2
6～10	3
>10	4

表 3—4　不能确定最高接触的劳动者时采样对象的数量

劳动者数	采样对象数
6	5
7～9	6
10～14	7
15～26	8
27～50	9
>50	11

3. 职业接触限值为时间加权平均容许浓度的有害物质的采样

以个体采样和长时间采样为主。

采样仪器能够满足全工作日连续一次性采样时，空气中有害物质 8 h 时间加权平均浓度按式（3—5）计算：

$$\mathrm{TWA}=\frac{c\cdot v}{F\cdot 480}\times 1\ 000 \tag{3—5}$$

式中 TWA——空气中有害物质 8 h 时间加权平均质量浓度，mg/m^3；

c——测得的样品溶液中有害物质的质量浓度，$\mu g/mL$；

v——样品溶液的总体积，mL；

F——采样流量，mL/min；

480——时间加权平均容许浓度规定的时间，以 8 h 计，min。

采样仪器不能满足全工作日连续一次性采样时，可根据采样仪器的操作时间，在全工作日内进行两次或两次以上的采样。空气中有害物质 8 h 时间加权平均浓度按式（3—6）计算：

$$\mathrm{TWA}=\frac{C_1T_1+C_2T_2+\cdots+C_nT_n}{8} \tag{3—6}$$

式中 TWA——空气中有害物质 8 h 时间加权平均质量浓度，mg/m^3；

C_1、C_2、C_n——测得空气中有害物质的质量浓度，mg/m^3；

T_1、T_2、T_n——劳动者在相应的有害物质浓度下的工作时间，h；

8——时间加权平均容许浓度规定的 8 h。

三、短时间采样和长时间采样

采样时间是指采集一次空气样品从开始采集到结束采集所持续的时间。根据采样时间的长短，采样方法可分为短时间采样和长时间采样两类。短时间采样是指采样时间不超过 15 min 的采样。短时间采样主要用于与短时间接触容许浓度和最高容许浓度相配套的短时间接触浓度和最高浓度检测的采样。在工作场所空气中有害物质浓度基本稳定的情况下，短时间采样也可用于与时间加权平均容许浓度相配套的时间加权平均浓度检测的采样。长时间采样是指采样时间在 1 h 以上的采样，最好是整个工作班时段的采样。长时间采样主要用于与时间加权平均容许浓度相配套的时间加权平均浓度检测的采样。因为采样时间长，能够更好地反映工作场所空气中有害物质的浓度和劳动者的接触程度。

第四章　样品预处理方法

第一节　空气样品的预处理方法

虽然有些空气样品采集后可以直接测定，不需要任何处理，例如，工作场所空气中的汞蒸气可以用测汞仪直接测定；用吸收液采集空气中二氧化氮，直接用分光光度计进行测定。但是大多数样品是要经过预处理后才能测定。例如，固体吸附剂管和无泵型采样器（收集介质为固体吸附剂）采集有机蒸气后，需要解吸后测定；滤料采集金属化合物气溶胶后，需要洗脱或消解等处理后测定。应根据样品的性状、测定方法的要求来选择应用样品预处理的方法。

一、固体吸附剂样品的处理

用固体吸附剂采集气体和蒸气态待测物后，在进行测定前，需要将被吸附的待测物转移到溶液中，然后测定溶液中的待测物含量。常用的方法是解吸方法，若用解吸法不能得到满意的解吸效率时，采集有机金属时可以采用消解法。解吸的方法有溶剂解吸法和热解吸法。

1. 溶剂解吸法

溶剂解吸法是将采样后的固体吸附剂放入溶剂解吸瓶内，加入一定量的解吸液，密封溶剂解吸瓶，解吸一定时间，大量的解吸液分子将吸附在固体吸附剂上的待测物置换出来，进入解吸液中，解吸液供测定。为了加快解吸速度和提高解吸效率，可以振摇解吸瓶，或用超声波帮助解吸。

（1）解吸液的选择

解吸液应根据待测物及其所使用的固体吸附剂的性质来选择。通常非极性固体吸附剂，对于非极性化合物的吸附能力强，解吸时用非极性解吸液。如用非极性固体吸附剂活性炭管吸附的有机蒸气，大多数用二硫化碳作为解吸液；而用极性固体吸附剂硅胶采集的醛醇等极性化合物，通常用水或醇类化合物解吸。

选择解吸液时可以采用单相解吸液或多相解吸液，由所采化学物质在不同溶剂中的溶解特性决定。单相解吸液是指用一种溶剂作解吸液，如用二硫化碳解吸活性炭上吸附的苯、甲苯等。多相解吸液是指用两种或两种以上溶剂混合作为解吸液，如其中两种溶剂可以配成溶液，即一种溶剂溶于另一种溶剂中，解吸后得到的是单一样品溶液，测定时得到一个浓度值，如测定活性炭管采集的空气中丁醇的浓度，用2%的异丙醇作为解吸液效果较好；也可以配成相互不溶的混合液，解吸后，待测物分别在两种溶剂中，测定时，必须分别测定两种溶剂中的待测物，得到两个浓度值，测定结果是两个浓度值之和，如工作场所空气中 2-丁氧基乙醇的测定方法中样品处理就选择水和二硫化碳两相解吸。

（2）溶剂解吸法的优缺点

1）优点。溶剂解吸法适用范围广，可以应用于各种有害物质的测定；采用合适的解吸剂，通常可得到满意的解吸效率和准确精密的测定结果；解吸操作简单，不需要特殊的解吸仪器；所得解吸液样品可以作多次测定。

2）缺点。要使用解吸液，选择不当，解吸液可能对测定产生影响，例如，在色谱测定时，解吸液的色谱峰与待测物的色谱峰发生重叠；另外，有的解吸液毒性较大，如二硫化碳是常用的解吸液，它的毒性较大，使用时应注意防护，要在通风柜内操作，尽量减少用量；溶剂解吸法因使用的解吸溶剂量较大，一般≥1 mL，而用气相色谱法测定时，进样的体积仅为 1～2 μL，仅是样品总量的 1‰～2‰，影响测定方法的灵敏度。

2. 热解吸法

热解吸法是将热解吸型固体吸附剂管放在专用的热解吸器中，在一定温度下进行解吸，然后，通入氮气等化学惰性气体作为载气，将解吸出来的待测物直接通入分析仪器（如气相色谱仪）进行测定，或先收集在容器（如 100 mL 注射器）中，然后取出一定体积样品气体进行测定。对于某一待测物，影响解吸效率的主要因素是解吸温度和解吸时间。解吸温度及其加热时间主要取决于待测物的性质，特别是它在固体吸附剂上的吸附性和对热的稳定性，吸附性强、热稳定性好的待测物可以使用较高的热解吸温度，相反，应该使用较低的解吸温度。解吸温度和加热时间选择得是否合适，衡量指标是能否得到理想的解吸效率和测定的精密度。

热解吸法不使用解吸溶剂，但需要专用的热解吸器，热解吸器的性能优劣对解吸效率的稳定性和测定结果的准确度、精密度影响很大。直接进样测定法将解吸出来的样品气体全部进入分析仪器，具有高的测定灵敏度，但只能测定一次，不能重复测定；注射器收集测定法可以根据解吸样品气体中待测物浓度大小，取不同体积进样测定，以得到满意的结果，但灵敏度较前者低。热解吸法使用的热解吸型固体吸附剂管，只装有一段固体吸附剂，采样时必须注意防止发生穿透，因为在采样时和采样后都不能判断是否发生穿透，只有在测定后，测得的固体吸附剂上的待测物不超过穿透容量时，测定结果才是准确的、可用的。在进行热解吸操作时，应将固体吸附剂管的采样进气端安装在热解吸器的出气口，这样有利于解吸。

3. 解吸效率

解吸效率是评价固体吸附剂管解吸方法的性能指标，表示解吸方法的解吸能力，指能从固体吸附剂上解吸下来的待测物量占吸附在固体吸附剂上待测物总量的百分比。要求解吸效率大于等于 90%，由于使用的吸附剂类型不同、生产批号不同，可能有不同的解吸效率，影响测定结果，因此，对每一批固体吸附剂管在使用前应作解吸效率试验，以检查其解吸效率是否满足检测的要求，并用于校正测定结果，即将测定结果除以解吸效率，得到校正值。解吸效率用公式表示为：

$$\text{解吸效率}=\frac{\text{被解吸的待测物量}}{\text{固体吸附剂上待测物总量}} \tag{4—1}$$

（1）影响溶剂解吸法解吸效率的因素

1）解吸液的性质和用量。溶剂解吸法是通过物理和/或化学作用将待测物从固体吸附剂上解吸下来，物理解吸主要与固体吸附剂、待测物和解吸液的极性有关。解吸也可以利用解吸液与待测物发生化学反应，生成易被解吸的化合物。增加解吸液的用量，通常可以提高解吸效率，但可能降低测定的灵敏度。

2）解吸时间和解吸方式。随着解吸时间的增加，解吸效率提高，一定的解吸时间后，达到稳定的解吸效率。为了加快解吸和提高解吸效率，可以采取加热、振摇或超声等方法。

（2）影响热解吸法解吸效率的因素

1）解吸温度和时间。解吸温度和时间是主要影响因素，要根据待测物的性质，通过实验选择最佳的解吸温度和加热的时间，以获得高而稳定的解吸效率。

2）载气流量和通气时间。热解吸过程需要一定的正确和稳定的载气流量和通气时间，才能保证解吸效率高而稳定；热解吸仪的性能和质量是确保解吸温度和时间以及载气流量准确和稳定的关键，是确保解吸效率高而稳定的关键，也是确保测定结果的准确度和精密度的关键。

（3）解吸效率的测试方法

取 18 支固体吸附剂管，分为 3 组，每组 6 支，分别加入三个剂量的待测物（标准溶液或标准气），加入量一般为在 0.5、1、2 倍容许浓度下，检测方法规定的采样体积所采集的量。加入待测物若是标准溶液，则加入溶液的体积应小于等于 10 μL。放置过夜。解吸并测定每支管的待测物量；同时作试剂空白和固体吸附剂管空白，计算前减去空白值。按式（4—2）计算解吸效率。

$$E=\frac{m}{M}\times 100\% \tag{4—2}$$

式中 E——解吸效率，%；

m——测得的待测物量，mg；

M——加入的待测物量，mg。

二、滤料样品的处理

在工作场所空气有害物质检测中，滤料主要用于采集气溶胶样品，如金属的烟、尘等，浸渍滤料也用于某些气态和蒸气态化合物或与气溶胶态共存时的采集；然后，用原子光谱法、分光光度法或电化学法等测定。在测定前，必须将滤料上的待测物转移入溶液中，常用的处理方法有洗脱法和消解法。

1. 洗脱法

洗脱法是用溶剂或溶液（称为洗脱液）将滤料上的待测物溶洗下来的方法。例如，微孔滤膜采集氢氧化钠尘后，用去离子水浸泡滤膜，将氢氧化钠溶洗入去离子水中，然后用分光光度法或原子吸收光谱法测定。洗脱过程可以是简单的溶解过程，也可以是经过化学反应，生成可溶性化合物的过程，或是两者兼有。浸渍滤料采集某些气态和蒸气态化合物后常用洗脱法处理。

评价洗脱法的指标为洗脱效率，表示洗脱方法的洗脱能力，指能从滤料上洗脱下来的待测物量占滤料上阻留的待测物总量的百分比。要求洗脱效率应大于等于 90%。洗脱效率用式（4—3）表示为：

$$洗脱效率=\frac{被洗脱的待测物量}{滤料上待测物总量}\times 100\% \tag{4—3}$$

（1）影响洗脱效率的因素有：

1）洗脱液的性质，包括极性、对待测物的溶解度和化学活性等理化性质，例如极性待测物要选择极性洗脱液；对待测物的溶解度越大，洗脱效率越高；能与待测物起化学反应，生成物易溶于洗脱液的，洗脱效率就高。

2）随着洗脱时间的增加，洗脱效率提高，一定的洗脱时间后，达到高而稳定的洗脱效率。

3）加热、振摇或超声等方法可以加快洗脱和提高洗脱效率。

（2）测试方法：

取 18 份滤料，分为 3 组，每组 6 份，分别加入 3 个剂量的标准溶液，加入量一般为在 0.5、1、2 倍容许浓度下，检测方法规定的采样体积所采集的量。加入待测物标准溶液的体积应小于等于 100μL。放置过夜，洗脱并测得每份滤料的待测物量；同时作试剂空白和滤料空白，计算前减去空白值。按式（4—4）计算洗脱效率。

$$T=\frac{m}{M}\times 100\% \tag{4—4}$$

式中　T——洗脱效率，%；

m——测得的待测物量，mg；

M——滤料上加入的待测物量，mg。

洗脱法不使用浓酸，操作简单、省时、安全、经济；在洗脱操作中，滤料基本上不发生变化，微孔滤膜和过氯乙烯滤膜在洗脱液中不会发生纤维脱落，因此，洗脱液一般不必进行过滤或离心等操作，可以直接用于测定，或浓缩后测定。玻璃纤维滤纸在洗脱液中较易发生纤维脱落，若影响测定时，必须进行过滤或离心。洗脱法的使用有一定的局限性，因为有些金属及其化合物难溶于水和稀酸溶液，没有合适的洗脱液，难以得到满意的洗脱效率。

2. 消解法

消解法是利用高温和/或氧化作用将滤料及样品基质破坏，制成便于测定的样品溶液。在工作场所空气检测中，主要使用酸消解法。常用的消解液（氧化剂）有氧化性酸如硝酸、高氯酸及过氧化氢等。为了提高消解效率和加快消解速度，经常使用混合消解液，如 1＋9 高氯酸硝酸消解液常用于微孔滤膜样品的消解。加热是提高消解效率和加快消解的方法，加热温度一般在 300℃以下，通常在 200℃左右。特别对于易挥发的待测物样品处理，加热温度一般不超过 200℃。将样品在消解液中浸泡过夜，可以缩短加热消解时间。在消解终了时，不要将消解液蒸发干，保留少量消解液，有利于样品的溶解和测定。若将消解液蒸干，再在较高温度下加热，有可能生成难溶的金属氧化物，影响测定。

评价消解法的指标是消解效率，又叫消解回收率，表示消解方法的消解能力。消解效率是指滤料经消解处理后能够测得的待测物量占滤料上阻留的待测物总量的百分比。要求消解回收率应在 90%～105%范围内。消解效率用式（4—5）表示为：

$$消解效率=\frac{测得待测物量}{滤料上待测物总量}\times 100\% \tag{4—5}$$

影响消解效率的因素有：

（1）消解方法常用电热消解法和微波消解法等，对不同的待测物要选择合适的消解方法，例如测定易挥发性金属化合物，最好采用微波消解法，可以防止待测物因挥发而损失，从而得到满意的消解回收率。

（2）消解的温度和时间。通常加热可以促进消解，缩短消解时间。但要控制好消解的温度和时间，温度过高或时间过长，会造成易挥发性金属化合物的损失，降低消解回收率。

测试方法同洗脱法。按式（4—6）计算消解效率。

$$T=\frac{m}{M}\times 100\% \tag{4—6}$$

式中　T——消解效率；

m——测得的待测物量，mg；

M——滤料上加入的待测物量，mg。

与洗脱法相比，消解法应用范围广，适用于各种待测物样品的处理；但需要使用浓酸和加热，必须注意操作安全，防止烫伤、腐蚀皮肤黏膜和衣服，特别在使用高氯酸时，要防止爆炸。

三、吸收液样品的处理

用吸收管法和扩散膜法采样后，所得吸收液样品通常可以直接用于测定，不必作预处理。但是，在有些情况下，例如吸收液样品中待测物浓度太低或太高，样品中含有干扰的有害物质等，也需要进行预处理。常用的预处理方法有稀释、浓缩和溶剂萃取法等。

1. 稀释或浓缩

吸收液样品中待测物浓度高于测定方法的测定范围时，可用吸收液稀释后测定。如果吸收液样品中待测物浓度高是由采样过程中吸收液的溶剂挥发造成的，则应先补充溶剂，恢复到吸收液原成分，再用吸收液适当稀释。吸收液样品中待测物的浓度低于测定方法的测定范围时，可将吸收液样品通过挥发或蒸馏等方法浓缩后测定。在进行稀释或浓缩时，要注意稀释或浓缩后样品基体的变化对测定结果的影响。

2. 萃取法

吸收液样品中待测物的浓度低于测定方法的测定范围时，或样品中含有干扰的有害物质时，为了达到分离干扰物和浓缩待测物的目的，可以采用萃取法。

第二节　生物样品的处理方法

生物样品的处理方法较多，本节重点介绍几种常用的处理方法。

一、无机化合物常用的处理方法

1. 稀释

为了得到合适的浓度，往往需要将高含量的体液加以稀释。选用何种稀释剂和稀释到何种程度，这要视样品基体性质、目标化合物的性质和含量、引入分析仪器的方式和干扰情况而定。如用原子吸收测定生物材料中的重金属时，基体改进剂用作稀释剂，可以降低火焰原子吸收的干扰效应和石墨炉原子吸收分析中的背景吸收干扰，并可提高灵敏度和精度。

2. 以酸提取

以酸从样品中提取金属元素是处理样品的基本方法之一。如用三氯乙酸可从血清蛋白中提取出铁和其他金属元素。

3. 消解法

消解法是测定生物样品中金属元素常用的方法。

（1）高温灰化法

高温灰化法是将一定量的生物样品置于石英坩埚内，先在电炉上用小火炭化，炭化完全后用马弗炉以适当的温度灰化，灼烧除去有机成分，再用酸溶解，使其微量元素转化成可测定状态。该法优点是设备简单，取样量较大，溶剂用量不多，而且可批量操作。缺点是加热时间长，耗电量大。对于汞、砷等易挥发元素，高温灰化法易造成损失，影响测定结果的准确度。

（2）低温灰化法

低温灰化法是利用高频电场作用下产生的激发态氧等离子体消化生物样品中的有机体。该法虽然取样量少且减少了挥发性元素的损失，但灰化时间长、设备昂贵、实验条件要求高，因此一般不采用低温灰化法。

（3）湿法分解法

湿法分解法是利用浓无机酸和强氧化剂来消化处理生物样品，是实验室常用的方法。但该法操作烦琐、消化时间长、容易引入污染，而且样品易消化不彻底。

（4）微波消解法

微波消解法是近年来产生的一种崭新的生物样品处理技术，它结合了高压消解和微波快速加热两方面的性能。该法的优点是：微波加热是“内加热”，具有加热速度快、加热均匀、无温度梯度、无滞后效应等特点；消解样品的能力强，特别是一些难溶样品和生物样品，传统的消解方式需要数小时甚至数天而微波消解只需要几分钟至十几分钟；溶剂用量少，用密封容器微波溶样时，溶剂没有蒸发损失，一般只需溶剂，减小了劳动强度，改善了操作环境，避免了有害气体排放对环境造成的污染；由于样品采用密闭消解，有效地减少了易挥发元素的损失。

二、有机化合物常用的处理方法

1. 液—液萃取

液-液萃取是经典的提取方法之一，它是利用溶液中各组分在两个互不相溶的液相中分配性质的不同来实现分离的一种过程。

分配定律指出：物质将分配在两种不混溶的液相中。如果以有机溶剂和水两相为例，将含有有机物质的水溶液用有机溶剂萃取时，有机化合物就在这两相间进行分配。在一定的温度下有机物在两种液相中的浓度比是一常数：

$$K_D = c_0 / c_{aq} \tag{4—7}$$

式中，K_D为分配系数，c_0 为有机相中物质的浓度，c_{aq}为水相中此物质的浓度。

有机物质在有机溶剂中的溶解度一般比在水相中的溶解度大，所以可以将它们从水溶液中萃取出来。分配系数越大，水相中的有机物可被有机溶剂萃取的效率会越高。但是，在许多的样品体系中这些物质的分配系数差别较大，使用一次萃取不可能将全部物质从水相中移入有机相中。常用的表达式是被萃取物质的部分 E 为：

$$E = \frac{c_0 V_0}{(c_0 V_0 + c_{aq} V_{aq})} = \frac{K_D V}{(1 + K_D V)} \tag{4—8}$$

式中，V_0 为有机相体积，V_{aq}为水相体积，V 为相比 V_0 / V_{aq}。

在提取过程中，水相的 pH 是重要的参数，一般弱酸性物质可加入一定量的酸，弱碱性物质可加入一定量的碱，使待测物以分子状态存在，有利于提高有机溶剂的提取效果。在液质联用中，必须使用可挥发性的酸和碱，如盐酸、甲酸、乙酸、氨水等。有时加入一些强离子的无机盐（如氯化钠），利用盐析作用，能促进组分进入有机相。

通过选择不同的有机溶剂可提高选择性。一般可选用乙酸乙酯、乙醚、二氯甲烷、氯仿、正己烷、甲基叔丁基醚、甲醇、乙腈等有机溶剂及其不同比例的混合物进行提取。

液—液提取可用于以水为基质的样品中非极性或弱极性组分的提取，液—液提取可用氮气吹，残渣可用与色谱方法相适应的溶剂溶解后进样。液—液提取有时会发生乳化现象以及被测组分损失。为了防止乳化，可应用较大体积的有机溶剂，避免猛烈振摇或加入适当的试剂改变其表面张力而破乳，若已发生严重的乳化现象，可将试管置于冰箱中冷冻破乳。

萃取过程中所用的玻璃容器壁对某些物质会有吸附，降低萃取效率，特别是当待测物浓度较低时影响更为明显。使用经硅烷化处理的器具，同时萃取剂中加入异戊醇也可减少玻璃壁的吸附，还可减少萃取过程中乳化的形成。

两性化合物或水溶性很强的化合物不能用一般的溶剂萃取法将它们自液体介质中萃取出来，通常可用离子对萃取法。针对呈解离状态的物质，可以加入反离子来形成离子对络合物，再用有机溶剂萃取出来。一般碱性物质用十二烷基磺酸类（RSO_3H）作为反离子，其他有戊烷磺酸、己烷磺酸、庚烷磺酸、辛烷磺酸等；酸性物质可用烷基季铵类化合物（$R_4N^+X^-$）作为反离子，如四丁基铵、四乙基铵、四辛基铵等。形成离子对后可用相应有机溶剂提取。在液体混合物中加入与其不相混溶（或稍相混溶）的选定的溶剂，利用其组分在溶剂中的不同溶解度而达到分离或提取目的。

2. 固相萃取

固相萃取技术自 20 世纪 70 年代诞生以来，以其高效、高选择性、高度自动化的特点，被广泛应用于各种生物样品的分离和纯化。固相萃取技术以选择性吸附与选择性洗脱的液相色谱分离原理，对样品进行分离和纯化。按照所采用固相萃取剂的种类，可将固相萃取法分为 3 类：正相、反相和离子交换固相萃取。当前固相萃取剂的开发主要侧重于扩大萃取剂的适用范围，极性、非极性基团，离子交换基团或高分子树脂混合使用的混合型吸附剂，成为目前研究的热点。根据分析物的极性、溶解度、pKa 等理化性质，选取适合的固相萃取柱。对于非离子性物质而言，优先使用极性相似的固相萃取柱，如弱极性或非极性化合物选用 C_{18}、C_8、C_2 等非极性柱，极性较强的则使用 CN、NH_2 柱。强离子型分析物则采用离子交换固相萃取。对于某些弱酸或弱碱性化合物，通过调节缓冲液的 pH，采用 C_{18} 等非离子型键和相也可获得理想的萃取效果。固相萃取一般有 4 个步骤：活化、上样、淋洗和洗脱。新一代的聚合物吸附剂，如 Waters 的 oasis HLB，不需活化，也不怕溶剂流干，简化了样品制备过程，而且有很宽的 pH 范围，能萃取亲水、疏水、酸性、碱性或中性组分，特别适用于血浆、尿液等生物样品的制备。

3. 固相微萃取

固相微萃取技术（SPME）是一种相对较新型的样品前处理技术，是 1990 年由加拿大 Waterloo 大学 Pawliszyn 研究小组首创。美国 supelco 公司于 1993 年推出了商品化的 SPME 装置，在分析化学领域引起了极大的反响，已广泛用于环境方面的分析。近年来，很多的研究用于药物分析，与色谱装置联用，尤其是气相色谱—质谱、液相色谱—质谱的联用。与气相色—质谱联用，适用于分析强挥发性或中等挥发性的中低极性化合物；与液相色—质谱联用，适用于分析低挥发性或不挥发性的高极性化合物。该技术是基于气—固吸附和液—固吸附平衡的原理，利用待测物对活性固体表面有一定的吸附亲和力而达到分离富集的目的。该技术是由固相萃取技术发展而来，在一根熔融的石英纤维表面涂渍各种不同的色谱固定相或吸附材料构成萃取头，选择性地富集样品中的痕量有机化合物。目前使用的涂料有聚二甲基硅氧烷、聚丙烯酸酯，还有一些混合涂料，如聚二甲基硅氧烷-二乙烯基苯、聚乙二醇-二乙烯基苯等。聚二甲基硅氧烷是一种非极性涂料，聚丙烯酸酯是一种极性涂料。该技术具有简单、高效、灵敏度和精密度高的特点，集制备、分离于一体，将以往传统的取样、萃取、浓缩及进样多部分析操作简化为一个简单过程，尤其在操作过程中不需要使用溶剂是其最大的优点，既降低了消耗又避免了污染环境。

4. 静态顶空和动态顶空法

几乎所有的样品都需要进行预处理以适合分析仪器的直接测定。这些预处理方法有溶剂萃取、固相萃取、超临界流体萃取等。然而，对于样品中痕量高挥发性物质的分析测定，可使用气体萃取的方法，因为气体是挥发性物质的最理想的溶剂。与大部分的有机溶剂相比，气体既容易处理又容易纯化，气体萃取就是顶空技术，常常用于气相色谱分析。顶空技术有静态顶空和动态顶空它们具有如下特点：

（1）操作简单

静态顶空技术可用于气体、液体或者固体中挥发性物质的分离。只需要将样品填充到顶空瓶中，再密封保存直至色谱分析时即可。

（2）可自动化

1967 年 PF 公司生产出第一台用于气相色谱的自动顶空进样器。其后，Agilent 公司也推出了全集成化的气相色谱顶空进样器 Agilent 7694，它能快速、方便地把任何样品基体中的挥发性物质引入气相色谱仪，并可以在 Agilent 化学工作站的控制下保证顶空进样器上样品瓶的温度、压力、载气流量的恒定不变。

（3）可变因素多

静态顶空只决定顶空瓶样品的平衡时间和温度；动态顶空还需要确定捕集阱中的吸附剂的种类及其填充量。

（4）灵敏度高

动态顶空具有较高的灵敏度。因为动态顶空是通过惰性气体吹扫将样品中的欲测定物质几乎全部萃取出来并浓缩在吸附捕集阱中，然后再热解吸进行气相色谱测定，测定的检出限可达 10^{-12}水平。静态顶空和动态顶空的分类是由气体萃取的方式确定的。静态顶空是在一个密闭的容器中，当其中的样品与样品上方气体达到平衡时，立即抽取样品上方气体进行分析测定的技术。静态顶空分析由两步组成：第一步，将液体样品或者是固体样品放在一个密闭的玻璃样品瓶中并保持样品瓶中的样品上方留有一半以上的气体空间，在一恒定的温度下，使两相（样品与样品上方的空间气体）达到平衡；第二步，样品瓶中的两相达到平衡之后，使用气密性注射器等份抽取样品瓶中顶空气体，直接注入色谱柱入口中，进行色谱分离和测定。此种方式是静态顶空，静态顶空是一种气体萃取方法，常常被认为是“一步气体萃取”。静态顶空作定性分析非常简便，但是进行定量测定比较繁杂，样品基体的干扰是一个必须考虑的问题。

动态顶空使用吹扫气体连续地萃取样品，将一些组分吹出，然后通过冷冻浓缩技术或者使用吸附浓缩技术将这些组分浓缩，最后用加热的方法释放出这些组分，进行 GC 分析。动态顶空是一种“连续气体萃取”方法，不必等到样品瓶中两相达到平衡和抽取等份的顶空样品进行测定，使用情性气体连续地吹扫样品并将顶空气体输送出去，由于样品上方的气体不断地被除去，所以样品瓶中的两相不会达到平衡，这样样品中挥发性物质就会完全地被吹扫出去。连续气体萃取通常与吸附捕集技术联用，组成吹扫/捕集系统，常用于水样品中挥发性物质的分离和浓缩。在吹扫/捕集系统中，使用的惰性气体叫“吹扫气体”，吹扫气体将样品中挥发性物质带出并输送到吸附捕集阱中，这时的挥发性物质被吸附阱捕集而浓缩，吹扫气体则流过捕集阱。气体萃取完成后，通过加热吸附阱将挥发性物质热解吸出来并反吹到色谱中以进行测定，此方式也叫“动态顶空”或“吹扫/捕集”方法。

第五章　化学性有害物质的实验室检测技术

第一节　分子光谱分析法

分子光谱分析法是以测量分子转动能级、分子中原子的振动能级（包括分子转动能级）和分子电子能级（包括振—转能级）跃迁所产生的分子光谱为基础的定性、定量和物质结构分析的方法。如紫外可见分光光度法、分子荧光光谱法、红外及拉曼光谱法、核磁共振波谱法等。本章主要介绍紫外分光光度法、分子荧光光谱法和红外光谱法。

一、紫外可见分光光度法

1. 概述

根据被测物质在紫外-可见光的特定波长处或一定波长范围内光的吸收度对该物质进行定性定量分析的方法称为紫外—可见分光光度法。它是工作场所职业病危害化学因素检测中的常用方法，具有灵敏度高、测量精度好、操作简便等优点。通常，待测物质的含量为1%～10^{-5}%时，能够用分光光度法准确测定，所以它主要用于测定微量组分，几乎所有的无机离子和许多有机化合物都可以用分光光度法进行测定。若采用灵敏度高、选择性好的有机显色剂，并加入适当的掩蔽剂，一般不经过分离即可直接进行分光光度法测定，其方法的相对误差通常为5%～10%。

将不同波长的单色光依次通过一定浓度的同一溶液，分别测定吸收度，然后以吸收度为纵坐标，波长为横坐标描点画图即可得到一条吸收曲线即吸收光谱（见图5—1）。曲线显示了物质对不同波长光的吸收情况，曲线上吸收值最大处所对应的波长称为最大吸收波长，用 λ 表示，最大吸收波长在定量分析中可用来作测定波长。

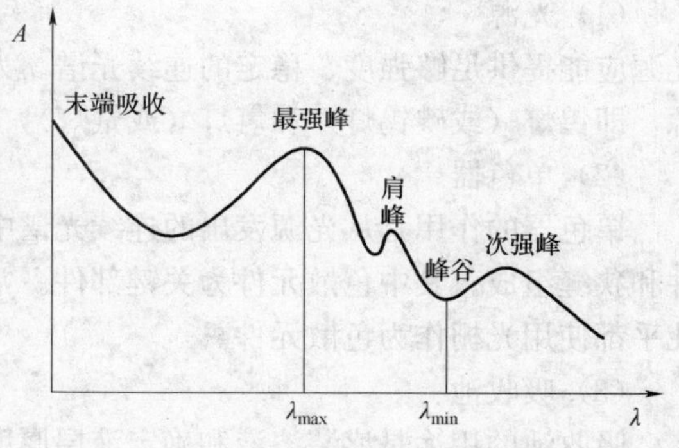

图5—1　吸收光谱示意图

紫外—可见分光光度法定量的依据是朗伯—比尔定律。该定律表明：在一定条件下溶液对光的吸收度与溶液的浓度和液层厚度的乘积成正比。其数学表达式见式（5—1）：

$$A=kcb \tag{5—1}$$

式中 A——吸收度；

k——吸收系数；

c——溶液浓度；

b——液层厚度。

吸收系数在给定条件下（单色光波长、溶剂、温度等）是物质的特征常数，可作为定性依据。在吸收度与浓度之间的直线关系中，吸收系数 k 是斜率，是定量的依据，其数值越大则测定的灵敏度越高。

在朗伯—比尔公式中，k 值取决于 c、b 所用的单位，它与入射光的波长及溶液的性质有关。当浓度 c 以 g/L、液层厚度 b 以 cm 为单位时，常数 k 是以 a 表示，此时称为吸光系数，单位为 L/(g・cm)。朗伯-比尔公式见式（5—2）：

$$A=abc \tag{5—2}$$

若 b 以 cm 为单位，c 以 mol/L 为单位时，则将 k 称为摩尔吸光系数，以符号 ε 表示，其单位为 L/（mol・cm）。ε 的物理意义表示当吸光物质的浓度为 1 mol/L、液层厚度为 1 cm 时溶液的吸光度。在这种条件下上式可改写为式（5—3）：

$$A=\varepsilon bc \tag{5—3}$$

2. 仪器

常用紫外分光光度计的工作波长范围为 190～900 nm，因此又称紫外—可见分光光度计。紫外分光光度计就其基本结构来说都是由光源、单色器、吸收池、检测器和信号显示处理系统五大部分组成，其光学系统工作原理如图 5—2 所示。

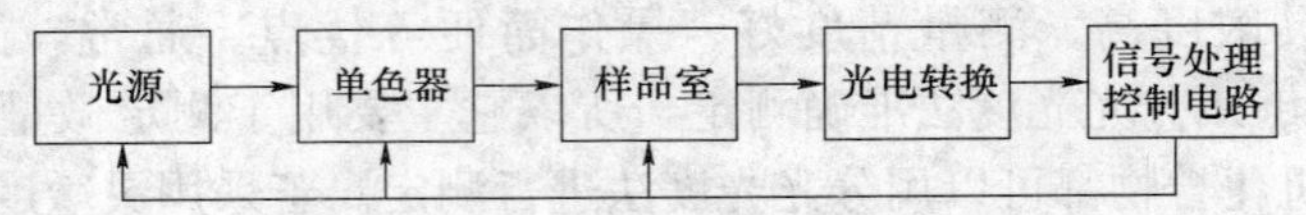

图 5—2 紫外分光光度计光学系统工作原理图

（1）光源

光源应能提供足够强度、稳定的连续光谱。为满足可见紫外全波长测定，仪器上均备两种光源，即钨灯（或碘钨灯）和氢灯（或氘灯），前者用于可见光区，后者用于紫外光区。

（2）单色器

单色器的作用是从光源发出的连续光谱中分出测量所需的单色光。单色器主要由色散元件和狭缝组成。其中色散元件为关键部件。常用的色散元件是棱镜和光栅，现在的商品仪器几乎都使用光栅作为色散元件。

（3）吸收池

吸收池的用途是盛装溶液和确定液层厚度。根据材质不同可分为玻璃吸收池和石英吸收池两种，前者用于可见光区，后者用于紫外和可见光区。

（4）检测器

检测器用于接收光信号，并将其转变成电信号以便测量。它是由光电转换元件和信号放大器组成。常用的光电转换元件有光电管、光电倍增管及光电二极管阵列检测器几种。

（5）信号显示处理系统

信号显示处理系统的功能是将检测到的电信号以适当的方式显示、处理并记录下来。显示方式有电表指针显示、数字显示、荧光屏显示、结果打印及绘制吸收曲线等多种。

（6）紫外—可见分光光度计的类型

紫外—可见分光光度计按其光学系统可分为单波长分光光度计和双波长分光光度计。

3. 分析条件的选择

（1）仪器测量条件的选择

1）适宜的吸光度范围。根据朗伯—比尔定律公式经过数学推导得出当 $A=0.4343$ 时，吸光度测量误差最小，最适宜的测量范围为0.2～0.8。

2）入射光波长的选择。通常是根据被测组分的吸收光谱，选择最强吸收带的最大吸收波长为入射波长。当最强吸收峰的峰形比较尖锐时，往往选用吸收稍低，峰形稍平坦的次强峰或肩峰进行测定。

3）狭缝宽度的选择。为了选择合适的狭缝宽度，应以减少狭缝宽度时，试样的吸光度不再增加为准，一般来说，狭缝宽度大约是试样吸收峰半宽度的1/10。

（2）显色反应条件的选择

对多种物质进行测定，常利用显色反应将被测组分转变为在一定波长范围有吸收的物质。常见的显色反应有配位反应、氧化还原反应等。

显色反应必须满足的反应条件为：

1）反应的生成物必须在紫外—可见光区有较强的吸光能力，即摩尔吸光系数较大。

2）反应有较高的选择性，即被测组分生成的化合物吸收曲线应与共存物质的吸收光谱有明显的差别。

3）反应生成的产物稳定，以保证测量过程中溶液的吸光度不变。

4）反应生成的产物组成恒定。

（3）参比溶液的选择

测定样品溶液的吸光度，需先用参比溶液调节透光度（吸光度为0）为100%，以消除其他成分及吸光池和溶剂等对光的反射和吸收带来的测定误差。

4. 分析方法（单组分）

（1）目视比色法

用眼睛观察、比较溶液颜色深度以确定物质含量的方法称为目视比色法。将一系列不同量的标准溶液依次加入各比色管中，再分别加入等量的显色剂和其他试剂，并控制其他实验条件相同，最后稀释至同样体积，配成一套颜色逐渐加深的标准色阶。将一定量的被测溶液置于另一比色管中，在同样条件下进行显色，并稀释至同样体积，从管口垂直向下（有时由侧面）观察颜色。如果被测溶液与标准系列中某溶液的颜色相同，则被测溶液的浓度就等于该标准溶液的浓度。如果被测溶液浓度介于相邻两种标准溶液之间，则试液的浓度就介于这两个标准溶液浓度之间。

（2）标准曲线法

根据朗伯—比尔定律，保持液层厚度、入射光波长和其他测量条件也不变，则在一定浓度范围内，所测得吸光度与溶液中待测物质的浓度成正比。因此，配制一系列已知的具有不同浓度的标准溶液，分别在选定波长处测其吸光度 A，然后以标准溶液的浓度 c 为横坐标，以相应的吸光度 A 为纵坐标，绘制出 A—c 关系曲线。如果符合光的吸收定律，则可获得一条直线，称为标准曲线或称工作曲线。在相同条件下测量样品溶液的吸光度，就可以从标准曲线上查出样品的浓度。

（3）标准加入法

标准加入法是在若干份等量的被分析样品中，分别加入 0、c_1、c_2、c_3、c_4、c_5 等不同量的被测定元素标准溶液，依次在标准条件下测定它们的吸光度 A_i（$i=1, 2, 3, 4, 5, \cdots$），建立吸光度 A_i 对加入量 c_i 的校正曲线（见图 5—3）。因为基体组成是相同的，可以自动补偿样品基体的物理和化学干扰，提高测定的准确度。校正曲线不通过原点，其截距的大小相当于被分析试样中所含被测元素所产生的响应，因此，将校正曲线外延与横坐标相交，原点至交点的距离，即为试样中被测元素的含量 c_x。

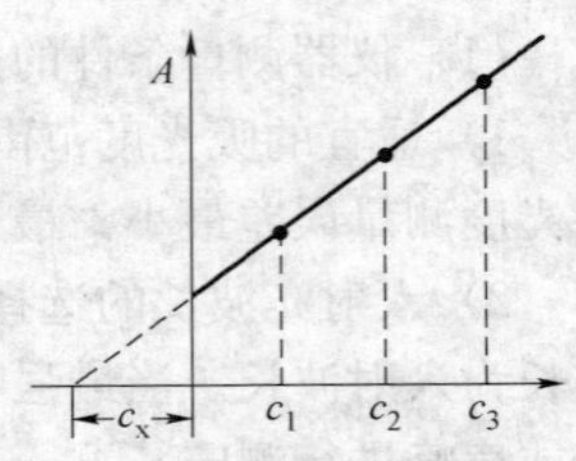

图 5—3　标准加入曲线

5. 应用

在工作场所职业病危害因素监测中，目前有标准检测方法的化合物，有一些使用紫外—可见分光光度法，如钡、钨、锆、硼、臭氧、氯气、二氧化硫、硫酸等。

（1）工作场所空气中钡及其化合物的二溴对甲基偶氮甲磺分光光度法（GBZ/T 160.2—2004）

1）原理。空气中可溶性钡化合物用微孔滤膜采集，水洗脱后，在酸性条件下，钡与二溴对甲基偶氮甲磺反应生成蓝色络合物，在 630 nm 波长下测量吸光度，进行定量。

2）样品的采集、运输和保存。样品采集按照国家的采样规范进行，以 5 L/min 流量采集 15 min 空气样品，进行短时间采样；以 1 L/min 流量采集 2～8 h 空气样品，进行长时间采样；将装好微孔滤膜的小型塑料采样夹佩戴在监测对象的前胸上部，进气口尽量接近呼吸带，以 1 L/min 流量采集 2～8 h 空气样品进行个体采样。采样后，将滤膜的接尘面朝里对折，放入具塞刻度试管中运输和保存。样品可长期保存。

3）注意事项。本法的检出限为 0.1 μg/mL，最低检出浓度为 0.013 mg/m^3（以采集 75 L 空气样品计），测定范围为 0.1～2 μg/mL，平均相对标准偏差为 3.5%～3.8%，平均采样效率为 100%，平均洗脱效率为 96%。当 Ba^{2+} 浓度为 5 μg 时，40 μg Ca^{2+} 和 5 μg Pb^{2+} 可干扰测定。本法只适用于空气中可溶性钡化合物的测定。

（2）工作场所空气中钨及其化合物的硫氰酸钾分光光度测定方法（GBZ/T 160.23—2004）

1）原理。空气中钨及其化合物用微孔滤膜采集，用消化液（高氯酸：硝酸＝1：9）消解后，在还原剂作用下，钨离子与硫氰酸钾反应生成黄色络合物，在 400 nm 波长下测量吸光度，进行定量。

2）样品的采集、运输和保存。样品采集按照国家的采样规范进行，以 5 L/min 流量采集 15 min 空气样品，进行短时间采样；以 1 L/min 流量采集 2～8 h 空气样品，进行长时间采样；将装好微孔滤膜的小型塑料采样夹佩戴在监测对象的前胸上部，进气口尽量接近呼吸带，以 1 L/min 流量采集 2～8 h 空气样品进行个体采样。采样后，将滤膜的接尘面朝里对折，放入具塞刻度试管中运输和保存。样品可长期保存。

3）注意事项。本法的检出限为 0.3 μg/mL，最低检出浓度为 0.4 mg/m^3（以采集 75 L 空气样品计），测定范围为 0.3～10 μg/mL，相对标准偏差为 1.3%～3.4%，采样效率为 92%～100%。在样品处理时，消化完全程度以白烟与溶液面脱离为佳，样品溶液中若有白色沉淀，可取上清液测定。200 μg 钼和铁，100 μg 钴、镉、铜、镍，50 μg 锰、锌，对 20 μg 钨的测定不干扰。若三氯化钛被氧化，应加入锌粒进行处理。

（3）工作场所空气中钒及其化合物的 N-肉桂酰-邻-甲苯羟胺分光光度测定方法（GBZ/T 160.24-2004）

1）原理。空气中气溶胶态钒及其化合物用微孔滤膜采集，用混合酸（硫酸、硝酸、磷酸、高氯酸）消化液消解后，在盐酸溶液中，钒离子与 N-肉桂酰-邻-甲苯羟胺反应生成红色络合物，用氯仿提取后，530 nm 波长下测量吸光度，进行定量。

2）样品的采集、运输和保存。样品采集按照国家的采样规范进行，以 5 L/min 流量采集 15 min 空气样品，进行短时间采样；以 1 L/min 流量采集 2～8 h 空气样品，进行长时间采样；将装好微孔滤膜的小型塑料采样夹佩戴在监测对象的前胸上部，进气口尽量接近呼吸带，以 1 L/min 流量采集 2～8 h 空气样品进行个体采样。采样后，将滤膜的接尘面朝里对折，放入具塞刻度试管中运输和保存。样品可长期保存。

3）注意事项。本法的检出限为 0.2 μg/mL，最低检出浓度为 0.027 mg/m^3（以采集 75 L 空气样品计），测定范围为 0.2～5 μg/mL，相对标准偏差为 0.6%～5.0%，平均采样效率>95%，平均消化回收率为 93.9%。在样品处理时，加入磷酸后，加热温度不能过高，消化不能过久，否则易出现胶状物质，影响测定。盐酸浓度对络合物的提取有很大影响，合适酸度为 4 mol/L 盐酸浓度。四价钛不干扰测定。20μg 六价铬和 200μg 三价铁干扰测定。加入 2 mL 100 g/L 六偏磷酸钠，可消除铁的干扰。本法可采用微波消解法。

（4）工作场所空气中锆及其化合物的二甲酚橙分光光度测定方法（GBZ/T 160.26-2004）

1）原理。空气中气溶胶态锆及其化合物用微孔滤膜采集，盐酸消解后（水不溶性锆化合物如二氧化锆等，样品首先灰化，冷却后加入 1 mL 硫酸铵溶液，再加热溶解，并继续加热除去硫酸），在还原剂作用下，锆离子与二甲酚橙反应生成红色络合物，在 540 nm 波长下测量吸光度，进行定量。

2）样品的采集、运输和保存。样品采集按照国家的采样规范进行，以 5 L/min 流量采集 15 min 空气样品，进行短时间采样；以 1 L/min 流量采集 2～8 h 空气样品，进行长时间采样；将装好微孔滤膜的小型塑料采样夹佩戴在监测对象的前胸上部，进气口尽量接近呼吸带，以 1 L/min 流量采集 2～8 h 空气样品进行个体采样。采样后，将滤膜的接尘面朝里对折，放入具塞刻度试管中运输和保存。

3）注意事项。本法的检出限为 0.07 μg/mL，最低检出浓度为 0.023 mg/m^3（以采集 75 L 空气样品计），测定范围为 0.07～2 μg/mL，相对标准偏差为 0.5%～5.3%，采样效率为 95%～99%，消化回收率为 98%～104%。在消化不溶性锆化合物样品时，除去硫酸不能完全挥发干，近干为止，否则影响测定结果。样品溶液中若有白色沉淀，可取上清液测定。锆络合物的颜色可稳定 2 h。本法条件下，10 倍的铁，50 倍的钍，15 倍的钛，60 倍的钡、锶，80 倍的铅，100 倍的钙、镁，不干扰测定。因为锆与铪共存的比例约为 100：1，故在浓度较低时铪的干扰可忽略不计。可采用微波消解法。

（5）工作场所空气中三氟化硼的苯羟乙酸分光光度测定方法（GBZ/T 160.27—2004）

1）原理。空气中三氟化硼用氢氧化钠溶液采集，分解生成的硼酸与苯羟乙酸及孔雀绿反应生成络合物，用苯提取，在 633 nm 波长下测量吸光度，进行定量。

2）样品的采集、运输和保存。现场采样按照国家标准执行。在采样点，将装有过氯乙烯滤膜或玻璃纤维滤纸的小型塑料采样夹（放在前）和装有 10.0 mL 吸收液的多孔玻板吸收管串联，以 1.0 L/min 流量采集 15 min 空气样品。采样后，将滤膜的接尘面朝里对折两次，放入清洁容器内运输和保存；封闭吸收管的进出气口，置清洁的容器内运输和保存。最好将采样后的吸收液样品倒入无硼玻璃具塞比色管内运输和保存，至少可保存 3 天。

3）注意事项。本法的检出限为 0.25 μg/mL，最低检出浓度为 0.17 mg/m^3（以采集 15 L 空气样品计），测定范围为 0.25～2.0 μg/mL，相对标准偏差为 2.6%～9.4%，平均采样效率为 96.8%。在吸收管前串联滤料采样夹是为了过滤除去空气中存在的含硼粉尘，以消除干扰，可以重复使用。反应溶液的 pH 值必须控制在 2.8～3.8 范围内。提取后应在 20 min 内完成测量吸光度。

（6）一氧化氮和二氧化氮的盐酸萘乙二胺分光光度测定方法（GBZ/T 160.29—2004）

1）原理。空气中的一氧化氮通过三氧化铬氧化管，氧化成二氧化氮；二氧化氮吸收于水中生成亚硝酸，再与对氨基苯磺酸起重氮化反应，与盐酸萘乙二胺偶合成玫瑰红色，在 540 nm 波长下测量吸光度，进行测定。

2）样品的采集、运输和保存。现场采样按照国家标准执行，采样时用两只吸收管平行采样，一只带氧化管，另一只不带；通过氧化管测得一氧化氮和二氧化氮总浓度，不通过氧化管测得二氧化氮浓度，两管测得的浓度之差，为一氧化氮浓度。采样后，立即封闭吸收管进出气口，置于清洁的容器内运输和保存。样品尽量在当天测定。

3）注意事项。本法的检出限为 0.018 μg/mL，最低检出浓度为 0.009 mg/m^3（以采集 10 L 空气样品计），测定范围为 0.018～0.7 μg/mL，相对标准偏差为 1.3%～3.4%，采样效率为 98.4%。分别测定一氧化氮和二氧化氮进行平行采样时，平行管的进气口必须尽量靠近，采样的开始时间和结束时间一致。

（7）氨的纳氏试剂分光光度法（GBZ/T 160.29—2004）

1）原理。空气中氨用大型气泡吸收管采集，在碱性溶液中，氨与纳氏试剂反应生成黄色，于 420 nm 波长下测量吸光度，进行测定。

2）样品的采集、运输和保存。现场采样按照国家标准执行，在采样点，串联两只各装有 5.0 mL 硫酸溶液的大气泡吸收管，以 0.5 L/min 流量采集 15 min 空气样品。样品空白：将装有 5.0 mL 硫酸溶液的大气泡吸收管带至采样点，除不连接空气采样器采集空气样品外，其余操作同样品。采样后，立即封闭吸收管进出气口，置清洁的容器内运输和保存。样品尽量在当天测定。

3）注意事项。本法的检出限为 0.2 μg/mL，最低检出浓度为 0.13 mg/m³（以采集 7.5 L 空气样品计），测定范围为 0.2～2.4 μg/mL，相对标准偏差为 2.4%，前管的采样效率>80%。甲醛和硫化氢对测定有干扰。在吸收管前加醋酸铅棉花管可消除硫化氢的干扰。

（8）氰化氢和氰化物的异菸酸钠—巴比妥酸钠分光光度测定方法（GBZ/T 160.29—2004）

1）原理。空气中氰化氢用氢氧化钠溶液采集，氰化物用微孔滤膜采集，在弱酸性溶液中，与氯胺 T 反应生成氯化氰，再与异菸酸钠反应并水解生成戊烯二醛酸，再与巴比妥酸缩合成紫色化合物，在 600 nm 波长下测量吸光度，进行测定。

2）样品的采集、运输和保存。现场采样按照国家标准执行。氰化氢的采集：在采样点，串联两只装有 2.0 mL 吸收液的小型气泡吸收管，以 200 mL/min 流量采集 10 min 空气样品。采样后，立即封闭吸收管进出气口，置清洁的容器内运输和保存。样品尽量在当天测定。氰化物的采集：在采样点，将装好微孔滤膜的小型塑料采样夹，以 1 L/min 流量采集 5 min 空气样品。采样后，将滤膜放入具塞刻度试管内运输和保存。在室温下，样品至少可保存 7 天。

3）注意事项。本法的检出限为 0.1 μg/mL，氰化氢最低检出浓度为 0.1 mg/m³（以采集 2 L 空气样品计），氰化物最低检出浓度为 0.04 mg/m³（以采集 5 L 空气样品计），测定范围为 0.1～2 μg/mL，相对标准偏差为 1.8%～3.1%，平均采样效率为 99.7%。加入氯胺 T 时，溶液应是中性。一定要盖紧塞子振摇，否则，生成的氯化氰可能挥发。显色反应需在 pH 值为5.4～5.8 的条件下完成。异菸酸钠用量对测定影响很大，其质量浓度不能低于 10 g/L。硫氰酸根干扰测定。

（9）叠氮酸和叠氮化物的三氯化铁分光光度测定方法（GBZ/T 160.29—2004）

1）原理。空气中的叠氮酸或叠氮化物用氢氧化钾溶液采集，与三价铁反应生成红色络合物，在 454 nm 波长下测量吸光度，进行测定。

2）样品的采集、运输和保存。现场采样按照国家标准执行。在采样点，用一只装有 10.0 mL 吸收液的多孔玻板吸收管，以 1 L/min 的流量采集空气样品 10 min。采样后，立即封闭吸收管进出气口，置清洁的容器内运输和保存。样品尽量在当天测定。

3）注意事项。本法的检出限：叠氮酸为 0.4 μg/mL，叠氮化钠为 0.6 μg/mL。最低检出浓度：叠氮酸为 0.08 mg/m³，叠氮化钠为 0.12 mg/m³（以采集 10 L 空气样品计）。测定范围：叠氮酸为 0.4～12 μg/mL，叠氮化钠为 0.6～12 μg/mL。相对标准偏差为 2.3%～6.5%，平均采样效率为 98.4%。当叠氮化钠以粉尘状态存在于空气中时，应用微孔滤膜采样，采样夹以 5 L/min 的流量采集空气样品 10 min，小型塑料采样夹以 1 L/min 的流量采集空气样品 10 min。采样后，滤膜置具塞比色管中，加 10 mL 吸收液，于 60℃水浴内加热洗脱 15～20 min，摇匀，放冷后，取出 5.0 mL 洗脱液，按本法标准系列操作进行测定。计算时的换算系数为 1.548。二氧化氮可使溶液褪色，加热氨基磺酸铵可消除 1 mg 二氧化氮的干扰。

（10）砷化氢的二乙氨基二硫代甲酸银分光光度法（GBZ/T 160.31—2004）

1）原理。空气中的砷化氢用次溴酸钠溶液采集，并氧化成砷酸；在酸性溶液中，砷酸被还原生成砷化氢，与二乙氨基二硫代甲酸银反应生成橙红色胶体银；在 520 nm 波长下测量吸光度，进行定量。

2）样品的采集、运输和保存。现场采样按照国家标准执行。在采样点，用一只装有 5.0 mL 吸收液的多孔玻板吸收管，以 1.0 L/min 的流量采集空气样品 15 min。当吸收液开始褪色时应立即停止采样。采样后，立即封闭吸收管的进出气口，置清洁的容器中运输和保存。样品应尽快测定。

3）注意事项。本法的检出限为 0.1 μg/mL，最低检出浓度为 0.03 mg/m³（以采集 15 L 空气样品计），测定范围为 0.1～4 μg/mL，相对标准偏差为 1.2%～8.0%，采样效率为 92.7%～96.2%。反应酸度、还原剂用量、反应时间对测定有影响。

(11）臭氧的丁子香酚分光光度测定方法（GBZ/T 160.32—2004）

1）原理。空气中臭氧与丁子香酚（4-烯丙基-2-甲氧基苯酚）反应生成甲醛；甲醛与二氯亚硫酸汞钠及盐酸副玫瑰苯胺反应生成紫红色化合物；在 560 nm 波长下测量吸光度，进行定量。

2）样品的采集、运输和保存。现场采样按照国家标准执行。在采样点，串联两只大型气泡吸收管，前管装 1 mL 丁子香酚，后管装 10.0 mL 水；以 2 L/min 的流量采集空气样品 15 min。采样后，立即封闭吸收管的进出气口；置于清洁的容器中运输和保存。样品应尽快测定。

3）注意事项。本法的检出限为 0.06 μg/mL，最低检出浓度为 0.02 mg/m³（以采集 30 L 空气样品计），测定范围为 0.06～2 μg/mL，平均相对标准偏差为 3.2%，平均采样效率>90%。采样流量对测定结果有影响。亚硫酸钠在四氯汞钠溶液中的含量对显色影响很大。50 mL 四氯汞钠溶液中无水亚硫酸钠含量为 0.05～0.07 g 时，显色较稳定，灵敏度较高。显色温度对显色影响较大，应控制在（30±1)℃范围内。共存的氧化氮不干扰测定；若有甲醛共存时，可多串联 1 只吸收管以测定甲醛，由测定结果中减去。

(12）过氧化氢的四氯化钛分光光度测定方法（GBZ/T 160.32—2004）

1）原理。空气中的过氧化氢用含钛吸收液吸收，反应生成黄色化合物，在 410 nm 波长下测量吸光度，进行定量。

2）样品的采集、运输和保存。现场采样按照国家标准执行。在采样点，用一只装有 10.0 mL 吸收液的大型气泡吸收管，以 1 L/min 的流量采集空气样品，直到吸收液呈现淡黄色为止。采样后，封闭试管进出气口，立即置清洁的容器内运输和保存。样品应在 12 h 内测定。

3）注意事项。本法的检出限为 1.2 μg/mL，最低检出浓度为 0.8 mg/m³（以采集 15 L 空气样品计），测定范围为 1.2～40 μg/mL，平均相对标准偏差小于 4.1%，采样效率为 100%。采样时，应注意观察吸收液颜色的变化。当吸收液开始变黄时，即可停止采样。操作四氯化钛时，要在通风柜中进行；操作尽量迅速。臭氧对本法有正干扰，低于 3 mg/m³ 的二氧化硫不干扰本法。

(13）二氧化硫的四氯汞钾—盐酸副玫瑰苯胺分光光度测定方法（GBZ/T 160.33—

2004）

1）原理。空气中的二氧化硫用四氯汞钾溶液采集，与甲醛及盐酸副玫瑰苯胺反应生成玫瑰紫色络合物，在 548 nm 波长下测量吸光度，进行定量。

2）样品的采集、运输和保存。现场采样按照国家标准执行。在采样点，用一只装有 10.0 mL 吸收液的多孔玻板吸收管，以 0.5 L/min 的流量采集空气样品 15 min。采样时应避免阳光直射吸收液。采样后，封闭吸收管进出气口，置清洁的容器内运输和保存。样品在冰箱内可保存 7 天。

3）注意事项。本法的检出限为 0.075 μg/mL，最低检出浓度为 0.1 mg/m^3（以采集 7.5 L 空气样品计），测定范围为 0.075～2.0 μg/mL，相对标准偏差为 3.6%～6.8%，平均采样效率为 98%。加入氨基磺酸以消除二氧化氮的干扰，加入 EDTA 二钠和磷酸可消除一些金属元素的干扰，延长放置时间可消除臭氧的干扰，氨、硫化物和醛类不干扰。在配制吸收液时，应戴防护手套操作。若皮肤接触到溶液，必须立即用水冲洗。

（14）二氧化硫的甲醛缓冲液—盐酸副玫瑰苯胺分光光度测定方法（GBZ/T 160.33—2004）

1）原理。空气中的二氧化硫用甲醛缓冲液采集，生成稳定的羧甲基磺酸，加氢氧化钠后释放出二氧化硫，与盐酸副玫瑰苯胺反应生成红色化合物，于 575 nm 波长下测量吸光度，进行定量。

2）样品的采集、运输和保存。现场采样按照国家标准执行。在采样点，用一只装有 10.0 mL 吸收液的多孔玻板吸收管，以 0.5 L/min 的流量采集空气样品 15 min。采样后，置清洁的容器内运输和保存。样品在室温下可稳定保存 15 天。

3）注意事项。本法的检出限为 0.45 μg/mL，最低检出浓度为 0.6 mg/m^3（以采集 7.5 L 空气样品计），测定范围为 0.45～1.6 μg/mL，平均相对标准偏差<5.0%，平均采样效率>99%。显色剂加入方式对吸光度影响很大，一定要按本操作步骤进行。氧化氮的干扰用氨基磺酸消除；15 μg 以下的 Mn^{2+}、Cr^{3+}、Cu^{2+} 不干扰测定；0.5 μg Cr^{6+} 即可引起褪色，故应避免用铬酸洗液洗涤玻璃仪器。

（15）三氧化硫和硫酸的氯化钡比浊测定方法（GBZ/T 160.33—2004）

1）原理。空气中的三氧化硫和硫酸雾用微孔滤膜采集，用水洗脱后，与氯化钡反应生成硫酸钡；在 420 nm 波长下测量吸光度，进行定量。

2）样品的采集、运输和保存。样品采集按照国家的采样规范进行。进行短时间采样时，以 5 L/min 的流量采集空气样品 15 min；进行长时间采样时，以 1 L/min 的流量采集空气样品 2～8 h。进行个体采样时，将装好微孔滤膜的小型塑料采样夹佩戴在监测对象的前胸上部，进气口尽量接近呼吸带，以 1 L/min 的流量采集空气样品 2～8 h。采样后，将滤膜的接尘面朝里对折，放入具塞刻度试管中运输和保存。样品可保存 3 天。

3）注意事项。本法的检出限为 1 μg/mL，最低检出浓度为 0.13 mg/m^3（以采集 75 L 空气样品计），测定范围为 1～20 μg/mL，相对标准偏差为 2.2%～6.0%。样品和标准各管的操作条件要一致，加混合试剂时要慢，测定前应将各管重新摇匀。

（16）硫化氢的硝酸银比色测定方法（GBZ/T 160.33—2004）

1）原理。空气中的硫化氢用多孔玻板吸收管采集，与硝酸银反应生成黄褐色硫化银胶体溶液，比色定量。

2）样品的采集、运输和保存。现场采样按照国家标准执行。在采样点，串联两只各装有 10.0 mL 吸收液的多孔玻板吸收管，以 0.5 L/min 的流量采集空气样品 15min。采样后，封闭吸收管的进出气口，置于清洁的容器内运输和保存。样品至少可保存 5 天。

3）注意事项。本法的检出限为 0.4 μg/mL，最低检出浓度为 0.53 mg/m^3（以采集 7.5 L 空气样品计），测定范围为 0.4～4 μg/mL，平均相对标准偏差为 3.4%。硫化物对测定有干扰。

（17）氯化亚砜的硫氰酸汞分光光度测定方法（GBZ/T 160.33—2004）

1）原理。空气中的氯化亚砜被四氯化碳吸收后，经氢氧化钠溶液提取，游离出氯离子，与硫氰酸汞作用置换出硫氰酸根，与铁离子作用生成红色，于 460 nm 波长处比色定量。

2）样品的采集、运输和保存。现场采样按照国家标准执行。在采样点，用一只装有 10.0 mL 吸收液的多孔玻板吸收管，以 0.5 L/min 的流量采集空气样品 15min。采样后立即封闭进出气口，置于清洁容器内运输和保存。样品应尽快测定。

3）注意事项。本法的检出限为 1.0 μg/mL，最低检出浓度为 1.3 mg/m^3（按采集 7.5 L 空气样品计），测定范围为 1～10 μg/mL，相对标准偏差为 2.0%～3.8%，采样效率为 95.5%～99.0%。样品呈色后可保持 2 h。以四氯化碳为吸收液，采集空气中的氯化亚砜时，可消除与其共存的二氧化硫及氯化氢的干扰。采样后，应尽快将吸收液转移至具塞比色管中，并立即用氢氧化钠溶液提取，取上清液保存，至少可保存 11 天。

（18）氯气的甲基橙分光光度测定方法（GBZ/T 160.37—2004）

1）原理。空气中的氯气用大型气泡吸收管采集，在酸性溶液中，氯置换出溴化钾中的溴，溴破坏甲基橙分子结构使溶液褪色。根据褪色程度，于 515 nm 波长处测量吸光度，定量测定。

2）样品的采集、运输和保存。现场采样按照国家标准执行。在采样点，将一只装有 5.0 mL 吸收液的大型气泡吸收管，以 500 mL/min 的流量采集空气样品 10 min。采样后，封闭吸收管的进出气口，置清洁容器内运输和保存。样品应在 48 h 内测定。

3）注意事项。本法的检出限为 0.2 μg/mL，最低检出浓度为 0.2 mg/m^3（以采集 5 L 空气样品计），测定范围为 0.2～8 μg/mL，相对标准偏差为 0.7%～2.8%，采样效率为 98.5%～100%。采样时，若吸收液颜色迅速褪去，则应立即结束采样。标准系列和样品使用的吸收液应是同一次配制的。氯化氢和氯化物对测定无干扰。

（19）氯化氢和盐酸的硫氰酸汞分光光度法（GBZ/T 160.37—2004）

1）原理。空气中的氯化氢和盐酸用多孔玻板吸收管采集，在酸性溶液中，氯化氢与硫氰酸汞反应生成红色络合物，于 460 nm 波长下测量吸光度，进行测定。

2）样品的采集、运输和保存。现场采样按照国家标准执行。在采样点，将一只装有 10.0 mL 吸收液的多孔玻板吸收管，以 500 mL/min 的流量采集空气样品 15 min。采样后，立即封闭吸收管进出气口，置清洁容器内运输和保存。样品应在 48 h 内测定。

3）注意事项。本法的检出限为 0.4 μg/mL，最低检出浓度为 0.5 mg/m^3（以采集 7.5 L 空气样品计），测定范围为 0.4～8 μg/mL，相对标准偏差为 0.6%～1.0%，采样效率为 94.4%～100%。显色后可稳定 2 h。溴化物、碘化物、硫化氢和氰化氢对测定有干扰。

（20）二氧化氯的酸性紫 R 分光光度法（GBZ/T 160.37—2004）

1）原理。空气中的二氧化氯用大型气泡吸收管采集，在酸性溶液中，二氧化氯破坏酸性紫 R 的分子结构使溶液褪色。根据褪色程度，于 570 nm 波长下比色定量。

2）样品的采集、运输和保存。现场采样按照国家标准执行。在采样点，用一只装有 5.0 mL 吸收液的大型气泡吸收管，以 100 mL/min 的流量采集空气样品 15 min，当吸收液颜色变浅时停止采样。采样后，立即封闭吸收管进出气口，置清洁容器内运输和保存。样品应在 48 h 内测定。

3）注意事项。本法的检出限为 0.1 μg/mL，最低检出浓度为 0.7 mg/m^3（以采集 1.5 L 空气样品计），测定范围为 0.1～0.9 μg/mL，相对标准偏差为 1.1%～3.0%，采样效率为 98.5%～100%。最佳显色溶液 pH 值为 1。显色后可稳定 24 h。氯对测定无干扰。

（21）二氯丙醇的变色酸分光光度法（GBZ/T 160.48—2007）

1）原理。空气中的二氯丙醇用硅胶管采集，碳酸钠溶液解吸，经高碘酸氧化生成甲醛，甲醛与变色酸反应生成紫色化合物，在 570 nm 波长下测量吸光度，进行定量。

2）样品的采集、运输和保存。现场采样按照国家标准执行。短时间采样：在采样点，打开硅胶管两端，以 200 mL/min 的流量采集空气样品 15 min。长时间采样：在采样点，打开硅胶管两端，以 50 mL/min 的流量采集空气样品 1～4 h。个体采样：在采样点，打开硅胶管两端，佩戴在采样对象的前胸上部，进气口尽量接近呼吸带，以 50 mL/min 的流量采集空气样品 1～4 h。采样后，立即封闭硅胶管两端，置清洁容器内运输和保存。样品在室温可保存 5 天。

3）注意事项。本法的检出限为 0.5 μg/mL，最低检出浓度为 1.7 mg/m^3（以采集 3 L 空气样品计），测定范围为 0.5～10 μg/mL，相对标准偏差为 1.4%～2.6%，平均采样效率为 100%。

（22）乙硫醇的对氨基二甲基苯胺分光光度法（GBZ/T 160.49—2004）

1）原理。空气中的乙硫醇用浸渍玻璃纤维滤纸采集，乙酸汞溶液解吸后，在强酸性溶液和三氯化铁存在下，与对氨基二甲基苯胺反应，生成红色络合物，在 500 nm 波长下测定吸光度，进行定量。

2）样品的采集、运输和保存。现场采样按照国家标准执行。短时间采样：在采样点，将装好浸渍玻璃纤维滤纸的采样夹，以 1 L/min 的流量采集空气样品 15 min。长时间采样：在采样点，将装好浸渍玻璃纤维滤纸的小型塑料采样夹，以 1 L/min 的流量采集空气样品 2～4 h。个体采样：在采样点，将装好浸渍玻璃纤维滤纸的小型塑料采样夹，佩戴在采样对象的前胸上部，尽量接近呼吸带，以 1 L/min 的流量采集空气样品 2～4 h。采样后，将滤纸的接尘面朝里对折后，置具塞比色管内避光运输和保存。样品在室温下避光保存可稳定 7 天。

3）注意事项。本法的检出限为 2.5 μg/mL，最低检出浓度为 0.3 mg/m^3（以采集 15 L 空气样品计），测定范围为 5～50 μg/mL，相对标准偏差为 1.8%～5.2%，采样效率为

93.5%～100%，平均洗脱效率为97.3%。每批滤膜必须测定其洗脱效率。标准和样品加显色剂后，若有浑浊现象，须过滤后测定。

（23）苯酚的4-氨基安替比林分光光度法（GBZ/T 160.51—2007）

1）原理。空气中的苯酚用碳酸钠溶液采集，在氧化剂存在下，与4-氨基安替比林反应，生成红色，比色定量。

2）样品的采集、运输和保存。现场采样按照国家标准执行。在采样点，将一只装有10.0 mL吸收液的大型气泡吸收管，以500 mL/min的流量采集空气样品15 min。采样后，立即封闭吸收管的进出气口，置清洁容器内运输和保存。样品应尽快测定。

3）注意事项。本法的检出限为0.1 μg/mL，最低检出浓度为0.13 mg/m^3（以采集7.5 L空气样品计），测定范围为0.1～25 μg/mL，相对标准偏差为1.1%～2.6%，采样效率大于95%。本法反应溶液的最适pH值为10左右，生成的红色可稳定4 h。加铁氰化钾溶液后，因溶液中有过量的铁氰化钾，故溶液带黄色，放置15～20 min后，黄色可褪去。本法不是特殊反应，酚类化合物（除对位有取代基外）有相同反应。反应溶液中甲醛含量低于1 mg时不干扰测定。

（24）间苯二酚的碳酸钠分光光度法（GBZ/T 160.51—2007）

1）原理。空气中的间苯二酚用水采集，与碳酸钠反应生成黄色化合物，比色定量。

2）样品的采集、运输和保存。现场采样按照国家标准执行。在采样点，将装有10.0 mL吸收液的多孔玻板吸收管，以500 mL/min的流量采集空气样品15min。采样后，立即封闭吸收管的进出气口，置清洁容器内运输和保存。样品应尽快测定。

3）注意事项。本法的检出限为5 μg/mL，最低检出浓度为6.7 mg/m^3（以采集7.5 L空气样品计），测定范围为5～60 μg/mL，相对标准偏差为1.0%～5.1%，采样效率为100%。本法反应溶液应为中性，否则测定结果会偏低。

（25）甲醛的酚试剂分光光度法（GBZ/T 160.54—2007）

1）原理。空气中的甲醛用大型气泡吸收管采集，与酚试剂反应生成吖嗪（Azine）。在酸性溶液中，吖嗪被铁离子氧化生成蓝色化合物，在645 nm波长下测量吸光度，进行定量。

2）样品的采集、运输和保存。现场采样按照国家标准执行。在采样点，用一只装有5.0 mL水的大型气泡吸收管，以200 mL/min的流量采集空气样品15 min。采样后，立即封闭进出气口，置清洁容器内运输和保存。样品在室温下可保存5～6 h，在冰箱内可保存3天。

3）注意事项。本法的检出限为0.04 μg/mL，最低检出浓度为0.067 mg/m^3（以采集3 L空气样品计），测定范围为0.04～2 μg/mL，相对标准偏差为1.4%～7.8%，采样效率为94%～96%。产生的颜色可稳定1 h。其他脂肪醛也有与甲醛类似的反应，但碳链越长，灵敏度越低。当甲醛含量为1.5 μg时，2500 μg酚、1000 μg甲醇或乙醇不干扰测定。

（26）糠醛的苯胺分光光度法（GBZ/T 160.54—2007）

1）原理。空气中的糠醛用吸收液采集，在乙酸存在下，与苯胺作用生成红色，于

530 nm 波长下测定其吸光度，进行定量。

2）样品的采集、运输和保存。现场采样按照国家标准执行。在采样点，将一只装有 10.0 mL 吸收液的多孔玻板吸收管，以 500 mL/min 的流量采集空气样品 15 min。采样后，立即封闭吸收管的进出气口，置清洁容器内运输和保存。样品应在 24 h 内测定。

3）注意事项。本法的检出限为 0.24 μg/mL，最低检出浓度为 0.3 mg/m³（以采集 7.5 L 空气样品计），测定范围为 0.24～5.0 μg/mL，相对标准偏差为 1.6%～6.6%。

（27）光气的紫外分光光度法（GBZ/T 160.61—2004）

1）原理。空气中的光气用苯胺溶液采集，并反应生成 1，3-二苯基脲。在酸性溶液中，用混合溶剂提取后，于 257 nm 波长下测量吸光度，进行定量。

2）样品的采集、运输和保存。现场采样按照国家标准执行。在采样点，串联两只各装有 10.0 mL 吸收液的多孔玻板吸收管，以 500 mL/min 的流量采集空气样品 15 min。采样后，立即封闭吸收管的进出气口，置清洁容器内运输和保存。当天测定完毕。

3）注意事项。本法的检出限为 0.05 μg/mL，最低检出浓度为 0.07 mg/m³（以采集 7.5 L 空气样品计），测定范围为 0.05～1 μg/mL，相对标准偏差为 0.57%～2.4%，平均采样效率＞99.8%。提取前，酸度对测定结果影响大，加 0.5 mL 硫酸较合适。氯甲酸甲酯、氯甲酸乙酯和氯化氢对本法有干扰，100 μg 以上苯酚和氯气和 5 μg 以上氯苯干扰本法。

（28）二苯基甲烷二异氰酸酯（MDI）和多次甲基多苯基二异氰酸酯（PMPPI）的盐酸萘乙二胺分光光度法（GBZ/T 160.67—2004）

1）原理。空气中的 MDI 和 PMPPI 用冲击式吸收管采集，水解后生成芳香族胺，经重氮化后，与盐酸萘乙二胺偶合生成紫红色，比色定量。

2）样品的采集、运输和保存。现场采样按照国家标准执行。在采样点，用装有 10.0 mL 吸收液的冲击式吸收管，以 3 L/min 的流量采集空气样品 15 min。采样后，封闭进出气口，直立置于清洁容器内运输和保存。在室温下避光可保存 7 天（MDI）或 1 天（PMPPI）。

3）注意事项。本法检出限：MDI 为 0.067 μg/mL，PMPPI 为 0.4 μg/mL。最低检出浓度：MDI 为 0.015 mg/m³，PMPPI 为 0.09 mg/m³（以采集 45 L 空气样品计）。测定范围：MDI 为 0.067～1.5 μg/mL，PMPPI 为 0.4～4 μg/mL。相对标准偏差：MDI 为 1.6%～4.7%，PMPPI 为 2.8%～5.8%。本法的采样效率：MDI 为 93.5%～99.4%。采集 PMPPI 时，吸收液中可不加丙酮。本法显色反应后，颜色可稳定 1 h。本法不是特异反应，芳香族胺和二异氰酸酯类化合物都干扰测定。

（29）丙酮氰醇的异菸酸钠—巴比妥酸钠分光光度法（GBZ/T 160.68—2004）

1）原理。空气中的丙酮氰醇用氢氧化钠溶液采集，在碱性介质中，分解成丙酮和氰化氢，生成的氰化氢和异菸酸钠—巴比妥酸钠反应，生成紫红色，在 599 nm 波长下测量吸光度，进行定量。

2）样品的采集、运输和保存。现场采样按照国家标准执行。在采样点，串联两只装有 5.0 mL 吸收液的大型气泡吸收管，以 200 mL/min 的流量采集空气样品 15 min。采样后，立即封闭吸收管进出气口，置清洁容器运输和保存。样品可保存 7 天。

3）注意事项。本法的检出限为 0.02 μg/mL，最低检出浓度为 0.03 mg/m³（以采集 3 L 空气样品计），测定范围为 0.02～1.60 μg/mL，平均采样效率大于 95%。显色时的温度、时间和 pH 值对测定结果影响很大，应严格控制。氰化氢和水合肼干扰测定。

（30）肼和甲基肼的对二甲氨基苯甲醛分光光度法（GBZ/T 160.71—2004）

1）原理。空气中的肼和甲基肼用酸性硅胶采集，硫酸溶液解吸后，与对二甲氨基苯甲醛反应生成黄色的连氮化合物，于 470 nm 波长下测量吸光度，进行定量。

2）样品的采集、运输和保存。现场采样按照国家标准执行。短时间采样：在采样点，打开酸性硅胶管两端，以 1 L/min 的流量采集空气样品 15 min。长时间采样：在采样点，打开酸性硅胶管两端，以 50 mL/min 的流量采集空气样品 1～4 h。个体采样：打开酸性硅胶管两端，佩戴在采样对象的前胸上部，进气口尽量接近呼吸带，以 50 mL/min 的流量采集空气样品 1～4 h。采样后，立即封闭硅胶管两端，置清洁容器内运输和保存。在室温下样品可保存 7 天。

3）注意事项。本法的检出限：肼为 0.07 μg/mL，甲基肼为 0.1 μg/mL。最低检出浓度：肼为 0.05 mg/m³，甲基肼为 0.06 mg/m³（以采集 15 L 空气样品计）。测定范围：肼为 0.07～0.5 μg/mL，甲基肼为 0.1～1 μg/mL。平均相对标准偏差：肼为 7.4%，甲基肼为 3.6%。空气中的氨、偏二甲基肼、二氧化氮、二氧化硫、硫化氢不干扰测定；氯、偏二甲基肼的氧化物干扰测定。肼和甲基肼共存时不能分别测定。环境温度对显色及颜色稳定时间有影响。样品吸光度随温度升高而降低。

（31）偏二甲基肼的氨基亚铁氰化钠分光光度法（GBZ/T 160.71—2004）

1）原理。空气中的偏二甲基肼用酸性硅胶采集，解吸后，在弱酸性溶液中，与氨基亚铁氰化钠反应生成红色络合物，比色定量。

2）样品的采集、运输和保存。现场采样按照国家标准执行。短时间采样：在采样点，打开酸性硅胶管两端，以 1 L/min 的流量采集空气样品 15 min。长时间采样：在采样点，打开酸性硅胶管两端，以 50 mL/min 的流量采集空气样品 1～4 h。个体采样：打开酸性硅胶管两端，佩戴在采样对象的前胸上部，进气口尽量接近呼吸带，以 50 mL/min 的流量采集空气样品 1～4 h。采样后，立即封闭硅胶管两端，置清洁容器内运输和保存。在室温下样品可保存 7 天。

3）注意事项。本法的检出限为 0.18 μg/mL，最低检出浓度为 0.12 mg/m³（以采集 15 L 空气样品计），测定范围为 0.18～25 μg/mL，平均相对标准偏差为 5%。空气中的氨、二氧化氮、二氧化硫、硫化氢和氯不干扰测定；肼低于 0.3 mg/m³，甲基肼低于 0.5 mg/m³ 时，也不干扰测定。环境温度对显色及成色稳定时间有影响。样品吸光度随温度升高而降低。

（32）氯化苦的盐酸萘乙二胺分光光度法（GBZ/T 160.73—2004）

1）原理。空气中的氯化苦用乙醇钠溶液采集，并分解成亚硝酸钠；在酸性溶液中，亚硝酸钠与对氨基苯磺酸及盐酸萘乙二胺偶合生成红色化合物，比色定量。

2）样品的采集、运输和保存。现场采样按照国家标准执行。在采样点，将装有 5.0 mL 吸收液的多孔玻板吸收管，以 250 mL/min 的流量采集空气样品 15 min。采样后，立即封闭吸收管的进出气口，置清洁容器内运输和保存。样品应当天测定完毕。

3）注意事项。本法的检出限为 0.12 μg/mL，最低检出浓度为 0.16 mg/m³（以采集 3.75 L 空气样品计），测定范围为 0.12～10 μg/mL，相对标准偏差为 0.52%～7.9%，采样效率为 93.7%～99.8%。采样点的气温较高时，应将吸收管放在冰浴中采样。氯化苦被乙醇钠分解反应较慢，要进行 2 h 以上，才能分解 85%～95%，故须放置 3h 后才能进行显色反应。不能用亚硝酸钠来配制标准溶液。加盐酸溶液是为了中和乙醇钠的酸碱度，加入 0.2 mL 盐酸溶液（3 mol/L）效果最佳。

（33）硝基胍的紫外分光光度法（GBZ/T 160.73—2004）

1）原理。空气中的硝基胍用微孔滤膜采集，乙醇溶液洗脱后，在 264 nm 波长下测量吸光度，进行定量。

2）样品的采集、运输和保存。现场采样按照国家标准执行。短时间采样：在采样点，将装有微孔滤膜的采样夹，以 3 L/min 的流量采集空气样品 15 min。长时间采样：在采样点，将装有微孔滤膜的小型塑料采样夹，以 1 L/min 的流量采集空气样品 2～8 h。个体采样：在采样点，将装有微孔滤膜的小型塑料采样夹，佩戴在采样对象的前胸上部，进气口向上，尽量接近呼吸带，以 1 L/min 的流量采集空气样品 2～8 h。采样后，将滤膜的接尘面朝里对折两次，放入清洁塑料袋或纸袋内，置于清洁的容器内运输和保存。样品在室温下可保存 7 天。

3）注意事项。本法的检出限为 0.1 μg/mL，最低检出浓度为 0.013 mg/m³（以采集 75 L 空气样品计），测定范围为 0.1～6 μg/mL，相对标准偏差为 3.6%～3.8%，平均采样效率为 98%，洗脱效率为 98.3%。硝酸铵不干扰测定，黑索金和硝化甘油大于 2 μg/mL 时干扰本法，此时应使用高效液相色谱法。

（34）黑索金的变色酸分光光度法（GBZ/T 160.80—2004）

1）原理。空气中的黑索金（三次甲基三硝基胺，RDX）用玻璃纤维滤纸采集，丙酮洗脱，经酸性水解，生成的甲醛与变色酸反应生成紫色，于 580 nm 波长下测定吸光度，进行定量。

2）样品的采集、运输和保存。现场采样按照国家标准执行。短时间采样：在采样点，将装有玻璃纤维滤纸的采样夹，以 3 L/min 的流量采集空气样品 15 min。长时间采样：在采样点，将装有玻璃纤维滤纸的小型塑料采样夹，以 1 L/min 的流量采集空气样品 2～8 h。个体采样：在采样点，将装有玻璃纤维滤纸的小型塑料采样夹，佩戴在采样对象的前胸上部，进气口向上，尽量接近呼吸带，以 1 L/min 的流量采集空气样品 2～8 h。采样后，将滤膜的接尘面朝里对折 2 次，置具塞比色管内密封运输和保存。样品在室温下可保存 7 天。

3）注意事项。本法的检出限为 0.1 μg/mL，最低检出浓度为 0.022 mg/m³（以采集 45 L 空气样品计），测定范围为 0.1～5 μg/mL，相对标准偏差为 1.4%～9.1%，洗脱效率为 90.3%～95.7%。变色酸钠溶液必须临用前配制，否则影响显色。硫酸酸解时，应将试管中的全部样品残渣润湿，否则酸解不完全，影响测定结果。

（35）奥克托今的盐酸萘乙二胺分光光度法（GBZ/T 160.80—2004）

1）原理。空气中的奥克托今（环四甲撑四硝胺，HMX）用玻璃纤维滤纸采集，丙酮洗脱后，经碱性水解，生成的亚硝酸盐与对氨基苯磺酸起重氮化反应，再与盐酸萘乙二胺偶合生成玫瑰红色，于 540 nm 波长下测定吸光度，进行定量。

2）样品的采集、运输和保存。现场采样按照国家标准执行。短时间采样：在采样点，将装好玻璃纤维滤纸的采样夹，以 1 L/min 的流量采集空气样品 15 min。长时间采样：在采样点，将装好玻璃纤维滤纸的小型塑料采样夹，以 1 L/min 的流量采集空气样品 2～4 h。个体采样：在采样点，将装好玻璃纤维滤纸的小型塑料采样夹，佩戴在采样对象的前胸上部，尽量接近呼吸带，以 1 L/min 的流量采集空气样品 2～4 h。采样后，将滤纸的接尘面朝里对折后，置具塞比色管内运输和保存。样品在室温下保存可稳定 7 天。

3）注意事项。本法的检出限为 0.1 μg/mL，最低检出浓度为 0.02 mg/m^3（以采集 45 L 空气样品计），测定范围为 0.1～6 μg/mL，平均相对标准偏差＜7.8%，平均采样效率＞95%，平均洗脱效率为 97.7%。样品中若含 10%以上的黑索金或 50%以上的三硝基甲苯，可产生正干扰。现场空气中若有 NO_2 共存，将干扰测定。可在比色管中预先加入 0.5 mL 氨基磺酸铵溶液（50 g/L）消除干扰。

（36）全血胆碱酯酶活性的羟胺-三氯化铁分光光度法（WS/T 66—1996）

1）原理。在血液胆碱酯酶作用下，乙酰胆碱发生水解；剩余的乙酰胆碱与碱性羟胺反应生成乙酰羟胺，后者在酸性条件下，与三氯化铁反应生成红棕色羟肟酸铁络合物。呈色强度与剩余乙酰胆碱的量成正比，在 520 nm 波长处测定，间接测定血中胆碱酯酶活性。

2）样品的采集、运输和保存。用血色素管取 20 μL 耳垂血，注入预先加入 0.98 mL 磷酸缓冲液的比色管中，立即测定。若不能立即测定，则取 0.5 mL 静脉血，注入预先含肝素钠或草酸钾抗凝剂的比色管中，混合均匀，于冰瓶内运输，置于 4℃冰箱中可保存一周。

3）注意事项。本法的最低检出浓度为 2.4μmol/L（按取 20 μL 血样计），测定范围为 2.4～1 000 μmol/L，相对标准偏差为 6.5%～12.8%（乙酰胆碱浓度为 1.4、4.2、7.0 μmol/L）。采血时不应过度挤压耳垂。因为本法是同时测定真性胆碱酯酶和假性胆碱酯酶，选用的乙酰胆碱的浓度，对真性胆碱酯酶是最适宜的。此时在测得的血液胆碱酯酶活性值中，真性胆碱酯酶占 85%，基本上只代表真性胆碱酯酶活性。如果过度挤压耳垂，采集的血样中假性胆碱酯酶和组织液所占比例过多，会使测定结果偏低。乙酰胆碱水解的温度和时间对测定结果影响很大，故应严格控制。同时测定多个样品时，应排出加入乙酰胆碱的顺序，务必使每个样品的反应时间为 30 min。加碱性羟胺溶液和 1＋2 盐酸溶液时，必须严格控制振摇时间，使反应彻底，否则影响测定结果。加三氯化铁溶液形成的棕色羟肟酸铁络合物易褪色，故必须在 20 min 内比色完毕。大批样品分析时，可分批加入三氯化铁溶液。氯化乙酰胆碱基质不太稳定，故每次测定须做标准管。标准管的读数在同一比色计上应保持恒定，或变动较小。计算胆碱酯酶活性百分数时，应以本地区正常人全血胆碱酯酶活性为基准，各地区测定正常值，例数应不少于 30 人。

（37）全血胆碱酯酶活性的联硫代双硝基苯甲酸分光光度法（WS/T 67—1996）

1）原理。胆碱酯酶水解硫代乙酰胆碱（ASCh），生成硫代胆碱和乙酸。硫代胆碱与巯基显色剂 5，5′-联硫代双-2-硝基苯甲酸（DTNB）反应，形成黄色化合物 5-巯基-2-硝基苯甲酸（TNB）。在 412 nm 波长处测定吸光度定量。

2）样品的采集、运输和保存。取 10 μL 末梢血，滴入置有肝素钠或 3 mL 磷酸盐缓冲液的具塞试管中，混匀，加塞。置冰瓶中运输，于 4℃冰箱内保存，尽快测定。

3）注意事项。本法的检出限为两单位，测定范围为 0～80 单位，批内相对标准偏差为 0.5%～2.4%，批间相对标准偏差为 0.5%～3.9%。由于没有纯品胆碱酯酶，不能直接测定回收率。采取加入不同酶量，以实测酶量的百分数与理论酶量的百分数之比衡量准确度。本实验按加入 25%、50%和 75%的酶（血样量），其实测值相当于各理论值的 94.6%、98.7%和 100%。测定胆碱酯酶的血样，无论是全血或用磷酸盐缓冲液稀释的血样，于普通冰箱（0～4℃）保存 7 天，偏差<5%。红细胞中的真性胆碱酯酶全部存在于细胞膜表面，因此本法不需要将红细胞溶解。如有溶血反而干扰测定。对照管的吸光度超过 0.07～0.08 时，说明有明显溶血或 DNTB 自然分解，会使测定结果偏低。每个样品都要做各自的对照。抑制剂及其溶液宜妥为处置，严防污染其他试剂和器材；实验完毕后，所有器材须经肥皂水洗刷，用重铬酸钾硫酸洗液浸泡，清水冲净，蒸馏水洗 3 次，以除掉残留的抑制剂。

（38）尿中肌酐的苦味酸分光光度法（WS/T 97—1996）

1）原理。尿中肌酐在碱性条件下，与苦味酸反应生成橙红色苦味酸肌酐，在 490 nm 波长处测定吸光度定量。

2）样品的采集、运输和保存。用具盖聚乙烯塑料瓶收集尿样约 50 mL，于冰箱内可保存两周。

3）注意事项。本法的最低检出浓度为 0.03 g/L（按取 0.1 mL 尿样计），测定范围为 0.03～1.0 g/L，相对标准偏差为 0.38%～2.2%（肌酐浓度为 0.2～1.0 g/L，$n=6$），尿样加标回收率为 93%～105%（肌酐浓度为 0.35～0.57 g/L，$n=6$）。尿样中含有下列浓度的常见毒物及一些毒物的代谢物不干扰测定：0.1 mg/L 镍、汞、硒、钒，0.2 mg/L 铬，0.4 mg/L 镉、对硝基酚，0.6 mg/L 铅、砷，1 mg/L 马尿酸及甲基马尿酸，1.6mg/L 2-硫代噻唑烷-4-羧酸，2 mg/L 氟，3 mg/L 酚，100 mg/L 三氯乙酸，400 mg/L 扁桃酸，1 000 mg/L 苯乙醛酸。反应温度、苦味酸纯度及其浓度、氢氧化钠浓度均对测定值有影响。反应温度应低于 30℃。应在测定样品的同时制备标准曲线。尿中肌酐的浓度较恒定，成人日排出肌酐量为 1.0～1.6g（15～25 mg/kg 体重）。

（39）尿中 δ-氨基乙酰丙酸的分光光度法（WS/T 23—1996）

1）原理。尿中 δ-氨基乙酰丙酸（δ-ALA）与乙酰乙酸乙酯缩合成的吡咯化合物，可被乙酸乙酯萃取，并与对-二甲氨基苯甲醛反应生成红色化合物。在 554 nm 波长处测定吸光度定量。

2）样品的采集、运输和保存。用聚乙烯塑料瓶收集铅接触者尿样 50 mL，尽快测量比重后，冷藏运输，于 4℃冰箱可保存两周。

3）注意事项。本法的最低检出浓度为 0.15 mg/L（按取 1 mL 尿样计），测定范围为 0.15～10 mg/L，相对标准偏差为 1.5%～3.6%，铅接触者尿样加标回收率为 89.0%～95.7%（加标量 1.0、3.0、5.0 mg/L，$n=6$）。尿样采集时间不严格。采样时不存在污染问题。尿样于 4℃环境下可保存两周。尿中无机盐太多发生沉淀时，可离心后，取上清液测定。显色反应后，颜色可稳定 1 h。当尿中 δ-ALA 浓度高、颜色深时，可减少取样量。乙酰乙酸乙酯如变黄，即不能再用，显色剂溶液最好是新配制的。

（40）尿中铅的双硫腙分光光度法（WS/T 17—1996）

1）原理。尿样经消解后，在 pH 值为 8.5～11.0 条件下，铅与双硫腙络合生成红色络合物，用氯仿萃取，于 510 nm 波长处测定吸光度定量。

2）样品的采集、运输和保存。收集一次尿样于聚乙烯塑料瓶中，至少 50 mL，尽快测定相对密度，常温下带回实验室。如不能立即测定，按每 100 mL 尿样加 1 mL 硝酸防腐，在 4℃冰箱中可以保存两周。

3）注意事项。本法的最低检出浓度为 0.012 mg/L（按取 25 mL 尿样计），测定范围为 0.012～0.6 mg/L，相对标准偏差为 1.4%～4.1%（铅含量为 2～15 μg，$n=6$），接触者尿样加标回收率为 93.4%～101.7%（加标量为 1.4～5.0 μg，$n=6$）。1 L 尿样中下列化合物存在的量不干扰测定：12.0 mg Zn、8.0 mg Al、1.0 mgCr、1.0 mg Se、1.0 mg Sn、2.4 mgAs、0.6 mg Cu、0.32 mg Cd、0.24 mg Ni、0.20 mg Mn、0.20 mg V、0.10 mgHg、0.40 mg Tl、20 mg Fe。经消化或不经消化操作，所配制的标准曲线是一致的，所以制备标准曲线时可不经消化，直接测定。双硫腙及其他试剂应做质量检查。

二、红外光谱

1. 概述

红外光谱又称分子振动转动光谱，属分子吸收光谱。样品受到频率连续变化的红外光照射时，分子吸收其中一些频率的辐射，分子振动或转动引起偶极矩的净变化，使振-转能级从基态跃迁到激发态，相应于这些区域的透射光强减弱，记录百分透过率 $T\%$ 对波数或波长的曲线，即为红外光谱。

红外光谱法是根据物质对红外辐射的选择性吸收特性而建立起来的光谱分析方法，主要用于化合物鉴定及分子结构表征，亦可用于定量分析。

2. 红外光区的划分

通常将红外波谱区分为近红外（near-infrared），中红外（middle-infrared）和远红外（far-infrared），见表 5—1。

表 5—1　红外光区的划分

区域	波长范围（m）	波数范围（cm^{-1}）	频率（Hz）
近红外	0.78～2.5	12 800～4 000	$3.8\times10^{14}-1.2\times10^{14}$
中红外	2.5～50	4 000～200	$1.2\times10^{14}-6.0\times10^{12}$
远红外	50～1000	200～10	$6.0\times10^{12}-3.0\times10^{11}$
常用	2.5～15	4 000～670	$1.2\times10^{14}-2.0\times10^{13}$

3. 红外光谱的表示方法

红外光谱以 $T\sim\lambda$ 或 $T\sim\sigma$ 曲线来表示。在红外光谱图中，横坐标表示吸收峰的位置，通常有波长 λ 和波数 σ 两种标度，其单位分别为 μm 和 cm^{-1}，λ 和波数 σ 的关系为：

$$\sigma=\frac{1}{\lambda\ (\mathrm{cm})}=\frac{10^4}{\lambda\ (\mu\mathrm{m})} \tag{5—4}$$

由于辐射能 E 和波数 σ 成线性关系，用波数描述吸收谱带位置较为简单，且便于和拉曼（Raman）光谱进行比较，所以近年来的红外光谱均采用均数等间隔分度。

4. 红外光谱的特点和应用

红外光谱与紫外—可见吸收光谱同属于分子光谱范畴，但它们的产生机制、研究对象和使用范围不尽相同。紫外—可见吸收光谱是电子—振动—转动光谱，研究的对象是不饱和有机化合物，特别是具有共振体系的有机化合物。而红外光谱是振动-转动光谱，主要研究在振动中伴随有偶极矩变化的化合物。因此除了单原子分子和同核分子，如 Ne、He、O_2、N_2、Cl_2 等少数分子外，几乎所有化合物均可用红外光谱法进行研究，研究的对象和适应范围更加广泛。

红外光谱的突出特点是具有高度的特征性，除光学异构体外，每种化合物都有自己的特征红外光谱。它作为分子指纹被广泛地用于分子结构的基础研究和化学组成的分析上。红外吸收谱带的波数位置、波峰的数目及强度，反映了分子结构上的特点，可以用来鉴定未知物的分子结构组成或确定其化学基团；而吸收谱带的强度与分子组成或化学基团的含量有关，可用于进行定量或纯度鉴定。

红外光谱法对气体、液体、固体样品都可测定，具有样品用量少、分析速度快、不破坏样品等特点。计算机技术的高速发展以及傅里叶变换红外光谱仪和各种联用技术的出现，大大拓宽了红外光谱的应用范围。例如红外与色谱联用可以进行多组分样品的分离和定性；与显微红外联用可进行微区（10 μm×10 μm）和微量（10^{-12} g）样品的分析鉴定；与热失重联用可进行材料的热稳定性研究。这些新技术为物质结构的研究提供了更多的手段。

5. 红外光谱仪

目前主要有色散型和傅里叶变换两类红外光谱仪。

（1）色散型红外光谱仪

色散型仪器在红外光谱仪出现后的很长一段时间内一直使用。该仪器为双光束仪器。使用单光束仪器时，大气中的 H_2O、CO_2 在重要的红外区域内有较强的吸收，因此需要一参比光路来补偿，使这两种物质的吸收补偿到零，采用双光束光路可以消除它们的影响，测定时不必严格控制室内的湿度及人数。单色器在样品室之后。由于红外光源的强度低，检测器的灵敏度低（使用热电偶时），故需要对信号进行大幅度放大，而红外光谱仪的光源能量更低，即使靠近样品也不足以使其产生光分解，单色器在样品室之后可以消除大部分散射光而不至于到达检测器，切光器转动频率低，响应速率慢，以消除检测器周围物体的红外辐射。图 5—4 所示为色散型红外光谱仪原理图。

1）光源。红外光源应能发射高强度的连续红外辐射。常用的是能斯特灯或硅碳棒。能斯特灯是以锆和钇等稀土金属氧化物混合烧结而成的中空棒，高温下导电并发射红外线。它具有高的电阻温度系数，在室温下不导电。使用前需要预热至 700℃以上，灯发光后切断预热电流。能斯特灯的优点是发光强度高，使用寿命长，稳定性好，不需水冷，在短波范围辐射效率高于硅碳棒。硅碳棒由碳化硅烧结而成，其发光面积大，坚固，不需预热，在长波范

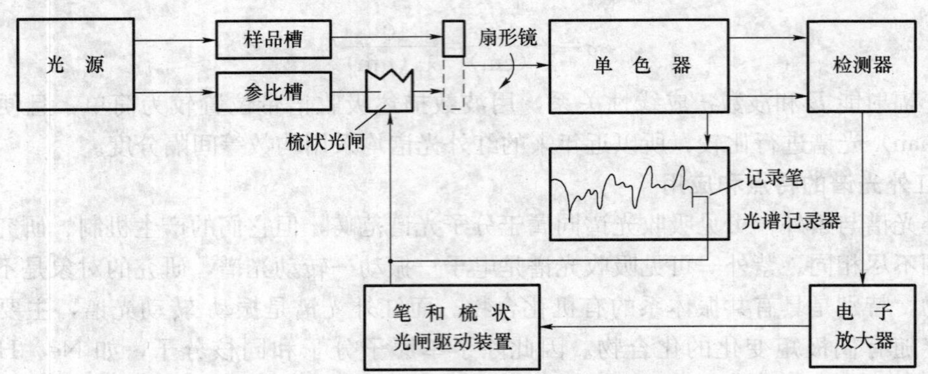

图 5—4　色散型红外光谱仪原理图

围辐射效率高于能斯特灯。

2）吸收池。红外吸收池的透光窗片常用 NaCl、KBr、CsI 等透光材料制成。使用时须注意防潮。固体样品常与纯 KBr 混匀压片，直接测定。

3）单色器。单色器主要由色散元件、准直镜和狭缝构成。目前常用的色散复制反射光栅，特点是具有线性色散，分辨率高，易于维护，对环境条件要求不高。

4）检测器。多数红外分光光度计采用真空热电偶、热释电检测器等作为检测元件。其原理是利用照射在检测器上的红外辐射产生热效应，转变为电压或电流信号而被检测。

5）记录系统。红外分光光度计一般都可自动记录红外图谱。新型的仪器还配备有微处理机或小型计算机，实现了仪器的自动化操作控制、谱图中各种参数的计算及谱图的检索等。

（2）傅里叶变换红外光谱仪（FTIR）

1）傅里叶变换红外光谱仪结构。傅里叶变换红外光谱仪没有色散元件，主要由光源（硅碳棒、高压汞灯）、Michelson 干涉仪、检测器、计算机和记录仪组成。核心部分为 Michelson 干涉仪，它将光源来的信号以干涉图的形式送往计算机进行傅里叶变换，最后将干涉图还原成光谱图。它与色散型红外光谱仪的主要区别在于干涉仪和电子计算机两部分。图 5—5 所示为傅里叶变换红外光谱仪的工作原理。

干涉图包含光源的全部频率和与该频率相对应的强度信息，所以，如有一个有红外吸收的样品放在干涉仪的光路中，由于样品能吸收特征波数的能量，结果所得到的干涉图强度曲线就会相应地产生一些变化。包括每个频率强度信息的干涉图，可利用数学上的傅里叶变换技术对每个频率的光强进行计算，从而得到吸收强度或透过率和波数变化的普通光谱图。

2）傅里叶变换红外光谱仪的特点。

①扫描速度极快。傅里叶变换仪器是在整个扫描时间内同时测定所有频率的信息，一般只要 1s 左右即可。因此，它可用于测定不稳定物质的红外光谱。而色散型红外光谱仪，在任何一瞬间只能观测一个很窄的频率范围，一次完整扫描通常需要 8 s、15 s、30 s 等。

②具有很高的分辨率。通常傅里叶变换红外光谱仪分辨率可达 0.1～0.005 cm^{-1}，而一般棱镜型的仪器分辨率在 1 000 cm^{-1} 处有 3 cm^{-1}，光栅型红外光谱仪分辨率也只有 0.2 cm^{-1}。

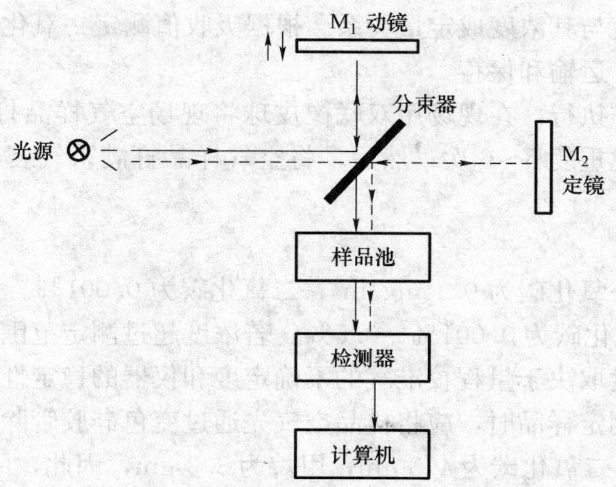

图 5—5　傅里叶变换红外光谱仪工作原理图

③灵敏度高。因傅里叶变换红外光谱不用狭缝和单色器，反射镜面又大，故能量损失小，到达检测器的能量大，可检测 10^{-9}～10^{-12} g 数量级的样品。除此之外，还有光谱范围宽（1 000～10 cm^{-1}）；测量精度高，重复性可达 0.1%；杂散光干扰小；样品不受因红外聚焦而产生的热效应的影响等优点。

6. 分析方法

（1）定性分析

未知物的鉴定：将样品的谱图与标样的谱图进行比较，如果两张谱图各吸收峰的位置和形状完全相同，峰的数目以及相对强度一致时，即可认为样品与该已知纯物质为同一化合物。未知化合物结构的测定，是红外光谱法定性分析的一个重要用途。如果只是为核对一下未知物是否为某种物质，则比较简单。只要由它的分子式或化学名称就可以利用标准光谱的谱带索引，查出该物质的标准谱图，将其与测定的未知物谱图进行对照核实即可。如果样品是完全未知的，则需进行红外光谱解析，判断样品可能的结构，然后由化学分类索引查找标准谱图对照核实。

（2）定量分析

红外光谱定量分析的依据是朗伯—比尔定律。红外光谱用于定量分析是由于有较多的特征吸收峰可选择，有利于消除干扰，对于混合物，如果分别测定其特征谱带的吸收，甚至可不经分离就进行分别定量。在测定某些物质如异构体、过氧化物、高分子化合物等时，红外定量法比常用的气相色谱法更为有利。

7. 应用

由于受到仪器条件和方法研制的限制，目前国内工作场所空气中有毒物质检测使用红外光谱分析技术的方法很少，主要是空气中 CO 和 CO_2 的测定，国外有 N_2O 等。

工作场所空气中一氧化碳和二氧化碳的不分光红外线气体分析仪法（GBZ/T 160.28—2004）

（1）原理

空气中的一氧化碳或二氧化碳抽入不分光红外线分析仪内，选择性吸收各自的红外线；

在一定范围内，吸收值与其浓度成定量关系。根据吸收值测定一氧化碳或二氧化碳的浓度。

（2）样品的采集、运输和保存

采样按照国家标准执行。在现场用双联橡皮球将现场空气样品打入采气袋中，放掉后，再打入现场空气，如此重复 5～6 次；然后，将空气样品打满采气袋，密封进气口，带回实验室测定。

（3）注意事项

本法的检出限：一氧化碳为 0.1 mg/m^3，二氧化碳为 0.001％。测定范围：一氧化碳为 0.1～50 mg/m^3，二氧化碳为 0.001％～0.5％。若浓度超过测定范围，应选择较大量程进行测定。精密度和准确度取决于量程校准气的不确定度和仪器的稳定性误差。由于空气中的水分对测定有干扰，在测定样品时，应将样品空气先通过变色硅胶管除去水分。一氧化碳的特征吸收峰为 4.65 μm，二氧化碳为 4.3 μm，甲烷为 3.3 μm，因此，甲烷不干扰本法的测定。应使用经指定的有关机构认定的不分光红外线分析仪。

三、分子荧光

1. 概述

当物质分子吸收了特征频率的光子后，就由原来的基态能级跃迁至电子激发态的各个不同振动能级。激发态分子经与周围分子撞击而消耗了部分能量，迅速下降至第一电子激发态的最低振动能级，并停留约 10^{-9} s 后，直接以光的形式释放出多余的能量，下降至电子基态的各个不同振动能级，此时所发射的光即是荧光。

产生荧光的第一个必要条件是该物质的分子必须具有能吸收激发光的结构，通常是共轭双键结构；第二个条件是该分子必须具有一定程度的荧光效率（即荧光物质吸光后所发射的荧光量子数与吸收的激发光的量子数的比值）。使激发光的波长和强度保持不变，而让荧光物质所发出的荧光通过发射单色器照射于检测器上，亦即进行扫描，以荧光波长为横坐标，以荧光强度为纵坐标作图，即为荧光光谱又称荧光发射光谱，如图 5—6 所示。荧光发射光谱的形状与激发光的波长无关。利用某些物质分子受光照射时所发生的荧光的特性和强度，进行物质的定性分析或定量分析的方法，叫分子荧光分析方法。

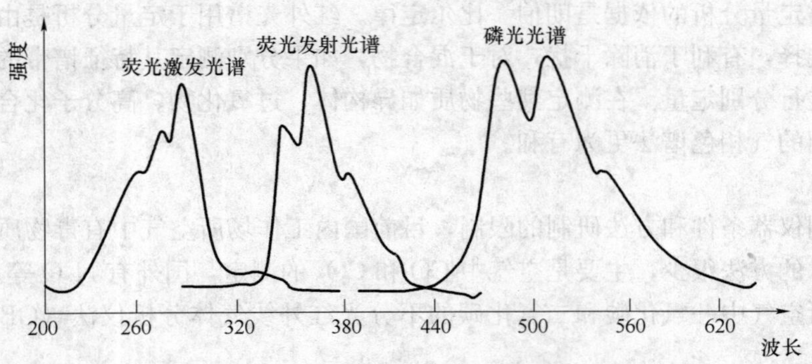

图 5—6　室温下菲的乙醇溶液荧（磷）光光谱

2. 荧光分析法定量的依据

对于稀溶液（吸光度 $A=\varepsilon cl\leqslant 0.05$）而言，其荧光强度见式（5—5）

$$F=2.3jI_0\varepsilon cl \tag{5—5}$$

式中 j——荧光物质的荧光效率；

I_0——入射光强度；

ε——荧光物质的摩尔吸光系数；

c——荧光物质的浓度；

l——样品池的厚度。

该式表明，在稀溶液（$A\leqslant 0.05$）和 I_0 及 l 不变的条件下，荧光强度与该物质的浓度成正比。溶液的荧光强度还受到溶剂、温度、pH 值的影响，还会因荧光物质和其他溶质分子的相互作用而降低，这种现象称为荧光猝灭。

荧光强度 I_f 正比于吸收的光量 I_a 和荧光量子效率 φ：

$$I_f=\varphi I_a \tag{5—6}$$

由朗伯—比尔定律：

$$I_a=I_0(1-10^{-\varepsilon lc}) \tag{5—7}$$

$$I_f=\varphi I_0(1-10^{-\varepsilon lc}) \tag{5—8}$$

浓度很低时，将括号项近似处理后：

$$I_f=2.3\varphi I_0\varepsilon lc=Kc \tag{5—9}$$

对于稀溶液，荧光强度与荧光物质的浓度呈线性关系，且增大入射光强度，可以增大荧光的强度。对于较浓的溶液，由于荧光熄灭和自吸收等原因，荧光强度和溶液的浓度不成线性关系。

3. 影响荧光强度的因素

（1）溶剂对荧光强度的影响

溶剂的影响可分为一般溶剂效应和特殊溶剂效应，前者指的是溶剂的折射率和介电常数的影响；后者指的是荧光体和溶剂分子间的特殊化学作用，如氢键的生成和化合作用。一般溶剂效应是普遍的，而特殊溶剂效应则决定于溶剂和荧光体的化学结构。特殊溶剂效应所引起荧光光谱的移动值，往往大于一般溶剂效应所引起的影响。由于溶质分子与溶剂分子间的作用，使同一种荧光物质在不同的溶剂中的荧光光谱可能会有显著的不同，有的情况下，增大溶剂的极性，将使 $n\sim\pi^*$ 跃迁的能量增大，$\pi\sim\pi^*$ 跃迁的能量减小，而导致光增强，荧光峰红移，8-巯基喹啉在四氯化碳、氯仿、丙酮和乙腈四种不同极性的溶剂中的情况就是一例。但也有相反的情况，例如苯氨萘磺酸类化合物在戊醇、丁醇、丙醇、乙醇和甲醇五种醇中，随着醇的极性增大，荧光强度减小，荧光峰蓝移。因此，荧光光谱的位置和强度与溶剂极性之间的关系，随着各种荧光物质与溶剂的不同而异。如果溶剂和荧光物质形成了化合物，或溶剂使荧光物质的电离状态改变，则荧光峰位和强度都会发生较大的改变。

（2）温度对荧光强度的影响

温度对荧光强度的影响较敏感，因此荧光分析时一定要控制好温度。温度上升使荧光强度下降，其中一个主要原因是分子的内部能量转化作用，当激发分子接受额外热能时，有可能使激发能转换为基态的振动能量，随后迅速振动弛豫而丧失振动能量。另一个原因是溶液温度下降时，介质的黏度增大，荧光物质与溶剂分子的碰撞也随之减少。由于荧光物质在低温下荧光强度比在室温有显著的增强，为了提高灵敏度，近年来低温荧光分析已发展成为荧光分析中的一个重要分支。

（3）溶液 pH 值对荧光强度的影响

带有酸性或碱性官能团的大多数芳香族化合物的荧光一般都与溶液的 pH 值有关，因此在荧光分析中应严格控制溶液的 pH 值。例如，在 pH 值为 7～12 的溶液中苯胺以分子形式存在，会发生蓝色荧光，而在 pH 值小于 2 或 pH 值大于 13 的溶液中苯胺以离子形式存在，都不发生荧光。因为化合物的分子与其离子在电子构型上有所不同，因此它们的荧光强度和荧光光谱就会有差别。金属离子与有机试剂形成的发光螯合物也受到溶液 pH 值的影响。一方面 pH 值会影响螯合物的形成，另一方面还会影响螯合物的组成，进而影响它们的荧光性质。例如，镓与 2，2′-二羟基偶氮苯在 pH 值为 3～4 的溶液中形成 1∶1 螯合物，能发射荧光；而在 pH 值为 6～7 的溶液中则形成非荧光性的 1∶2 螯合物。

（4）内滤光作用和自吸收现象

溶液中若存在能吸收激发能或荧光物质所发射光能的物质，就会使荧光减弱，这种现象称为“内滤光作用”。例如，在 1 μg/mL 的色氨酸溶液中，如有 K_2CrO_7 存在，由于在色氨酸的激发和发射峰附近正好是 K_2CrO_7 的两个吸收峰，吸收了色氨酸的激发能和色氨酸发射的荧光，使测得的色氨酸荧光大大降低。内滤光作用的另一种情况是荧光物质的荧光发射光谱的短波长一端与该物质的吸收光谱的长波长一端有重叠。在溶液浓度较大时，一部分荧光发射被自身吸收，产生所谓“自吸收”现象而降低了溶液的荧光强度。

（5）溶液荧光的猝灭

荧光物质分子与溶剂分子或其他溶质分子的相互作用引起荧光强度降低的现象称为荧光猝灭。能引起荧光强度降低的物质称为猝灭剂。

4. 荧光分析仪器

进行分子荧光光谱分析的仪器称荧光分光光度计，主要由激发光源、样品池、双单色系统、检测器四个部分组成，如图 5—7 所示。

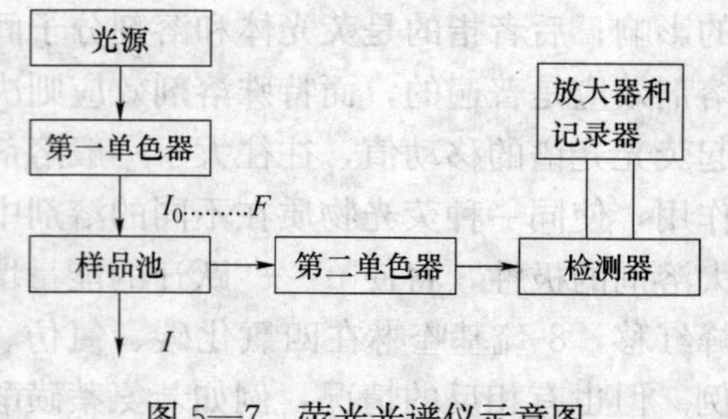

图 5—7　荧光光谱仪示意图

（1）光源

荧光分析要求激发光源应有较强的和稳定的光强输出。常用氙灯和高压汞灯。氙灯是连续光源，可用于 200～700 nm 波长范围。高压汞灯发射不连续光谱，在荧光分析中常用 365 nm，405 nm，436 nm 三条谱线。

（2）单色器

荧光计有两个单色器：激发单色器和发射单色器。在荧光分光光度计中常用光栅作为色散元件。

（3）样品池

样品池采用低荧光、不吸收紫外光的石英材料制成。

（4）检测系统

选用具有较高灵敏度的光电倍增管检测荧光信号。

5. 分析测定

（1）标准曲线法：配制一系列标准浓度试样测定荧光强度，绘制标准曲线，再在相同条件下测量未知试样的荧光强度，在标准曲线上求出浓度。

（2）对比法：在线性范围内，测定标样和试样的荧光强度并进行比较。

6. 应用

荧光分析在工作场所有害因素的检测标准方法中应用较少，主要有铍。

工作场所空气中铍及其化合物的桑色素荧光分光光度测定方法（GBZ/T 160.3—2004）

（1）原理

空气中铍及其化合物用微孔滤膜采集，消解后，铍离子与桑色素反应生成黄绿色荧光络合物；测量荧光强度，进行定量。

（2）样品的采集、运输和保存

样品采集按照国家的采样规范进行。短时间采样：以 5 L/min 的流量采集空气样品 15 min。长时间采样：以 1 L/min 的流量采集空气样品 2～8 h。个体采样：将装好微孔滤膜的小型塑料采样夹佩戴在监测对象的前胸上部，进气口尽量接近呼吸带，以 1 L/min 的流量采集空气样品 2～8 h。采样后，将滤膜的接尘面朝里对折，放入具塞刻度试管中运输和保存。

（3）注意事项

本法的检出限为 0.001 μg/mL，最低检出质量浓度为 1.3×10^{-4} mg/m^3（以采集 75 L 空气样品计），测定范围为 0.01～0.1 μg/mL，相对标准偏差为 3.9%～7.5%，平均采样效率为 99.3%，平均洗脱率 95.7%。铍-桑色素络合物的荧光强度与溶液酸碱度有关，在 0.08～0.12 mol/L 氢氧化钠溶液中，荧光强度最大、最稳定。本法条件下，1 000 μgSn^{2+}、As^{3+}、Pb^{2+}、SO_4^{2-}，500μgCu^{2+}，100 μgFe^{3+}、Sn^{2+}，10 μgCa^{2+}、Mg^{2+}均不干扰测定。

第二节　原子吸收和发射光谱分析法

一、原子吸收光谱法

1. 概述

（1）原子吸收光谱法的分析过程

原子吸收光谱法是以测量待测元素的气态基态原子外层电子对其特征谱线的吸收作用来进行定量分析的方法。原子吸收光谱法是一种重要的成分分析方法，可对 70 种以上的元素进行定量测定。该法具有如下优点：检出限低，火焰原子吸收法可达 10^{-9} g/mL 级，石墨炉原子吸收法可达到 10^{-9}～10^{-14} g；准确度高，火焰原子吸收法的相对误差小于 1%，石墨炉原子吸收法为 3%～5%；选择性好，在大多数情况下，共存元素对被测元素不产生干扰；分析速度快；仪器比较简单，一般实验室可配备。目前原子吸收光谱法已成为一种常规的分析测试手段，得到广泛的应用。

（2）原子吸收光谱法的局限性

对于一些难熔元素，如稀土元素锆、铪、铌等以及非金属元素，测定效果不能令人满意；通常情况下测一种元素就得换一个空心阴极灯，使多元素的同时分析受到限制。

2. 定量依据

对于原子吸收值的测量，在实际工作中，是以一定光强的单色光 I_0 通过原子蒸气，然后测出被吸收后的光强 I，吸收过程符合朗伯—比尔定律，即：

$$I=I_0e^{-KNL} \tag{5—10}$$

式中，K 为吸收系数，N 为自由原子总数（近似于基态原子数 N_0），L 为吸收层厚度。

$$吸光度\ A=\lg\frac{I_0}{I}=0.4343KN_0L \tag{5—11}$$

试样中待测元素的浓度与火焰中基态原子的浓度成正比。所以在一定的浓度范围内和一定的火焰宽度条件下，吸光度与试样中待测元素浓度的关系可表示为：

$$A=KC \tag{5—12}$$

该式就是原子吸收光谱法定量分析的依据。

3. 仪器

原子吸收光谱仪由光源、原子化器、分光器、检测系统等几部分组成。

（1）光源的功能是发射被测元素的特征共振辐射。对光源的基本要求是：

1）发射的共振辐射的半宽度要明显小于吸收线的半宽度。

2）辐射强度大、背景低，低于特征共振辐射强度的 1%。

3）稳定性好，30 min 之内漂移不超过 1%，噪声小于 0.1%。

4）使用寿命长于 5 A·h。

空心阴极放电灯是能满足上述各项要求的理想的锐线光源，应用最广。

（2）原子化器

原子化器的功能是提供能量，使试样干燥、蒸发和原子化。在原子吸收光谱分析中，试样中被测元素的原子化是整个分析过程的关键环节。实现原子化的最常用的方法有两种：火焰原子化法（火焰原子化法是原子光谱分析中最早使用的原子化方法，至今仍被广泛地应用）和非火焰原子化法（其中应用最广的是石墨炉电热原子化法）。

1）火焰原子化器。火焰原子化器由喷雾器、雾化室和燃烧器三个部分组成。

①喷雾器。喷雾器的作用是将样品溶液雾化，使之成为微米级的细雾。雾滴越小生成的基态原子就越多。

②雾化室。雾化室的作用是使燃气、助燃气与试液的细雾在雾化室内充分混合均匀，以保证得到稳定的火焰；同时，也使未被细化的较大雾滴在雾化室内凝结为液珠，沿室壁流入泄漏管内排走。

③燃烧器。燃烧器的作用是形成火焰，使进入火焰的待测元素的化合物经过干燥、熔化、蒸发、解离及原子化过程转变成基态原子蒸气。要求燃烧器的原子化程度高，火焰稳定，吸收光程长及噪声小。

原子吸收测定中最常用的火焰是乙炔—空气火焰，此外，应用较多的是氢—空气火焰和乙炔—氧化亚氮高温火焰。乙炔—空气火焰燃烧稳定，重现性好，噪声低，燃烧速度不是很大，温度足够高（约 2 300℃），对大多数元素有足够的灵敏度。氢—空气火焰是氧化性火焰，燃烧速度较乙炔—空气火焰高，但温度较低（约 2 050℃），优点是背景发射较弱、透射性能好。乙炔—氧化亚氮火焰的特点是火焰温度高（约 2 955℃），而燃烧速度并不快，是目前应用较广泛的一种高温火焰，用它可测定 70 多种元素。

2）非火焰原子化器。非火焰原子化法中，常用的是管式石墨炉原子化器。

管式石墨炉原子化器由加热电源、保护气控制系统和石墨管状炉组成。加热电源供给原子化器能量，电流通过石墨管产生高热高温，最高温度可达 3 000℃。保护气控制系统的作用是控制保护气的仪器启动，使保护气 Ar 流通，空烧完毕，切断 Ar 气流。外气路中的 Ar 气沿石墨管外壁流动，以保护石墨管不被烧蚀，内气路中 Ar 气从管两端流向管中心，由管中孔流出，以有效地除去在干燥和灰化过程中产生的基体蒸气，同时保护已原子化了的原子不再被氧化。在原子化阶段，停止通气，以延长原子在吸收区内的平均停留时间，避免对原子蒸气的稀释。石墨炉原子化器的特点是：可以控制温度，原子化效率高达 90%；气态原子在吸收区的停留时间长达 0.1～1 s 数量级，比在火焰中长 100～1 000 倍；样品消耗量小，通常液体样品体积为 1～50 μL，固体样品为 0.1～1 mg 数量级；绝对灵敏度比火焰法高 100～1 000 倍，可达 10^{-12}～10^{-9} g，尤其适用于难挥发、难原子化元素和微量样品的分析。其缺点是测量精密度比火焰法差，基体影响大，干扰较复杂，另外其操作也不如火焰法简便。

3）低温原子化器。低温原子化是利用某些元素（如 Hg）本身或元素的氢化物（如 AsH_3）在低温下的易挥发性，将其导入气体流动吸收池内进行原子化。目前通过该原子化方式测定的元素有 Hg、As、Sb、Se、Sn、Bi、Ge、Pb、Te 等。生成氢化物是一个氧化还原过程，所生成的氢化物是共价型分子化合物，沸点低，易挥发分离分解。以 As 为例，反应过程可表示如下：

$$AsCl_3 + 4NaBH_4 + HCl + 8H_2O = AsH_3\uparrow + 4NaCl + 4HBO_2 + 13H_2$$

AsH_3 在热力学上是不稳定的，在 900℃温度下就能分解析出自由原子 As，实现快速原子化。该法的一个显著特点是，形成氢化物气体的过程也是一个分离过程，因此基体干扰和化学干扰较少，相比具有较高的灵敏度，比火焰原子化法高约 3 个数量级。冷原子吸收法测汞：选择适当的还原剂（如 $SnCl_2$），在常温下将样品中汞离子还原为金属汞，然后用空气将汞蒸气带入具有石英窗口的气体吸收管中，测量汞蒸气对汞发射线 253.7 nm 的原子吸收。如果样品中含有有机汞，则在还原前先在酸性条件下，用高锰酸钾等强氧化剂将其破坏成汞离子，除去过量的高锰酸钾后，再用 $SnCl_2$ 还原。该法设备简单，操作方便，干扰少，且灵敏度高（可检出 0.01 μg 的汞），是定量分析汞的好方法。

（3）分光器

分光器由入射和出射狭缝、反射镜和色散元件组成，其作用是将所需要的共振吸收线分离出来。分光器的关键部件是色散元件，现在商品仪器都是使用光栅。原子吸收光谱仪对分光器的分辨率要求不高，曾以能分辨出镍三线 Ni230.003 nm、Ni231.603 nm、Ni231.096 nm

为标准，后采用 Mn279.5 nm 和 279.8 nm 代替 Ni 三线来检定分辨率。光栅放置在原子化器之后，以阻止来自原子化器内的所有不需要的辐射进入检测器。

（4）检测系统

原子吸收光谱仪中广泛使用的检测器是光电倍增管，最近一些仪器也采用电荷耦合器件作为检测器。

4. 分析方法

（1）仪器条件的选择

1）分析线。通常选用待测元素的共振线作为分析线，因为这样可使测定具有较高的灵敏度。例如，测金（共振线 242.80 nm）时，选用不同的分析线灵敏度变化如下：通常选用共振吸收线为分析线，测定高含量元素时，可以选用灵敏度较低的非共振吸收线为分析线。As、Se 等共振吸收线位于 200 nm 以下的远紫外区，火焰组分对其有明显吸收，故用火焰原子吸收法测定这些元素时，不宜选用共振吸收线为分析线。

2）空心阴极灯的工作电流。空心阴极灯一般需要预热 10～30 min 才能达到稳定输出。灯电流过小时，放电不稳定，故光谱输出不稳定，且光谱输出强度小；灯电流过大时，发射谱线变宽，导致灵敏度下降，校正曲线弯曲，灯寿命缩短。选用灯电流的一般原则是，在保证有足够强且稳定的光强输出条件下，尽量使用较低的工作电流，通常以空心阴极灯上标明的最大电流的 1/2～2/3 作为工作电流；在具体的分析场合，最适宜的工作电流由实验确定。

3）火焰类型和特性。在火焰原子化法中，火焰类型和特性是影响原子化效率的主要因素。对低、中温元素，使用空气—乙炔火焰；对高温元素，宜采用氧化亚氮—乙炔高温火焰；对分析线位于短波区（200 nm 以下）的元素，使用空气—氢火焰是合适的。对于确定类型的火焰，稍富燃的火焰（燃气量大于化学计量）是有利的。对氧化物不十分稳定的元素，如 Cu、Mg、Fe、Co、Ni 等，用化学计量火焰（燃气与助燃气的比例与它们之间化学反应计量量相近）或贫燃火焰（燃气量小于化学计量）也是可以的。为了获得所需特性的火焰，需要调节燃气与助燃气的比例。

4）燃烧器的高度选择。在火焰区内，自由原子的空间分布是不均匀的，且随火焰条件而改变，因此应调节燃烧器的高度，以使来自空心阴极灯的光束从自由原子浓度最大的火焰区域通过，以期获得高的灵敏度。

5）程序升温的条件选择。在石墨炉原子化法中，合理选择干燥、灰化、原子化及除残温度与时间是十分重要的。干燥应在稍低于溶剂沸点的温度下进行，以防止试液飞溅。灰化的目的是除去基体和局外组分，在保证被测元素没有损失的前提下应尽可能使用较高的灰化温度。原子化温度的选择原则是，选用达到最大吸收信号的最低温度作为原子化温度。原子化时间的选择，应以保证完全原子化为准。原子化阶段停止通保护气，以延长自由原子在石墨炉内的平均停留时间。除残的目的是消除残留物产生的记忆效应，除残温度应高于原子化温度。

6）狭缝宽度选择。适宜的狭缝宽度，一方面要保证将共振吸收线与非吸收线分开，另一方面又要考虑适宜的光强输出。一般对于谱线较简单的元素，如碱金属、碱土金属等，宜选用较宽的狭缝；而对于谱线复杂的元素，如过渡元素、稀土元素等，宜选用较窄的狭缝。

7）进样量选择。进样量过小，吸收信号弱，不便于测量；进样量过大，在火焰原子化法中，对火焰产生冷却效应，在石墨炉原子化法中，会增加除残的困难。在实际工作中，应测定吸光度随进样量的变化，达到最满意的吸光度的进样量，即为应选择的进样量。

（2）分析方法

1）校准曲线法。配制一系列标准溶液，在同样的测量条件下，测定标准溶液和样品溶液的吸光度，绘制吸光度与标准溶液浓度间的校准曲线，然后从校准曲线上依据的样品吸光度查得待测元素的浓度或含量。该法简单、快速，适用于大批量、组成简单或组成相似的样品分析。为确保分析准确，应注意以下几点：

①待测元素浓度高时，会出现校准曲线弯曲的现象，因此，所配制标准溶液的浓度范围应服从比尔定律。最佳分析范围的吸光度应为0.1～0.5。绘制校准曲线的点应不少于4个。

②标准溶液与样品溶液应该用相同的试剂处理，且应具有相似的组成。因此，在配制标准溶液时，应加入与样品组成相同的基体。使用与样品具有相同基体而不含待测元素的空白溶液将仪器调零，或从样品的吸光度中扣除空白值。

③应使操作条件在整个分析过程中保持不变。

2）标准加入法。使用标准加入法应注意以下几点：

①标准加入法是建立在待测元素浓度与其吸光度成正比的基础上，因此，待测元素的浓度应在此线性范围内。

②为了得到较为准确的外推结果，最少应采用4个点来作外推曲线。加入标准溶液的量应适当，以保证曲线的斜率适宜，太大或太小的斜率都会引起较大的误差。

③本法能消除基体效应带来的影响，但不能消除背景吸收的干扰。如存在背景吸收，必须予以扣除，否则将得到偏高的结果。

5. 干扰及消除

原子吸收检测中的干扰有六种类型：化学干扰、电离干扰、基体干扰、发射干扰、光谱干扰和背景吸收。

通过采用较高的温度或添加稀释剂的方法克服化学干扰；通过加入低电离电位的碱金属（K、Na、Rb、Cs）盐抑制电离干扰；采用稀释样品或尽量采用相同基质的方法控制基体干扰；通过缩小狭缝宽度、增大灯电流、稀释试液及采用较低温度减少发射干扰；通过使用更窄的狭缝宽度或改变吸收波长来克服光谱干扰；克服背景吸收最有效的方法是采用背景校正装置。

6. 应用

工作场所有毒物质的检测中，有很多金属及其化合物都使用原子吸收光谱法进行分析测定，如铅、镉、铬、锰、锌、铜、镍等。

（1）铅及其化合物

1）工作场所空气中铅及其化合物的火焰原子吸收测定方法（GBZ/T 160.10—2004）

①原理。空气中的铅及其化合物用微孔滤膜采集，用消化液（高氯酸：硝酸＝1：9）消解后，在283.3 nm波长下，用乙炔—空气火焰原子吸收光谱法测定。

②样品的采集、运输和保存。依据国家标准进行现场采样。短时间采样：在采样点，将装好微孔滤膜的采样夹，以 5 L/min 的流量采集空气样品 15 min。长时间采样：在采样点，将装好微孔滤膜的小型塑料采样夹，以 1 L/min 的流量采集空气样品 2～8 h。个体采样：将装好微孔滤膜的小型塑料采样夹佩戴在监测对象的前胸上部，进气口尽量接近呼吸带，以 1 L/min 的流量采集空气样品 2～8 h。采样后，将滤膜的接尘面朝里对折两次，放入清洁的塑料袋或纸袋内，置容器内运输和保存。

③注意事项。本法的检出限为 0.06 μg/mL，最低检出浓度为 0.004 mg/m^3（以采集 75 L 空气样品计），测定范围为 0.5～20 μg/mL，平均相对标准偏差为 4.0%，平均采样效率 98.5%。铅尘、铅烟不能分别采集测定。样品也可采用微波消解方法。样品中含有 100 μg/mL Sn^{4+} 或 Zn^{2+} 会产生一定的正干扰；在微酸性溶液中，W^{6+} 也有干扰，加入酒石酸可消除。

2）尿中铅的石墨炉原子吸收光谱法（WS/T 19—1996）

①原理。尿样加基体改进剂后，在 283.3 nm 波长下，用石墨炉原子吸收光谱法测定铅含量。

②样品的采集、运输和保存。用具盖聚乙烯塑料瓶收集一次尿样约 100 mL。尽快测量比重后，取 5 mL 尿样置于具塞塑料管中，加 0.05 mL 硝酸，混合均匀。在室温下尽快运输。于冰箱内可保存两周。

③注意事项。本法的最低检出浓度为 2.0 μg/L，测定范围为 2～120 μg/L，批间精密度 RSD 为 6.6%～7.3%（尿铅浓度为 23.7～51.6 μg/L，n=6），批内精密度 RSD 为 3.6%～6.2%（尿铅浓度为 28.0～66.3 μg/L，n=6），加标回收率为 104.1%（尿铅浓度为 7.1～12.6 μg/L）。基体改进剂中的氯化钯与铅形成稳定的络合物，使铅不易在灰化过程中损失，因此灰化温度可以提高到 800～1 200℃，在此温度下，尿样中的大部分干扰成分被清除；当尿中硫酸根、Na^+ 和 Cl^- 浓度为 5.0 mg/mL，K^+、Ca^{2+} 和 Mg^{2+} 离子浓度为 2.5 mg/ml 时，对铅测定无干扰。

3）血中铅的酸脱蛋白—石墨炉原子吸收光谱法（WS/T 20—1996）

①原理。血样用酸脱去蛋白，离心后取上清液，在 283.3 nm 波长下，用石墨炉原子吸收光谱法测定铅含量。

②样品的采集、运输和保存。采集 1 mL 静脉血，置于事先加入 30 μL 肝素钠溶液的具塞聚乙烯塑料试管中，充分混匀。于冰瓶内运输。4℃下可保存 3 周。

③注意事项。本法的最低检出浓度为 5μg/L（按取 0.15 mL 血样计），相对标准偏差为 3.3%～5.5%（n=6）。用标准加入法测定，可消除基体的干扰。

（2）镉及其化合物测定

1）工作场所空气中镉及其化合物的火焰原子吸收测定方法（GBZ/T 160.5—2004）

①原理。空气中的镉及其化合物用微孔滤膜采集，用消化液（高氯酸：硝酸=1：9）消解后，在 228.8 nm 波长下，用乙炔—空气火焰原子吸收光谱法测定。

②样品的采集、运输和保存。依据国家标准进行现场采样。短时间采样：在采样点，将装好微孔滤膜的采样夹，以 5 L/min 的流量采集空气样品 15 min。长时间采样：在采样点，

将装好微孔滤膜的小型塑料采样夹，以 1 L/min 的流量采集空气样品 2～8 h。个体采样：将装好微孔滤膜的小型塑料采样夹佩戴在监测对象的前胸上部，进气口尽量接近呼吸带，以 1 L/min 的流量采集空气样品 2～8 h。采样后，将滤膜的接尘面朝里对折两次，放入清洁的塑料袋或纸袋内，置容器内运输和保存。样品在室温下可长期保存。

③注意事项。本法的检出限为 0.005 μg/mL，最低检出浓度为 0.002 mg/m^3（以采集 75 L 空气样品计），测定范围为 0.005～1.0 μg/mL，平均相对标准偏差为 1.8%，平均采样效率为 98%，平均消解回收率在 95%以上。样品中含有 100 μg/mLAl^{3+}、Fe^{3+}、Fe^{2+}、Pb^{2+}、Zn^{2+}、Sn^{2+}等不产生干扰。样品也可采用微波消解方法。

2）尿中镉的石墨炉原子吸收光谱法（WS/T 32—1996）

①原理。尿样加基体改进剂和硝酸溶液稀释后，用石墨炉原子吸收光谱法测定镉的浓度。

②样品的采集、运输和保存。用具盖聚乙烯塑料瓶收集尿样，尽快测量比重，按 1%的比例加入硝酸，室温下运输。于 4℃下可保存两个月。

③注意事项。本法最低检出浓度为 0.28 μg/L（按取 1 mL 尿样计），测定范围为 0～40.0 μg/L，相对标准偏差为 4.6%、4.1%和 1.2%（尿镉浓度分别为 3.0、10.0 和 30.0 μg/L，$n=6$），加标回收率为 96.4%～100.7%（加镉浓度 3.0～20.0 μg/L，$n=6$）。采用磷酸氢二铵和硝酸溶液作为基体改进剂，克服了由于尿液成分不稳定而造成的基体干扰，Cr^{6+}、Cu^{2+}、Mn^{2+}、Zn^{2+}、Pb^{2+}等离子不干扰测定。

3）血中镉的石墨炉原子吸收光谱法（WS/T 174—1999）

①原理。血液用酸脱去蛋白，离心后，取上清液直接用石墨炉原子吸收光谱法测定镉的浓度。

②样品的采集、运输和保存。末梢血：依次用硝酸溶液和乙醇清洗手指或耳垂后，用经肝素钠溶液清洗过内壁的吸管采血 0.1 mL；另取 0.4 mL 硝酸溶液于具盖聚乙烯塑料离心管中，在旋涡混合器混合的情况下加入血样；于 4℃下可保存两周。静脉血：在硬质玻璃试管中加入 0.5 mL 肝素钠溶液，置于 60℃烘箱中烘干；采 1 mL 静脉血，置管内，混合均匀；取出 0.1 mL，按末梢血处理。

③注意事项。本法的最低检出浓度为 0.66 μg/L（按取 0.1 mL 末梢血或 1.0 mL 静脉血计），测定范围为 0～32μg/L，相对标准偏差为 4.4%～10.7%（镉浓度为 2.0、8.0、32.0 μg/L，$n=6$），加标回收率为 100.1%～102.5%（加标量为 4.0～16.0 μg/L，$n=6$）。采集的血样直接于 4℃保存，或离心取上清液于 4℃保存，保存 20 天以上，其回收率仍大于 96%。Sn^{2+}、Sb^{3+}、Ni^{2+}和 Zn^{2+}等离子不干扰测定。

（3）工作场所空气中钙及其化合物的火焰原子吸收测定方法（GBZ/T 160.6—2004）

1）原理。空气中的钙及其化合物用微孔滤膜采集，用消化液（高氯酸：硝酸＝1：9）消解后，加入铯和镧溶液，在 422.7 nm 波长下用乙炔—空气火焰原子吸收光谱法测定。

2）样品的采集、运输和保存。依据国家标准进行现场采样。短时间采样：在采样点，将装好微孔滤膜的采样夹，以 5 L/min 的流量采集空气样品 15 min。长时间采样：在采样点，将装好微孔滤膜的小型塑料采样夹，以 1 L/min 的流量采集空气样品 2～8 h。个体采样：将装好微孔滤膜的小型塑料采样夹佩戴在监测对象的前胸上部，进气口尽量接近呼吸带，以 1 L/min 的流量采集空气样品 2～8 h。采样后，将滤膜的接尘面朝里对折两次，放入清洁的塑料袋或纸袋内，置容器内运输和保存。样品在室温下可长期保存。

3）注意事项。本法的检出限为 0.04 μg/mL，最低检出浓度为 0.005 mg/m^3（以采集 75 L 空气样品计），测定范围为 0.04～10 μg/mL，相对标准偏差为 0.9%～1.2%，平均采样效率为 99.8%，平均消解回收率为 99%。在选定的条件下，1 000 μg/mL Na^+、K^+，125 μg/mL Li^+，100 μg/mL PO_4^{3-}，50 μg/mL Al^{3+}，25 μg/mL Ca^{2+} 均不干扰测定。样品也可采用微波消解方法。

（4）铬及其化合物的测定方法

1）工作场所空气中铬及其化合物的火焰原子吸收测定方法（GBZ/T 160.7—2004）

①原理。空气中的铬及其化合物用微孔滤膜采集，用消化液（高氯酸：硝酸＝1：9）消解后，在 357.9 nm 波长下，用乙炔-空气火焰原子吸收光谱法测定。

②样品的采集、运输和保存。依据国家标准进行现场采样。短时间采样：在采样点，将装好微孔滤膜的采样夹，以 5 L/min 的流量采集空气样品 15 min。长时间采样：在采样点，将装好微孔滤膜的小型塑料采样夹，以 1 L/min 的流量采集空气样品 2～8 h。个体采样：将装好微孔滤膜的小型塑料采样夹佩戴在监测对象的前胸上部，进气口尽量接近呼吸带，以 1 L/min 的流量采集空气样品 2～8 h。采样后，将滤膜的接尘面朝里对折两次，放入清洁的塑料袋或纸袋内，置容器内运输和保存。样品在室温下可长期保存。

③注意事项。本法的检出限为 0.1 μg/mL，最低检出浓度为 0.013 mg/m^3（以采集 75 L 空气样品计），测定范围为 0.1～10 μg/mL，平均相对标准偏差为 1%，平均采样效率为 95%，平均消解回收率＞95%。消解温度对铬的回收率有影响，应控制温度在 200℃以下，挥发干时降至 160℃。本法测定的是三价铬和六价铬的总量。在标准和样品溶液中各加入 3 mL 100 g/L 硫酸钠溶液，加 1 滴酚酞指示剂，用 100 g/L 氢氧化钠溶液调至红色，再用 1：2 硫酸溶液褪去红色。然后用硝酸溶液稀释至 10 mL。这样处理后，1 000 μg Cu^{2+}、Ca^{2+}、Co^{2+}、Mo^{6+}、Ni^{2+}、SiO_3^{2-}、Al^{3+}、Fe^{3+}、Zn^{2+}，200 μg Mn^{2+}、Pb^{2+} 等不产生干扰。

2）尿中铬的石墨炉原子吸收光谱法（WS/T 37—1996）

①原理。尿样直接进样，通过准确选择原子化条件，消除尿基体的干扰，在 357.9 nm 波长下，用标准加入法测定铬的浓度。

②样品的采集、运输和保存。用具盖聚乙烯塑料瓶收集尿样。尽快测量比重后，按 100：1 的比例加入硝酸。在常温下运输，于－8℃冰箱中至少可保存两周。

③注意事项。本法的最低检出浓度为 0.4 μg/L（按取 2～4 mL 尿样计），测定范围为 0～120 μg/L，相对标准偏差为 3.0%～5.8%（尿铬浓度为 9～90 μg/L，n＝6），加标回收率为 95.5%～103.6%（尿铬浓度为 7.2～32.2 μg/L，加标量为 9～90 μg/L，n＝6）。用硝酸酸化尿样可提高稳定性，改进基体，防止氯化铬（沸点低）挥发损失。本法的特点是样品不经前处理，直接进样分析，依靠准确地选择仪器操作条件，特别是样品灰化条件，除去尿基体的干扰。尿铬的挥发温度略高于基体的挥发温度，因此在选择灰化温度时，应控制到基体基本除掉而铬无明显损失的程度。0.05μg/L Fe^{2+}、Cu^{2+}、Mn^{2+}、V^{6+}、Mo^{6+}、Ti^{4+}，

150 μg/L Ni^{2+} 均不干扰测定。

3）血中铬的石墨炉原子吸收光谱法（WS/T 38—1996）

①原理。血样加水稀释后，在 357.9 nm 波长下，直接用石墨炉原子吸收分光光度计标准加入法测定铬的浓度。

②样品的采集、运输和保存。用肝素钠抗凝的具盖聚乙烯塑料管采集 2 mL 静脉血，充分摇匀。常温下运输，于冰箱（约−8℃）中至少可保存两周。

③注意事项。本法的最低检出浓度为 0.54 μg/L（按取 1 mL 血样计），测定范围为 0～120μg/L，相对标准偏差为 3.6%～7.3%（血铬浓度为 1.5～15 μg/L，$n=6$），加标回收率为 98.3%～106.7%（血铬浓度为 3.0～17.2 μg/L，$n=6$）。本法要准确地选择样品灰化条件，清除样品基体干扰。Cu^{2+}、Ni^{2+}、Zn^{2+}、Co^{2+}、Fe^{2+}、Mn^{2+}、V^{6+}、Ti^{4+} 等不干扰测定。

（5）工作场所空气中钴及其化合物的火焰原子吸收测定方法（GBZ/T 160.8—2004）

1）原理。空气中的钴及其化合物用微孔滤膜采集，用消化液（高氯酸∶硝酸＝1∶9）消解后，在 240.7 nm 波长下，用乙炔-空气火焰原子吸收光谱法测定。

2）样品的采集、运输和保存。依据国家标准进行现场采样。短时间采样：在采样点，将装好微孔滤膜的采样夹，以 5 L/min 的流量采集空气样品 15 min。长时间采样：在采样点，将装好微孔滤膜的小型塑料采样夹，以 1 L/min 的流量采集空气样品 2～8 h。个体采样：将装好微孔滤膜的小型塑料采样夹佩戴在监测对象的前胸上部，进气口尽量接近呼吸带，以 1 L/min 的流量采集空气样品 2～8 h。采样后，将滤膜的接尘面朝里对折两次，放入清洁的塑料袋或纸袋内，置容器内运输和保存。样品在室温下可长期保存。

3）注意事项。本法的检出限为 0.02 μg/mL，最低检出浓度为 0.007 mg/m^3（以采集 75 L 空气样品计），测定范围为 0.1～10.0 μg/mL，平均相对标准偏差为 4.4%，平均采样效率＞99%。2.5 mg/mL Si^{4+}，2 mg/mL Co^{2+}、Mo^{2+}、V^{5+}，0.6 mg/mL Ni^{2+}，0.5 mg/mL Cu^{2+}、Mn^{2+}，0.1 mg/mL Ca^{2+} 不干扰测定。

（6）铜及其化合物

1）工作场所空气中铜及其化合物的火焰原子吸收测定方法（WS/T 160.9—2004）

①原理。空气中的铜及其化合物用微孔滤膜采集，用消化液（高氯酸∶硝酸＝1∶9）消解后，在 324.7 nm 波长下，用乙炔—空气火焰原子吸收光谱法测定。

②样品的采集、运输和保存。依据国家标准进行现场采样。短时间采样：在采样点，将装好微孔滤膜的采样夹，以 5 L/min 的流量采集空气样品 15 min。长时间采样：在采样点，将装好微孔滤膜的小型塑料采样夹，以 1 L/min 的流量采集空气样品 2～8 h。个体采样：将装好微孔滤膜的小型塑料采样夹佩戴在监测对象的前胸上部，进气口尽量接近呼吸带，以 1 L/min 的流量采集空气样品 2～8 h。采样后，将滤膜的接尘面朝里对折两次，放入清洁的塑料袋或纸袋内，置容器内运输和保存。

③注意事项。本法的检出限为 0.01 μg/mL，最低检出浓度为 0.001 mg/m^3（以采集 75 L 空气样品计），测定范围为 0.01～5 μg/mL，平均相对标准偏差为 1.2%，采样效率为 96.4%～98.7%，平均消解回收率为 99.2%。当溶液中 Cu^{2+} 浓度为 2.0 μg/mL 时，

1 000 μg Co^{2+}、Fe^{3+}、Zn^{2+}、Mg^{2+}、Cd^{2+}等不产生干扰。

2）尿中铜的石墨炉原子吸收光谱法（WS/T 94—1996）

①原理。尿样用硝酸稀释后，在 324.8 nm 波长下，用石墨炉原子吸收光谱法测定。

②样品的采集、运输和保存。用具盖聚乙烯塑料瓶收集尿样，尽快测量比重；按 100：1 的比例加入硝酸。室温下运输，冰箱内可保存两周。

③注意事项。本法的最低检出浓度为 2.0 μg/mL（按取 1 mL 尿样计），测定范围为 2～200 μg/mL，相对标准偏差为 2.3%～4.2%（尿铜浓度为 30.4～122.5μg/L，$n=6$），加标回收率为 98.8%～99.4%（尿铜本底浓度为 17.5～65.4 μg/mL，加标浓度为 15.0～80.0 μg/mL，$n=6$）。尿样加酸后，在冰箱中可保存 14 天以上。0.1 mg/L Cd^{2+}、Hg^{2+}，0.2 mg/L Cr^{6+}、Mn^{2+}、Pb^{2+}，0.4 mg/L Ni^{2+}，1 mg/L As^{2+}、Sn^{2+}，2 mg/L Fe^{3+}，100 mg/L Zn^{2+}、$SO_4{}^{2-}$、$PO_4{}^{3-}$，200 mg/L Mg^{2+}、Ca^{2+}均不干扰测定。

3）血清中铜的火焰原子吸收光谱法（WS/T 93—1996）

①原理。血清用硝酸溶液稀释后，于 324.7 nm 下用乙炔—空气火焰原子吸收光谱法测定。

②样品的采集、运输和保存。用硝酸溶液和乙醇溶液依次清洗皮肤后，抽取 3 mL 静脉血，置于具塞聚乙烯塑料管中；放置 1 h，2 000 r/min 离心 10 min；小心取出全部血清，置于具塞聚乙烯塑料管中。常温下运输，放冰箱内至少可保存 14 天，在冷冻条件下可保存 7 周。

③注意事项。本法的最低检出浓度为 0.06 mg/L（按取 1 mL 血清计），测定范围为 0～5.0 mg/L，相对标准偏差为 1.0%～4.5%（铜浓度为 1.1～3.6 mg/L，$n=6$），加标回收率为 99.2%～100.9%（血清铜本底浓度为 0.64～2.0 mg/L，加标浓度为 0.5～2.0 mg/L，$n=6$）。采血和样品处理时，要防止溶血和铜的污染。稀释血清的硝酸溶液浓度不能超过 1%，否则可能出现蛋白沉淀，影响测定。0.1 mg/L Cd^{2+}、Hg^{2+}，0.2 mg/L Cr^{6+}，Mn^{2+}，Pb^{2+}，0.4 mg/L Ni^{2+}，1 mg/L Sn^{2+}，2 mg/L Fe^{3+}，100 mg/L Zn^{2+}，200 mg/L Mg^{2+}，400 mg/L Ca^{2+}等离子不干扰测定。

（7）工作场所空气中镁及其化合物的火焰原子吸收测定方法（GBZ/T 160.12—2004）

1）原理。空气中的镁及其化合物用微孔滤膜采集，用消化液（高氯酸：硝酸＝1：9）消解后，在 285.2 nm 波长下，用乙炔—空气火焰原子吸收光谱法测定。

2）样品的采集、运输和保存。依据国家标准进行现场采样。短时间采样：在采样点，将装好微孔滤膜的采样夹，以 5 L/min 的流量采集空气样品 15 min。长时间采样：在采样点，将装好微孔滤膜的小型塑料采样夹，以 1 L/min 的流量采集空气样品 2～8 h。个体采样：将装好微孔滤膜的小型塑料采样夹佩戴在监测对象的前胸上部，进气口尽量接近呼吸带，以 1 L/min 的流量采集空气样品 2～8 h。采样后，将滤膜的接尘面朝里对折两次，放入清洁的塑料袋或纸袋内，置容器内运输和保存。

3）注意事项。本法的检出限为 0.01 μg/mL，最低检出浓度为 0.001 3 mg/m^3（以采集 75 L 空气样品计），测定范围为 0.01～5 μg/mL，平均采样效率为 99%，平均回收率为 99%。可以采用微波消解法。

(8) 工作场所空气中锰及其化合物的火焰原子吸收测定方法（GBZ/T 160.13—2004）

1）原理。空气中的锰及其化合物用微孔滤膜采集，用消化液（高氯酸：硝酸＝1：9）消解后，在279.5 nm波长下，用乙炔—空气火焰原子吸收光谱法测定。

2）样品的采集、运输和保存。依据国家标准进行现场采样。短时间采样：在采样点，将装好微孔滤膜的采样夹，以5 L/min的流量采集空气样品15 min。长时间采样：在采样点，将装好微孔滤膜的小型塑料采样夹，以1 L/min的流量采集空气样品2～8 h。个体采样：将装好微孔滤膜的小型塑料采样夹佩戴在监测对象的前胸上部，进气口尽量接近呼吸带，以1 L/min的流量采集空气样品2～8 h。采样后，将滤膜的接尘面朝里对折两次，放入清洁的塑料袋或纸袋内，置容器内运输和保存。

3）注意事项。本法的检出限为0.026 μg/mL，最低检出浓度为0.004 mg/m^3（以采集75 L空气样品计），测定范围为0.03～3 μg/mL，平均相对标准偏差为2.5%，平均采样效率为99.4%。样品中含有100倍Al^{3+}、Ca^{2+}、Cd^{2+}、Cr^{6+}、Cu^{2+}、Pb^{2+}、Zn^{2+}等不产生干扰；100倍Fe^{3+}、Fe^{2+}有轻度正干扰；Mo^{6+}、Si^{4+}有轻度负干扰。若有白色沉淀可离心除去。可采用微波消解法。

(9) 镍及其化合物的测定

1）工作场所空气中镍及其化合物的火焰原子吸收测定方法（GBZ/T 160.16—2004）

①原理。空气中的镍及其化合物用微孔滤膜采集，用消化液（高氯酸：硝酸＝1：9）消解后，在232.0 nm波长下，用乙炔—空气火焰原子吸收光谱法测定。

②样品的采集、运输和保存。依据国家标准进行现场采样。短时间采样：在采样点，将装好微孔滤膜的采样夹，以5 L/min的流量采集空气样品15 min。长时间采样：在采样点，将装好微孔滤膜的小型塑料采样夹，以1 L/min的流量采集空气样品2～8 h。个体采样：将装好微孔滤膜的小型塑料采样夹佩戴在监测对象的前胸上部，进气口尽量接近呼吸带，以1 L/min的流量采集空气样品2～8 h。采样后，将滤膜的接尘面朝里对折两次，放入清洁的塑料袋或纸袋内，置容器内运输和保存。

③注意事项。本法的检出限为0.1 μg/mL，最低检出浓度为0.013 mg/m^3（以采集75 L空气样品计），测定范围为0.1～5.0 μg/mL，平均相对标准偏差为2.6%，平均采样效率＞99%。样品中含有100 μg/mL铝、钙、镉、镍、铬、铁、锰、铅、锡不干扰测定。样品溶液中如有白色沉淀，可离心除去或放置过夜后取上清液测定。可采用微波消解法。

2）尿中镍的石墨炉原子吸收光谱法（WS/T 44—1996）

①原理。尿样用盐酸酸化后，在232.0 nm波长下，用石墨炉原子吸收光谱法测定。

②样品的采集、运输和保存。用具盖聚乙烯塑料瓶收集一次晨尿，尽快测量比重。每100 mL尿加入1 mL盐酸，混合均匀。在常温下运输。于4℃冰箱中可保存两周。

③注意事项。本法的最低检出浓度为1.4μg/L（按取1 mL尿样计），测定范围为0～200 μg/L，相对标准偏差为1.0%～8.0%（尿镍浓度为32.9～146.5μg/L，n=6），尿样加标回收率为98.5%～115.3%（尿镍浓度为12.9～56.5μg/L，n=6）。市售的各种规格的盐酸常含相当量的镍，使用前应按样品测定条件检查，必要时蒸馏后再使用。应用此法时，应

根据所用仪器的性能选择最佳石墨炉操作程序，务必使灰化温度尽可能高，以除掉绝大部分尿的基体成分，而镍又不损失。25 μg/L Mn^{2+}，50 μg/L Cr^{6+}、V^{5+}、Mo^{6+}，1 μg/L Ti^{4+}、Co^{2+}，2 mg/L Cu^{2+} 均不干扰测定。

3）血中镍的石墨炉原子吸收光谱法（WS/T 45—1996）

①原理。血样用水稀释后，在 232.0 nm 波长下，用石墨炉原子吸收光谱法测定。

②样品的采集、运输和保存。抽取 1.0 mL 静脉血，置于预先加入 9.0 mL 肝素钠溶液的具盖聚乙烯塑料瓶中，充分混合，在室温下尽快运输。于 4℃下可保存，最好当天分析。

③注意事项。本法的最低检出浓度为 1.42 μg/L（按取 1 mL 血样计），测定范围为 0～200 μg/L，相对标准偏差为 4.8%～9.1%（血镍浓度为 50～200 μg/L，$n=6$），血样加标回收率为 96.2%～100.6%（血镍浓度为 58.8～168.8 μg/L，$n=6$）。接触可溶性镍盐的工人应采集班后血，代表一个工作日的接触情况。血样中 0.25 倍的 Mn^{2+}，0.5 倍的 Cr^{6+}、Mo^{6+}、V^{5+}，10 倍的 Cd^{2+}、Tl^{4+} 及 20 倍的 Cu^{2+} 均不干扰测定。

（10）工作场所空气中钾及其化合物的火焰原子吸收测定方法（GBZ/T 160.17—2004）

1）原理。空气中的可溶性气溶胶态钾及其化合物（氢氧化钾和氯化钾等）用微孔滤膜采集，经水洗脱后，在 766.5 nm 波长下，用火焰原子吸收光谱法测定。

2）样品的采集、运输和保存。长时间采样：在采样点，将装好微孔滤膜的小型塑料采样夹，以 1 L/min 的流量采集空气样品 2～8 h。个体采样：将装好微孔滤膜的小型塑料采样夹佩戴在监测对象的前胸上部，进气口尽量接近呼吸带，以 1 L/min 的流量采集空气样品 2～8 h。采样后，将滤膜的接尘面朝里对折两次，放入清洁的塑料袋或纸袋内，置容器内运输和保存。

3）注意事项。本法的检出限为 0.02 μg/mL，最低检出浓度为 0.003 mg/m³（以采集 75 L 空气样品计），测定范围为 0.02～10 μg/mL，相对标准偏差为 1.6%～2.4%，平均采样效率>96%，平均洗脱效率>95%。也可用原子发射光谱法测定。

（11）工作场所空气中钠及其化合物的火焰原子吸收测定方法（GBZ/T 160.18—2004）

1）原理。空气中的可溶性气溶胶态钾及其化合物（氢氧化钠和碳酸钠等）用微孔滤膜采集，经水洗脱后，在 589.0 nm 波长下，用火焰原子吸收光谱法测定。

2）样品的采集、运输和保存。长时间采样：在采样点，将装好微孔滤膜的小型塑料采样夹，以 1 L/min 的流量采集空气样品 2～8 h。个体采样：将装好微孔滤膜的小型塑料采样夹佩戴在监测对象的前胸上部，进气口尽量接近呼吸带，以 1 L/min 的流量采集空气样品 2～8 h。采样后，将滤膜的接尘面朝里对折两次，放入清洁的塑料袋或纸袋内，置容器内运输和保存。

3）注意事项。本法的检出限为 0.02 μg/mL，最低检出浓度为 0.003 mg/m³（以采集 75 L 空气样品计），测定范围为 0.02～10 μg/mL，相对标准偏差为 1.6%～2.4%，平均采样效率>96%，平均洗脱效率>95%。可用原子发射光谱法测定。

（12）工作场所空气中锶及其化合物的火焰原子吸收测定方法（GBZ/T 160.19—2004）

1）原理。空气中的锶及其化合物用微孔滤膜采集，用消化液（高氯酸：硝酸＝1∶9）消解后，加入硝酸镧，在 460.7 nm 波长下，用乙炔—空气火焰原子吸收光谱法测定。

2）样品的采集、运输和保存。依据国家标准进行现场采样。短时间采样：在采样点，将装好微孔滤膜的采样夹，以 5 L/min 的流量采集空气样品 15 min。长时间采样：在采样点，将装好微孔滤膜的小型塑料采样夹，以 1 L/min 的流量采集空气样品 2～8 h。个体采样：将装好微孔滤膜的小型塑料采样夹佩戴在监测对象的前胸上部，进气口尽量接近呼吸带，以 1 L/min 的流量采集空气样品 2～8 h。采样后，将滤膜的接尘面朝里对折两次，放入清洁的塑料袋或纸袋内，置容器内运输和保存。

3）注意事项。本法的检出限为 0.03 μg/mL，最低检出浓度为 0.004 mg/m^3（以采集 75 L 空气样品计），测定范围为 0.03～9.0 μg/mL，相对标准偏差为 0.9%～1.5%，平均采样效率为 97.1%，消化回收率为 96.4%～100.3%。样品中含有 500 μg/mL Ni^{+}、Co^{2+}、Cu^{2+}，Mg^{2+}、Cd^{2+}、Pb^{2+}，300 μg/mL Mn^{2+}、Ca^{2+} 等对 5 μg/mL 钠测定不干扰。100 μg/mL Fe^{3+}、Al^{3+}、Si^{4+} 将产生不同程度的负干扰。在标准和样品溶液中都加入 1 mL 100 g/L 抗坏血酸溶液可消除 Fe^{3+} 的干扰；加入 0.4 mL 硝酸镧溶液（100 g/L）和 0.6 mL 氯化钠溶液（100 g/L），可消除 Al^{3+} 的干扰；加入 1.5 mL 100 g/L 硝酸镧溶液和 0.6 mL 100 g/L 氯化钠溶液，可消除 Si^{4+} 的干扰。可采用微波消解法。

（13）工作场所空气中铊及其化合物的石墨炉原子吸收测定方法（GBZ/T 160.21—2004）

1）原理。空气中的铊及其化合物用微孔滤膜采集，硝酸溶液洗脱后，在 276.7 nm 波长下，用石墨炉原子吸收光谱法测定。

2）样品的采集、运输和保存。依据国家标准进行现场采样。短时间采样：在采样点，将装好微孔滤膜的采样夹，以 5 L/min 的流量采集空气样品 15 min。长时间采样：在采样点，将装好微孔滤膜的小型塑料采样夹，以 1 L/min 的流量采集空气样品 2～8 h。个体采样：将装好微孔滤膜的小型塑料采样夹佩戴在监测对象的前胸上部，进气口尽量接近呼吸带，以 1 L/min 的流量采集空气样品 2～8 h。采样后，将滤膜的接尘面朝里对折两次，放入清洁的塑料袋或纸袋内，置容器内运输和保存。

3）注意事项。本法的检出限为 0.01 μg/mL，最低检出浓度为 0.000 7 mg/m^3（以采集 75 L 空气样品计），测定范围为 0.01～0.10 μg/mL。操作中不能使用盐酸或高氯酸，灰化温度不能超过 300℃，因铊为易挥发元素。

（14）工作场所空气中锡及其化合物的火焰原子吸收测定方法（GBZ/T 160.22—2004）

1）原理。空气中的锡及其化合物用微孔滤膜采集，混合酸（硫酸、盐酸和硝酸）消解后，在 224.6 nm 波长下，用乙炔—空气火焰原子吸收光谱法测定。

2）样品的采集、运输和保存。依据国家标准进行现场采样。短时间采样：在采样点，将装好微孔滤膜的采样夹，以 5 L/min 的流量采集空气样品 15 min。长时间采样：在采样点，将装好微孔滤膜的小型塑料采样夹，以 1 L/min 的流量采集空气样品 2～8 h。个体采样：将装好微孔滤膜的小型塑料采样夹佩戴在监测对象的前胸上部，进气口尽量接近呼吸带，以1 L/min 的流量采集空气样品 2～8 h。采样后，将滤膜的接尘面朝里对折两次，放入清洁的塑料袋或纸袋内，置容器内运输和保存。

3）注意事项。本法的检出限为 1.5 μg/mL，最低检出浓度为 0.1 mg/m^3（以采集 75 L 空气样品计），测定范围为 1.5～160 μg/mL，相对标准偏差为 0.9%～2.9%，采样效率为

98.9%～99.8%。样品消化时，温度过高生成的难溶性焦硫酸盐或二氧化锡，以及未挥发尽的硫酸，都会使测定结果偏低。样品中含有 500 μg/mL Ni^{2+}、Fe^{3+}、Zn^{2+}、Pb^{2+}，100 μg/mL Na^{+}、Al^{3+}、Mn^{2+}、As^{3+}、Cr^{6+}、Ca^{2+}，50 μg/mL Cd^{2+}、Cu^{2+} 对 40 μg/mL 锡测定不干扰。本法不能测定锡的氧化物及以气体或蒸气状态存在的锡化合物。若测定锡的氧化物，可采用二氧化锡栎精分光光度法中的样品处理方法。可采用微波消解法，消化后应将硫酸挥发掉。

（15）锌及其化合物的测定方法

1）工作场所空气中锌及其化合物的火焰原子吸收测定方法（GBZ/T 160.25—2004）

①原理。空气中的锌及其化合物用微孔滤膜采集，用消化液（高氯酸：硝酸＝1：9）消解后，在 213.8 nm 波长下，用乙炔—空气火焰原子吸收光谱法测定。

②样品的采集、运输和保存。依据国家标准进行现场采样。短时间采样：在采样点，将装好微孔滤膜的采样夹，以 5 L/min 的流量采集空气样品 15 min。长时间采样：在采样点，将装好微孔滤膜的小型塑料采样夹，以 1 L/min 的流量采集空气样品 2～8 h。个体采样：将装好微孔滤膜的小型塑料采样夹佩戴在监测对象的前胸上部，进气口尽量接近呼吸带，以 1 L/min 的流量采集空气样品 2～8 h。采样后，将滤膜的接尘面朝里对折两次，放入清洁的塑料袋或纸袋内，置容器内运输和保存。

③注意事项。本法的检出限：氧化锌为 0.025 μg/mL，氯化锌为 0.042 μg/mL。最低检出浓度：氧化锌 0.008 mg/m^3，氯化锌为 0.014 mg/m^3（以采集 75 L 空气样品计）。测定范围为0.02～1 μg/mL，平均相对标准偏差为 3.4%，平均采样效率为 92.9%，平均消解回收率＞95%。可采用微波消解法。

2）尿中锌火焰原子吸收光谱法（WS/T 95—1996）

①原理。尿样用硝酸溶液稀释后，在 213.8 nm 波长下，用乙炔—空气火焰原子吸收光谱法测定。

②样品的采集、运输和保存。用具盖聚乙烯塑料瓶收集尿样约 100 mL，尽快测量比重，按 100：1 的比例加入硝酸。室温下运输，于冰箱中可保存一周。

③注意事项。本法的最低检出浓度为 0.01mg/L（按取 1 mL 尿样计），测定范围为 0～0.5 μg/mL，相对标准偏差为 2.2%～3.2%（尿锌浓度为 0.55～2.26 μg/mL，n＝6），加标回收率为 95%～103%（加标浓度为 0.1～0.4 μg/mL，n＝12）。尿样消化后进样与直接稀释进样所测定的结果没有差异。0.03 μg/mL Be，0.05 μg/mLCd，0.08 μg/mL Cr，0.2 μg/mL Pb，0.3 μg/mL Mn、Ni，0.4 μg/mL Cu、Se，1.0 μg/mL As 不干扰本法测定。

（16）工作场所空气中碲及其化合物的火焰原子吸收测定方法（GBZ/T 160.35—2004）

1）原理。空气中的气溶胶态碲及其化合物用微孔滤膜采集，用消化液（高氯酸：硝酸＝1：9）消解后，在 214.3 nm 波长下，用乙炔-空气火焰原子吸收光谱法测定。

2）样品的采集、运输和保存依据国家标准进行现场采样。短时间采样：在采样点，将装好微孔滤膜的采样夹，以 5 L/min 的流量采集空气样品 15 min。长时间采样：在采样点，将装好微孔滤膜的小型塑料采样夹，以 1 L/min 的流量采集空气样品 2～8 h。个体采样：将装好微孔滤膜的小型塑料采样夹佩戴在监测对象的前胸上部，进气口尽量接近呼吸带，以

1 L/min 的流量采集空气样品 2～8 h。采样后，将滤膜的接尘面朝里对折两次，放入清洁的塑料袋或纸袋内，置容器内运输和保存。

3）注意事项。本法的检出限为 0.01 μg/mL，最低检出浓度为 0.003 mg/m³（以采集 30 L 空气样品计），测定范围为 0.01～1.0 μg/mL，平均相对标准偏差为 6.8%，平均采样效率 98.5%，消解回收率为 78%～96%。样品中共存的元素不干扰本法；样品溶液中如有白色沉淀，可离心除去。

二、原子荧光

1. 概述

原子荧光光谱法是以原子在辐射能激发下发射的荧光强度进行定量分析的发射光谱分析法。原子荧光光谱法从机理看属于发射光谱分析。

（1）基本原理

1）原子荧光光谱的产生。气态自由原子吸收光源的特征辐射后，原子的外层电子跃迁到较高能级，然后又跃迁返回基态或较低能级，同时发射出与原激发辐射波长相同或不同的辐射即为原子荧光。原子荧光属光致发光，也是二次发光。当激发光源停止照射后，再发射过程立即停止。

2）原子荧光的类型。原子荧光可分为共振荧光、非共振荧光与敏化荧光三种类型。

①共振荧光：气态自由原子吸收共振线被激发后，再发射出与原激发辐射波长相同的辐射即为共振荧光。它的特点是激发线与荧光线的高低能级相同。若原子受激发处于亚稳态，再吸收辐射进一步激发，然后再发射相同波长的共振荧光，此种原子荧光称为热助共振荧光。

②非共振荧光：当荧光与激发光的波长不相同时，产生非共振荧光。非共振荧光又分为直跃线荧光、阶跃线荧光和 anti-Stokes 荧光。

③敏化荧光：受光激发的原子与另一种原子碰撞时，把激发能传递给另一个原子使其激发，后者再以辐射形式去激发而发射荧光即为敏化荧光。

（2）定量依据

原子荧光强度，同其他光分析方法类似，当气态基态原子浓度较低时，检测器所检测的原子荧光强度可用下式（5—13）表示：

$$I_f = \Phi A I_0 \varepsilon L N \tag{5—13}$$

式中：Φ 为荧光量子效率，表示发射荧光光量子数与吸收激发光光量子数之比；A 为受光源照射后在检测系统中观察到的有效面积；I_0 为单位面积上接受入射光的强度；L 为吸收光程长；ε 为峰值吸收系数；N 为能够吸收辐射的基态原子的浓度。

在实际工作中，仪器参数和实验测试条件保持不变，即 Φ、A、I_0、ε、L 均为常数，即可认为，原子荧光强度与基态原子的浓度成正比。由于原子浓度与待测元素浓度成正比，所以可得 $I_f = KC$，K 为常数。

式（5—13）表明，在实验条件一定时，原子荧光强度与待测元素浓度成正比，这是原子荧光光谱法定量分析的基本关系式。

(3) 原子荧光光谱法的优点

1) 有较低的检出限，灵敏度高。特别对 Cd、Zn 等元素有相当低的检出限，Cd 可达 0.001 ng/cm^3，Zn 为 0.04 ng/cm^3。现已有 20 多种元素低于原子吸收光谱法的检出限。由于原子荧光的辐射强度与激发光源成比例，采用新的高强度光源可进一步降低其检出限。

2) 干扰较少，谱线比较简单，采用一些装置，可以制成非色散原子荧光分析仪。这种仪器结构简单，价格便宜。

3) 分析校准曲线线性范围宽，可达 3～5 个数量级。

4) 由于原子荧光是向空间各个方向发射的，比较容易制作多道仪器，因而能实现多元素同时测定。

2. 仪器

原子荧光光谱仪与原子吸收分光光度计的构造大致相同，其主要区别在于原子吸收分光光度计的锐线光源、原子化器、单色器和检测系统位于同一条直线上，而原子荧光光谱仪的锐线光源、原子化器和单色器、检测系统处于直角状态，如图 5—8 所示，因为只有这样，才能避免光源的辐射进入单色器和检测系统，影响荧光信号的检测。

荧光仪分为两类，色散型和非色散型。荧光仪与原子吸收仪相似，但光源与其他部件不在一条直线上，而是成 90°直角，从而避免激发光源发射的辐射对原子荧光检测信号的影响。

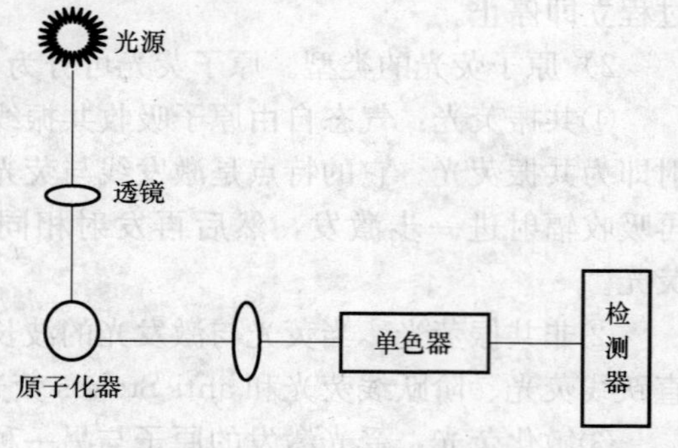

图 5—8 原子荧光光谱仪构造图

(1) 光源

在原子荧光光度计中，需要采用高强度空心阴极灯、无极放电灯、激光和等离子体等。商品仪器中多采用高强度空心阴极灯、无极放电灯两种。

(2) 光路

在原子荧光中，为了检测荧光信号，避免待测元素本身发射的谱线，要求光源、原子化器和检测器三者处于直角状态。而原子吸收光度计中，这三者是处于一条直线上。

3. 分析方法

定量分析方法为标准曲线法。

4. 干扰及消除

原子荧光的主要干扰是猝灭效应。可采用减少溶液中其他干扰离子的浓度的方法来避免这种干扰。其他干扰因素如光谱干扰、化学干扰、物理干扰等与原子吸收光谱法相似。

在原子荧光法中由于光源的强度比荧光强度高几个数量级，因此散射光可产生较大的正干扰。减少散射干扰，主要是减少散射微粒，采用预混火焰、增高火焰观测高度和火焰温度，或使用高挥发性的溶剂等，均可以减少散射微粒，也可采用扣除散射光背景的方法消除其干扰。

5. 应用

在工作场所有害因素检测中，汞和砷等的检测可以使用原子荧光的方法。

（1）工作场所空气中汞的原子荧光测定方法（GBZ/T 160.14—2004）

1）原理。空气中的蒸气态汞及其化合物被吸收液（100 mL 高锰酸钾溶液与 100 mL 硫酸溶液）吸收，汞被硼氢化钠还原成汞蒸气，在原子化器中，汞原子吸收 193.7 nm 波长，发射出原子荧光，测定原子荧光强度，以峰高或峰面积进行定量。

2）样品的采集、运输和保存。按照国家标准进行现场采样。在采样点，串联两个各装 5.0 mL 吸收液的大型气泡吸收管，以 500 mL/min 的流量采集空气样品 15 min。采样后，采集氯化汞的空气样品，立即向每个吸收管加入 0.5 mL 高锰酸钾溶液，摇匀。封闭吸收管进出气口，置清洁容器内运输和保存。样品应尽快测定。

3）注意事项。本法的检出限为 0.001 μg/mL，最低检出浓度为 0.0013 mg/m³（以采集 7.5 L 空气样品计），测定范围为 0.001～0.014 μg/mL，相对标准偏差为 1.8%～3.4%，平均采样效率为 95.3%。样品若出现二氧化锰沉淀，在用盐酸羟胺溶液退色时，应将沉淀和颜色彻底消除。以空气作为载气，应经过活性碳净化。

（2）工作场所空气中砷的原子荧光测定方法（GBZ/T 160.31—2004）

1）原理。空气中的砷及其化合物（除砷化氢外）用浸渍微孔滤膜采集，加入 3 mL 硝酸和 2 mL 过氧化氢消解后，砷被硼氢化钠还原成砷化氢，在原子化器中，生成的砷基态原子吸收 193.7 nm 波长，发射出原子荧光，测定原子荧光强度，进行定量。

2）样品的采集、运输和保存。依据国家标准进行现场采样。短时间采样：在采样点，将装好微孔滤膜的采样夹，以 5 L/min 的流量采集空气样品 15 min。长时间采样：在采样点，将装好微孔滤膜的小型塑料采样夹，以 1 L/min 的流量采集空气样品 2～8 h。个体采样：将装好微孔滤膜的小型塑料采样夹佩戴在监测对象的前胸上部，进气口尽量接近呼吸带，以 1 L/min 的流量采集空气样品 2～8 h。采样后，将滤膜的接尘面朝里对折两次，放入清洁的塑料袋或纸袋内，置容器内运输和保存。

3）注意事项。本法的检出限为 0.22ng/mL，最低检出浓度为 1.2×10^{-4} mg/m³（以采集 45 L 空气样品计），测定范围为 0.000 2～0.020 μg/mL，相对标准偏差为 1.7%～2.6%，平均采样效率>95%。使用浸渍滤膜，可以采集空气中三氧化二砷或五氧化二砷的蒸气和粉尘；若不用浸渍微孔滤膜，则只能采集气溶胶态的砷化物。样品挥发硝酸时，温度不能过高，不能将溶液挥发干。

（3）工作场所空气中碲的原子荧光测定方法（GBZ/T 160.35—2004）

1）原理。空气中的气溶胶态碲及其化合物用微孔滤膜采集，用消化液（高氯酸：硝酸＝1：9）消解后，在酸性溶液中，与硼氢化钠反应生成碲化氢，在 214.3 nm 波长下，由原子荧光光谱仪测定碲的含量。

2）样品的采集、运输和保存。依据国家标准进行现场采样。短时间采样：在采样点，将装好微孔滤膜的采样夹，以 5 L/min 的流量采集空气样品 15 min。长时间采样：在采样点，将装好微孔滤膜的小型塑料采样夹，以 1 L/min 的流量采集空气样品 2～8 h，个体采样：将装好微孔滤膜的小型塑料采样夹佩戴在监测对象的前胸上部，进气口尽量接近呼吸带，以 1 L/min 的流量采集空气样品 2～8 h。采样后，将滤膜的接尘面朝里对折两次，放入清洁的塑料袋或纸袋内，置容器内运输和保存。

3）注意事项。本法的检出限为 1.0×10^{-3} μg/mL，最低检出浓度为 3×10^{-4} mg/m^3（以采集 30 L 空气样品计），测定范围为 0.001～0.04 μg/mL，平均相对标准偏差为 6.8%，平均采样效率为 98.5%，消解回收率为 96.8%～102.3%。样品中共存的钙、钾、镁、铁等元素不干扰本法；铜和铋等元素可产生负干扰，加入三氯化铁可消除；砷和锑也影响测定，在消解时加几滴氢溴酸，即可除去。

三、电感耦合等离子发射光谱

1. 概述

电感耦合等离子发射光谱属原子发射光谱。原子发射光谱在 20 世纪 50 年代发展缓慢；1960 年工程热物理学家 Reed 设计了环形放电感耦等离子体炬，指出可用于原子发射光谱分析中的激发光源；光谱学家法塞尔和格伦菲尔德用于发射光谱分析，建立了电感耦合等离子体光谱仪（ICP-AES）；20 世纪 70 年代，ICP-AES 开始得到广泛应用。

电感耦合等离子体光谱法（ICPS），是以电感耦合等离子炬（inductively coupled plasma torch，简称 ICP 或 ICPT）为激发源、原子化装置或离子源的一类新型光谱分析方法，包括 ICP 原子发射光谱法（ICP-AES）、ICP 原子吸收光谱法（ICP-AAS）、ICP 原子荧光光谱法（ICP-AFS）和 ICP 质谱法（ICP-MS）。ICP 发射光谱分析是以 ICP 作为激发光源来进行光谱分析的，它与以电弧、火花作为激发源的发射光谱分析的差别是它利用 ICP 作为激发源。尽管 ICP 具有温度高、离子线的发射强度大等许多优良特性，但 ICP 发射光谱分析也是用激发的原子或离子所发射出的光来进行定性或定量分析的一种分析方法，其原理如图 5—9 所示，检出器可用光电倍增管，然后放大记录，也可用干板照相测光。

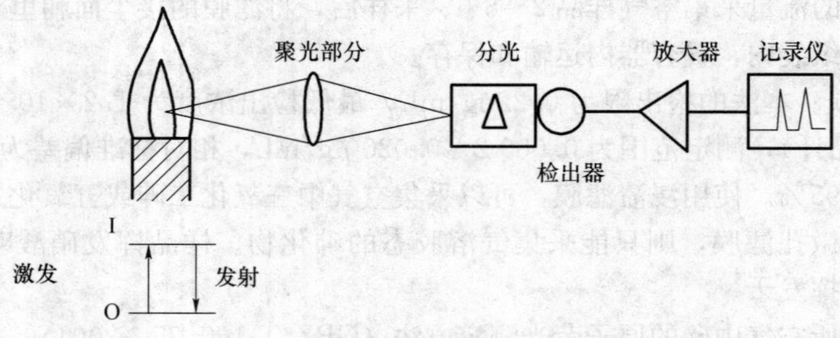

图 5—9　ICP 发射光谱分析原理图

电感耦合等离子炬（即 ICP），是指高频电能通过电感（感应线圈）耦合等离子体所得到的外观上类似火焰的高频放电光源。它是等离子体光源的一种。除了 ICP 外，等离子体光源还有直流等离子体喷焰（direct current plasma jet，简称 DCP）和微波感生等离子体炬（microwave induced plasma torch）。

2. 定性定量分析依据

利用光谱仪器将光源发射的光分解为按波长排列的光谱。

利用光电器件检测光谱，按测定得到的光谱波长对试样进行定性分析，按发射光强度进行定量分析，见式（5—14）。

$$I=Nmh\nu \quad (5—14)$$

式中 I——谱线强度；

m——两个能级间的跃迁概率；

ν——发射谱线的频率；

h——普朗克常数；

N——单位体积内激发态原子数。

在一定的实验条件下谱线强度仅和 N 成正比，其他均为常数。由于在固定的实验条件下，基态原子数与样品中该元素的浓度成正比，所以谱线强度与待测元素浓度成正比。

$$I=aC \quad (5—15)$$

式中 a——常数；

C——目的元素的浓度。

考虑某些情况下有一定程度的谱线自吸，对式（5—15）加以修正，得到式（5—16）：

$$I=aCb \quad (5—16)$$

式中 b——自吸系数，一般情况下 $b\leqslant 1$。在 ICP 光源中多数情况下 $b\approx 1$。

3. ICP-AES 的仪器组成（见图 5—10）

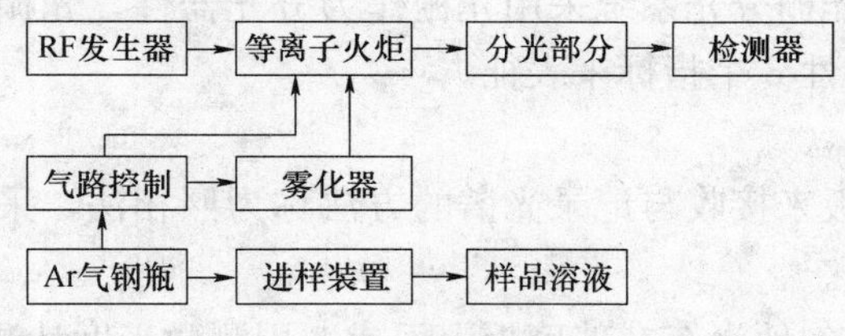

图 5—10　ICP-AES 的仪器组成

原子发射光谱仪器的基本结构由三部分组成，即激发光源、单色器和检测器。

（1）电感耦合高频等离子体（inductively coupled high frequency plasma）光源

电感耦合高频等离子体光源装置由高频发生器、雾化器和等离子炬管三部分组成。等离子体是一种由自由电子、离子、中性原子与分子所组成的，在总体上呈电中性的气体。当有高频电流通过线圈时，产生轴向磁场，这时若用高频点火装置产生火花，形成的载流子（离子与电子）在电磁场作用下，与原子碰撞并使之电离，形成更多的载流子，当载流子多到足以使气体有足够的导电率时，在垂直于磁场方向的截面上就会感生出流经闭合圆形路径的涡流，强大的电流产生的高热又将气体加热，瞬间使气体形成最高温度可达 10 000 K 的稳定的等离子炬。感应线圈将能量耦合给等离子体，并维持等离子炬。当载气携带试样气溶胶通过等离子体时，被后者加热至 6 000～7 000 K，并被原子化和激发产生发射光谱。ICP 应用的高频发生器，虽然种类繁多，但现在常用的还是分别为 Greenfield31 和 Fassel32 等所推荐的两种基本类型，即自激式（频率漂移）和晶控型（他激式，频率固定）振荡器。前者是由一个发射管同时完成振荡、激励和功放等功能，后者则振荡与激励、功放等分开，所用功率多为 0.7～7 kW。

炬管的主要作用是使等离子体放电与负载线圈隔开以防止短路，并借助于通入的外气流带走等离子体的热量（以使其充分冷却）和限制等离子体的大小。炬管形状及结构参数对 ICP 放电性能及工作气体耗量影响极大。在 ICP 光谱法中，一般要求炬管易点燃、能够获得恒定的具有环状结构的等离子体、Ar 气耗量小、功耗低，以及具有良好的耦合效率（即功率转换效率高）。

（2）分光系统

1）棱镜分光系统如图 5—11 所示。

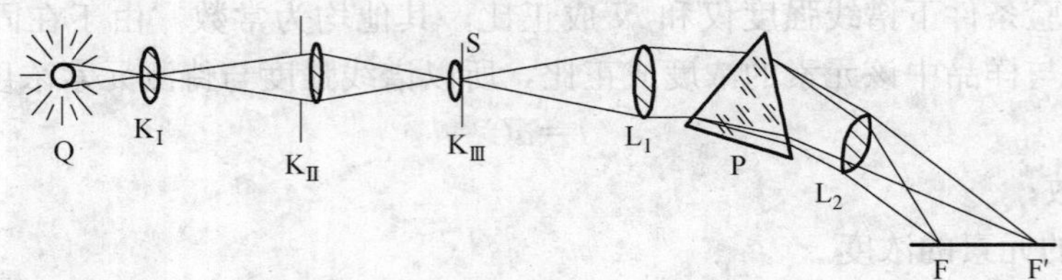

图 5—11　棱镜分光系统光路图

Q—光源　K_I-K_{III}—三透镜照明系统　L_1—准光镜　L_2—成像物镜　S—狭缝
P—色散棱镜　FF′—感光板

2）光栅分光系统。光栅分光系统采用光栅作为分光器件，光栅分光系统的光学特性用色散率、分辨率和闪耀特性 3 个指标来表征。

（3）检测系统

1）感光板。用感光板来接收与记录光谱的方法称为照相法，采用照相法记录光谱的原子发射光谱仪称为摄谱仪。

感光板由照相乳剂均匀地涂布在玻璃板上而成。用测微光度计测量感光板上的照相乳剂感光后变黑的黑度，以确定谱线的强度。

2）光电倍增管。用光电倍增管来接收和记录谱线的方法称为光电直读法。

3）CCD 检测器。电荷耦合器件 CCD（charge-coupled device）是一种新型固体多道光学检测器件，它是在大规模硅集成电路工艺基础上研制而成的模拟集成电路芯片。它可以借助必要的光学和电路系统，将光谱信息进行光电转换、储存和传输，在其输出端产生波长－强度二维信号，信号经放大和计算机处理后在末端显示器上同步显示出人眼可见的图谱，无须感光板那样的冲洗和测量黑度的过程。目前这类检测器已经在光谱分析的许多领域获得了应用。

（4）等离子体原子发射光谱仪的性能特点

1）分析精度高。电感耦合等离子体原子发射光谱仪可准确分析含量达到 10^{-9} 级的元素，分析精度高。对高低含量的元素要求同时测定，尤其对低含量元素要求精度高的项目，使用 ICP-AES 法非常方便。

2）样品范围广。电感耦合等离子体原子发射光谱仪可以对固态、液态及气态样品直接进行分析，但由于固态样品存在不稳定、需要特殊的附件且有局限性，气态样品一般与质谱、氢化物发生装置联用效果较好，因此应用最广泛，通常优先采用的是溶液雾化法（即液态进样）。从实践来看，溶液雾化法通常能取得很好的稳定性和准确性。而在测试工作中，运用一定的专业知识和经验，采取各种化学预处理手段，通常都能将不同状态的样品转化为液体状态，采用溶液雾化法完成测定。溶液雾化法可以进行70多种元素的测定，并且可在不改变分析条件的情况下，同时进行多元素的测定，或有顺序地进行主量、微量及痕量浓度的元素测定。

3）动态线性范围宽。一般的精密分析仪器都有它的线性范围，以明确该类仪器准确测定的浓度区间（不同类型的仪器或同类不同生产厂家的仪器还有区别），如果待测元素的浓度过高或过低，就必须进行化学处理，如稀释或浓缩富集，使待测浓度位于误差允许的线性范围之内。因此，当常量元素和微量元素需要同时测定时，就增加了分析的难度，加大了工作量，而测定结果往往还不理想。电感耦合等离子体原子发射光谱仪的动态线性范围大于10^6，也就是说，在一次测定中，既可测百分含量级的元素浓度，也可同时测10^{-9}级浓度的元素，这样就避免了高浓度元素要稀释、微量元素要富集的操作，既提高了反应速度，又减少了烦琐的处理过程不可避免的误差。

4）多种元素同时测定。多种元素同时测定是ICP-AES法最显著的特点。众所周知，每一种物质无论是以何种物理状态存在，其化学成分往往是很复杂的，既有必须存在的高浓度的主量元素，也存在不需要的杂质元素；有金属元素，也有非金属元素。用化学分析、原子吸收光谱法等只能单个元素逐一测定，而ICP-AES法可在适当的条件下同时测定，不但可测金属元素，而且对很多样品中必测的非金属元素硫、磷、氯等也可一次完成，这也是原子吸收光谱仪达不到的。

5）定性及半定量分析。对于未知的样品，等离子体原子发射光谱仪可利用丰富的标准谱线库进行元素的谱线比对，形成样品中所有谱线的“指纹照片”，计算机通过自动检索，快速得到定性分析结果，再进一步可得到半定量的分析结果。这一优势对于事故的快速初步的判断、某种处理过程中的中间产物的分析和不需要非常准确的结果等情形非常快速和实用。

4. ICP光谱分析的干扰及其消除

ICP光源从本质说是由一个高温光源（包括RF发生器及炬管等）和一个高效雾化器系统所组成。从ICP问世到如今的大量实践证明，这种光源所进行的分析之所以具有较高精度和准确度，和光源中的干扰较小是分不开的，但是这并不是说它不存在干扰的问题。

（1）物理因素的干扰

由于ICP光谱分析的试样为溶液状态，因此溶液的黏度、比重及表面张力等对雾化过程、雾滴粒径、气溶胶的传输以及溶剂的蒸发等都有影响，而黏度又与溶液的组成，酸的浓度和种类及温度等因素相关。溶液中含有机溶剂时，黏度与表面张力均会降低，雾化效率将有所提高，同时有机试剂大部分可燃，从而提高了尾焰的温度，结果使谱线强度有所提高，当溶液中含有有机溶剂时ICP的功率需适当提高，以抑制有机试剂中碳化物的分子光谱的强度。除有机溶剂外，酸的浓度和种类对溶液的物理性质也有明显的影响，在相同的酸度时，黏度以下列的次序递增：$HCl \leqslant HNO_3 < HClO_4 < H_3PO_4 \leqslant H_2SO_4$。其中HCl和$HNO_3$

的黏度要接近些，且较小。而 H_2SO_4、H_3PO_4 的黏度大且沸点高，因此在 ICP 光谱分析的样品处理中，尽可能用 HCl 和 HNO_3，而尽量避免用 H_3PO_4 和 H_2SO_4。

由上述所见，物理因素的干扰是存在的，而且应设法避免，其中最主要的办法是使标准试液与待测试样在基体元素的组成、总盐度、有机溶剂和酸的浓度等方面都保持完全一致。目前进样系统中采用蠕动泵进样对减轻上述物理干扰可起一定的作用，另外采用内标校正法也可适当地补偿物理干扰的影响。基体匹配或标准加入法能有效消除物理干扰，但工作量较大。

（2）光谱干扰

光谱干扰是 ICP 光谱分析中最令人头痛的问题。由于 ICP 的激发能力很强，几乎每一种存在于 ICP 中或引入 ICP 中的物质都会发射出相当丰富的谱线，从而产生大量的光谱“干扰”。光谱干扰主要分为两类：一类是谱线重叠干扰，它是由于光谱仪色散率和分辨率不足，使某些共存元素的谱线重叠在分析上造成的干扰；另一类是背景干扰，这类干扰与基体成分及 ICP 光源本身所发射的强烈的杂散光的影响有关。对于谱线重叠干扰，采用高分辨率的分光系统，决不是意味着可以完全消除这类光谱干扰，只能认为当光谱干扰产生时，它们可以将干扰减轻至最小强度。因此，最常用的方法是选择另外一条干扰少的谱线作为分析线，或应用干扰因子校正法（IEC）给予校正。对于背景干扰，最有效的办法是利用现代仪器所具备的背景校正技术给予扣除。

（3）化学干扰

ICP 光谱分析中的化学干扰，比起火焰原子吸收光谱或火焰原子发射光谱分析要轻得多，因此化学干扰在 ICP 发射光谱分析中可以忽略不计。

（4）电离干扰与基体效应干扰

由于 ICP 中试样是在通道里进行蒸发、离解、电离和激发的，试样成分的变化对于高频趋肤效应的电学参数的影响很小，因而易电离元素的加入对离子线和原子线强度的影响比其他光源都要小，但实验表明这种易电离干扰效应仍对光谱分析有一定的影响。对于垂直观察 ICP 光源，适当地选择等离子体的参数，可使电离干扰抑制到最小的程度。但对于水平观察 ICP 光源，这种易电离干扰相对要严重一些，目前采用的双向观察技术，能比较有效地解决这种易电离干扰。此外，保持待测的样品溶液与分析标准溶液具有大致相同的组成也是十分必要的。例如在岩矿分析中，常用碱溶法或偏硼酸锂分解样品，给溶液带来大量的碱金属盐类。任何时候，两者在物理、化学各方面性质的匹配是避免包括电离干扰在内的各种干扰，使之不出现系统误差的重要保证。基体效应来源于等离子体，对于任何分析线来说，这种效应与谱线激发电位有关，但由于 ICP 具有良好的检出能力，分析溶液可以适当稀释，使总盐量保持在 1mg/mL 左右，在此稀溶液中基体干扰往往是无足轻重的。当基体物质的浓度达到几 mg/mL 时，则不能对基体效应完全置之不顾。相对而言，水平观察 ICP 光源的基体效应稍严重些，采用基体匹配、分离技术或标准加入法可消除或抑制基体效应。

5. 分析方法

（1）光谱定性分析

由于各种元素的原子结构不同，在光源的激发作用下，试样中每种元素都发射自己的特征光谱。光谱定性分析一般多采用摄谱法。试样中所含元素只要达到一定的含量，都可以有谱线摄谱在感光板上。摄谱法操作简单、价格便宜、速度快，在几小时内可将含有的数十种元素定性检出，是目前进行元素定性检出的最好方法。每种元素发射的特征谱线有多有少，多的可达几千条。当进行定性分析时，不需要将所有的谱线全部检出，只需检出几条合适的谱线就可以了。进行分析时所使用的谱线称为分析线。如果只见到某元素的一条谱线，不能断定该元素确实存在于试样中，因为有可能是其他元素谱线的干扰。检出某元素是否存在，必须有两条以上不受干扰的最后线与灵敏线。灵敏线是元素激发电位低、强度较大的谱线，多是共振线。最后线是指当样品中某元素的含量逐渐减少时，最后仍能观察到的几条谱线。它也是该元素的最灵敏线。

（2）定量分析

1）内标法。内标法是相对强度法，首先要选择分析线对。选择一条被测元素的谱线为分析线，再选择其他元素的一条谱线为内标线，所选内标线的元素为内标元素。内标元素可以是试样的基体元素，也可以是加入一定量试样中不存在的元素。分析线与内标线组成分析线对。

内标元素与分析线对的选择：

①内标元素与被测元素在光源作用下应有相近的蒸发性质。

②内标元素若是外加的，必须是试样不含有或含量极少可以忽略的。

③分析线对选择要匹配：或两条都是原子线，或两条都是离子线，尽量避免一条是原子线、一条是离子线。

④分析线对两条谱线的激发电位相近。若内标元素与被测元素的电离电位相近，分析线对激发电位也相近，这样的分析线对称为“匀称线对”。

⑤分析线对波长应尽量接近。分析线对两条谱线应没有自吸或自吸很小，并且不受其他谱线的干扰。

2）标准曲线法。在确定的分析条件下，用 3 个或 3 个以上含有不同浓度被测元素的标准样品与试样在相同条件下激发光谱，以分析线强度 I，或内标法分析线对强度比 R 或 $\lg R$ 对浓度 c 或 $\lg c$ 作校准曲线。再由校准曲线求得试样中被测元素含量。

3）标准加入法。当测定低含量元素时，找不到合适的基体来配制标准试样时，采用标准加入法比较好。设试样中被测元素含量为 c_x，在几份试样中分别加入不同浓度 c_1、c_2、c_3、…、c_i 的被测元素；在同一实验条件下激发光谱，然后测量试样与不同加入量样品分析线对的强度比 R。在被测元素浓度低时自吸系数 $b=1$，分析线对强度比 $R\propto c$，R-c 图为一条直线，将直线外推，与横坐标相交截距的绝对值即为试样中待测元素含量 c_x。

6. 应用

随着分析仪器的发展和实验室仪器装备的改善，在职业卫生检测领域已有部分危害因素的检测使用电感耦合等离子体原子发射光谱法，如钼、钇等。

（1）工作场所空气中钼及其化合物等离子体发射光谱法（GBZ/T 160.15—2004）

1）原理。空气中的气溶胶态钼及其化合物用微孔滤膜采集，用消化液（高氯酸：硝酸＝1：4）和盐酸消解后，用等离子体发射光谱仪在 202.03 nm 波长下进行定量测定。

2）样品的采集、运输和保存。现场采样按照国家标准执行。短时间采样：在采样点将装好微孔滤膜的采样夹，以 5 L/min 的流量采集空气样品 15 min。长时间采样：在采样点，将装好微孔滤膜的小型塑料采样夹，以 1 L/min 的流量采集空气样品 2～8 h。个体采样：将装好微孔滤膜的小型塑料采样夹佩戴在监测对象的前胸上部，进气口尽量接近呼吸带，以 1 L/min 的流量采集空气样品 2～8 h。采样后，将滤膜的接尘面朝里对折两次，放入清洁的容器内运输和保存。在室温下，样品可长期保存。

3）注意事项。本法的检出限为 0.17 μg/mL，最低检出浓度为 0.06 mg/m^3（以采集 75 L 空气样品计），测定范围为 0.17～60 μg/mL，相对标准偏差为 2.8%～2.9%，采样效率为 96.4%～99.7%。200 倍量的钨不干扰测定，本法可采用微波消解法。

（2）工作场所空气中铟类化合物的等离子体发射光谱法（GBZ/T 160.83—2007）

1）原理。空气中的气溶胶态铟及其化合物用微孔滤膜采集，用消化液（高氯酸∶硝酸＝1∶9）消解后，在 325.6 nm 波长下，用乙炔—空气火焰原子吸收光谱法测定。

2）样品的采集、运输和保存。现场采样按照国家标准执行。短时间采样：用装好微孔滤膜的采样夹，以 5 L/min 的流量采集空气样品 15 min。长时间采样：将装好微孔滤膜的小型塑料采样夹，以 1 L/min 的流量采集空气样品 2～8 h。个体采样：将装好微孔滤膜的小型塑料采样夹佩戴在监测对象的前胸上部，进气口尽量接近呼吸带，以 1 L/min 的流量采集空气样品 2～8 h。样品空白：将装好滤膜的采样夹带至采样点，除不连接空气采样器采集空气样品外，其余操作同样品。采样后将滤膜的接尘面朝里对折，放入清洁的塑料或纸袋中运输和保存。常温下样品可长期保存。

3）注意事项。本法的检出限为 0.4 μg/mL，最低检出浓度为 0.05 mg/m^3（以采集 75 L 空气样品计），测定范围为 0.4～20.0 μg/mL，相对标准偏差为 1.0%～7.7%，采样效率为 99.9%～100%。样品也可采用微波消解方法。在被测元素 In 浓度为 4.5 μg/mL 时，小于 60 μg/mL Cu、60 μg/mL Al、225 μg/mL Mg、60 μg/mL Zn 和 15 μg/mL HPO_3 不干扰测定。

（3）工作场所空气中钇类化合物的等离子体发射光谱法（GBZ/T 160.84—2007）

1）原理。空气中的气溶胶态钇及其化合物用微孔滤膜采集，用消化液（高氯酸∶硝酸＝1∶9）消解后，在 371.029 nm 波长下，用电感耦合等离子体发射光谱法测定。

2）样品的采集、运输和保存。现场采样按照国家标准执行。短时间采样：用装好微孔滤膜的采样夹，以 5 L/min 的流量采集空气样品 15 min。长时间采样：将装好微孔滤膜的小型塑料采样夹，以 1 L/min 的流量采集空气样品 2～8 h。个体采样：将装好微孔滤膜的小型塑料采样夹佩戴在监测对象的前胸上部，以 1 L/min 的流量采集空气样品 2～8 h，进行个体采样。样品空白将装好滤膜的采样夹带至采样点，除不连接采样器采集空气样品外，其余操作同样品。采样后将滤膜的接尘面朝里对折，放入清洁的塑料或纸袋中运输和保存。常温下样品可长期保存。

3）注意事项。本法的检出限为 0.5 μg/mL，最低检出浓度为 0.07 mg/m^3（以采集75 L 空气样品计），测定范围为 0.5 μg/mL～40.0 μg/mL，相对标准偏差为 2.5%～8.1%，采样效率接近 100%。样品预处理可采用微波消解方法。在被测元素钇浓度为 20 μg/mL 时，小于 50 μg/mL In 及 100 μg/mL Fe、Mn、Zn、Ce、La、Mo、Cd、U、Pb 等元素不干扰测定。

第三节 色谱分析法

一、概述

色谱法是一种具有高分离效能、高检测性能、分析时间快速等特点的分离技术，是现代仪器分析方法中应用最广泛的一种分析方法。混合物中各组分在两相间进行分配，其中一相静止不动，称为固定相；另一相是携带混合物流过此固定相的流体，称为流动相。当流动相中所携带的混合物流过固定相时，就会与固定相发生作用（力的作用）。由于混合物中各组分在性质和结构上有差异，与固定相发生作用力的大小也有差异。因此在同一推动力作用下，不同组分在固定相中的滞留时间有长有短，从而按先后不同的次序从固定相中流出。这种分离技术称为色谱法或色谱分析（chromatography），又称色层法或层析法。可完成这种分离的仪器即色谱仪。

色谱法是以其高超的分离能力为特点。

1. 色谱法的优点和缺点

（1）色谱法的优点

1）分离效率高。几十种甚至上百种性质类似的化合物可在同一根色谱柱上得到分离，能完成许多其他分析方法无法分离的复杂样品分析。

2）应用范围广。几乎可用于所有化合物的分离和测定，有机物、无机物、低分子或高分子化合物，甚至有生物活性的生物大分子都可以进行分离和测定。

3）分析速度快。几分钟到几十分钟就可以完成一次复杂样品的分离和分析。

4）样品用量少。一次分析通常只需数纳升至数微升的溶液样品就可以完成一次分离和测定。

5）灵敏度高。例如 GC 可以分析 ng 的样品，FID 可达 10^{-2} g/s，ECD 可达 10^{-3} g/s；检测限为 10^{-9} g/L 和 10^{-12} g/L 的浓度。

6）易于自动化。现代的色谱仪器已经可以实现从进样到数据处理的全自动化操作。

（2）色谱法的缺点

定性能力较差。为克服这一缺点，已经发展起来了色谱法与其他多种具有定性能力的分析联用的技术。

2. 色谱法的分类

色谱法有多种类型，从不同角度出发，有各种分类法：

按两相状态分类，气体为流动相的色谱称为气相色谱（GC）。根据固定相是固体吸附剂还是固定液（附着在惰性载体上的一薄层有机化合物液体），又可分为气固色谱（GSC）和气液色谱（GLC）。液体为流动相的色谱称液相色谱（LC），同理液相色谱亦可分为液固色谱（LSC）和液液色谱（LLC）。超临界流体为流动相的色谱为超临界流体色谱（SFC）。

按分离机理分类，利用组分在吸附剂（固定相）上的吸附能力强弱不同而得以分离的方法，称为吸附色谱法。利用组分在固定液（固定相）中溶解度不同而达到分离的方法称为分配色谱法。利用组分在离子交换剂（固定相）上的亲和力大小不同而达到分离的方法，称为离子交换色谱法。利用大小不同的分子在多孔固定相中的选择渗透而达到分离的方法，称为凝胶色谱法或尺寸排阻色谱法。最近，又有一种新分离技术，利用不同组分与固定相（固定化分子）的高专属性亲和力进行分离的技术称为亲和色谱法，常用于蛋白质的分离。

按色谱柱外型又可分为填充柱色谱、毛细管色谱等，按动力学方式又可分为冲洗法、顶替法、吹集法等。

表 5—2　　色谱法分类

大类	分类	流动相	固定相	备注
气相色谱（GC）	气液色谱	气体	液体	固定液吸附在担体表面
	气固色谱	气体	固体	固体安装在柱内
液相色谱（LC）	分配色谱	液体	液体	固定液吸附在担体表面
	吸附色谱	液体	固体	固体为吸附剂
	排阻色谱	液体	液体	固定相保持在孔隙中
	离子交换色谱	液体	液体或固体	离子交换树脂为固定相

二、色谱分析的基本理论

1. 色谱图及色谱基本参数

（1）色谱流出曲线——色谱图

色谱柱流出物通过检测器系统时所产生的响应信号对时间或载气流出体积的曲线图，即为色谱图，如图 5—12 所示。

作用：色谱图是色谱基本参数的源流，而色谱基本参数又是用来观察色谱行为和研究色谱理论的重要标度。

1）根据色谱峰的个数，可以判断样品中所含组分的最少个数。

2）根据色谱峰的保留值，可以进行定性分析。

3）根据色谱峰的面积或峰高，可以进行定量分析。

4）色谱峰的保留值及其区域宽度，是评价色谱柱分离效能的依据。

5）色谱峰两峰间的距离，是评价固定相（或流动相）选择是否合适的依据。

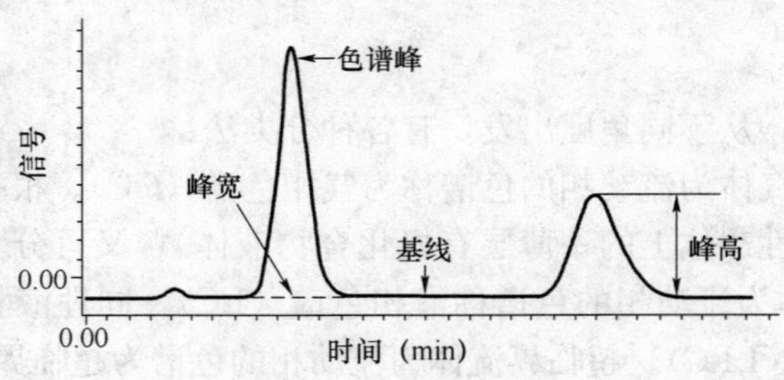

图 5—12　色谱流出曲线

（2）色谱图相关术语

1）基线。直线部分是没有溶质流出时流动相的背景响应值，称作基线（baseline）。

基线反映检测器噪声随时间的变化。基线噪声（baseline noise）是指由各种因素，如固定相挥发，外界电信号干扰等引起基线的起伏。基线漂移（baseline drift）是指有些因素引起基线随时间定向的缓慢变化，会给定量分析带来误差。所以，基线反映了系统的重要特性。在基线平稳后，通常将基线响应值设定为零，再进样分析。

2）色谱峰。溶质开始流出至完全流出所对应的峰型部分称色谱峰（peak），基线与色谱峰组成了一个完整的色谱图。色谱峰顶点与基线之间的垂直距离称为峰高，以 h 表示。

3）保留值（retention value）。表示试样中各组分在色谱柱中的滞留时间的数值称为保留值。通常用时间或用将组分带出色谱柱所需载气的体积来表示。保留值是由色谱分离过程中的热力学因素所控制，在一定的固定相和操作条件下，任何一种物质都有一确定的保留值，这样保留值就可用作定性参数。

4）死时间（dead time）t_{M}。不被固定相吸附或溶解的物质进入色谱柱时，从进样到出现峰极大值所需的时间称为死时间。

5）保留时间（retention time）t_{R}。试样从进样到柱后出现峰极大点时所经过的时间，称为保留时间。

6）调整保留时间（adjusted retention time）t'_{R}。某组分的保留时间扣除死时间后，称为该组分的调整保留时间，即：

$$t'_R = t_R - t_M \tag{5—17}$$

此参数可理解为，某组分由于溶解或吸附于固定相，不溶解或不被吸附的组分在色谱柱中多滞留的时间。保留时间是色谱法定性的基本依据，但同一组分的保留时间常受到流动相流速的影响，因此色谱工作者有时用保留体积来表示保留值。

7）死体积（dead volume）V_{M}。死体积是指色谱柱在填充后，柱管内固定相颗粒间所剩余的空间、色谱仪中管路和连接头间的空间以及检测器的空间的总和。当后两相很小可忽略不计时，死体积可由死时间与色谱柱出口的载气流速 F_0（$\mathrm{cm^3/min}$）计算，见式（5—18）。

$$V_{\mathrm{M}} = t_{\mathrm{M}} \cdot F_0 \tag{5—18}$$

8）保留体积（retention volume）V_{R}。保留体积是指从进样开始到被测组分在柱后出现浓度极大点时所通过的流动相的体积。保留时间与保留体积关系见式（5—19）。

$$V_{\mathrm{R}} = t_{\mathrm{R}} \cdot F_0 \tag{5—19}$$

9）调整保留体积（adjusted retention volume）V_{R}'。某组分的保留体积扣除死体积后，称为该组分的调整保留体积。

$$V'_{\mathrm{R}} = t'_{\mathrm{R}} \cdot F_0 = (t_{\mathrm{R}} - t_{\mathrm{M}}) \cdot F_0 \tag{5—20}$$

10）相对保留值（relative retention value）$r_{2,1}$。某组分 2 的调整保留值与组分 1 的调整保留值之比，称为相对保留值，计算见式（5—21）。

$$r_{2,1} = \frac{t'_{\mathrm{R(2)}}}{t'_{\mathrm{R(1)}}} = \frac{V'_{R(1)}}{V'_{\mathrm{R(2)}}} \tag{5—21}$$

相对保留值只与柱温和固定相性质有关，与其他色谱操作条件无关，它表示了固定相对这两种组分的选择性。因此，它在色谱法中广泛用作定性的依据。在定性分析中，通常固定一个色谱峰作为标准（s），然后再求其他峰（i）对这个峰的相对保留值，此时可用符号 α 表示，即

$$\alpha=\frac{t'_{R(i)}}{t'_{R(s)}} \tag{5—22}$$

相对保留值往往可作为衡量固定相选择性的指标，又称选择因子。在多元混合物分析中，通常选择一对最难分离的物质对，将它们的相对保留值作为重要参数。

11）区域宽度（peak width）。色谱峰的区域宽度是色谱流出曲线的重要参数之一，是用于衡量柱效率及反映色谱操作条件的动力学因素。用来衡量色谱峰宽度的参数，有三种表示方法：

①标准偏差（standard deviation）σ。当色谱峰呈正态分布时，曲线两侧拐点之间距离的一半，即峰高 0.607 倍处的宽度的一半。

②半峰宽（peak width at half-height）$Y_{1/2}$。色谱峰高一半处的宽度

$$Y_{1/2}=2.354\,\sigma \tag{5—23}$$

③峰底宽（peak width at peak base）Y。从色谱峰两侧拐点作切线，这两根切线与基线交点之间的距离。

$$Y=4\sigma \tag{5—24}$$

2. 色谱分离的基本原理

色谱分离的实质是在互不相溶的两相—流动相和固定相的体系中，当两相作相对运动时，第三组分（即溶质或吸附质）连续不断地在两相之间进行分配，这种分配过程即为色谱过程。由于流动相、固定相以及溶质混合物性质的不同，在色谱过程中溶质混合物中的各组分表现出不同的色谱行为，从而使各组分彼此相互分离，这就是色谱分析法的实质。描述色谱分离过程的参数有分配系数 K、分配比 k 和分离度 R。

色谱分析的目的是将样品中各组分彼此分离，组分要达到完全分离，两峰间的距离必须足够远，两峰间的距离是由组分在两相间的分配系数决定的，即与色谱过程的热力学性质有关。但是两峰间虽有一定距离，如果每个峰都很宽，以致彼此重叠，还是不能分开。这些峰的宽或窄是由组分在色谱柱中传质和扩散行为决定的，即与色谱过程的动力学性质有关。因此，要从热力学和动力学两方面来研究色谱行为。

三、色谱定性、定量分析

1. 色谱的定性分析

色谱定性分析就是要确定各色谱峰所代表的化合物。当前色谱定性常用的方法有以下三种。

（1）根据色谱保留值进行定性分析

这是气相色谱定性分析中最方便的方法。这个方法基于在一定操作条件下，各组分的保留时间是一定值的原理。因此将已知纯物质在相同的色谱条件下的保留时间与未知物的保留时间进行比较，就可以定性鉴定未知物。若二者相同，则未知物可能是已知的纯物质；不

同，则未知物就不是该纯物质。纯物质对照法定性只适用于对组分性质已有所了解，组成比较简单，且有纯物质的未知物。为了提高定性分析的可靠性，还可进一步改变色谱条件（分离柱、流动相、柱温等）或在样品中添加标准物质，如果被测物的保留时间仍然与标准物质一致，则可认为它们为同一物质。如果未知样品较复杂，可采用在未知混合物中加入已知物，通过未知物中哪个峰增大，来确定未知物的成分。

（2）利用检测器的选择性进行定性分析

同一样品可以采用多种检测方法检测，如果待测组分和标准物在不同的检测器上有相同的响应行为，则可初步判断两者是同一种物质。在液相色谱中，还可通过二极管阵列检测器比较两个峰的紫外或可见光谱图。

（3）与其他方法结合的定性分析法

1）与其他仪器联用定性。将具有定性能力的分析仪器如质谱（MS）、红外（IR）、原子吸收光谱（AAS）、原子发射光谱（AES 和 ICP-MS）等仪器作为色谱仪的检测器即可获得比较准确的定性信息。

2）柱前或柱后化学反应定性。在色谱柱后装 T 形分流器，将分离后的组分导入官能团试剂反应管，利用官能团的特征反应定性。也可在进样前将被分离化合物与某些特殊反应试剂反应生成新的衍生物，于是该化合物在色谱图上的出峰位置或峰的大小就会发生变化，甚至不被检测。由此得到被测化合物的结构信息。

应用色谱法进行定性分析还存在着一定的问题。近年来，色谱与质谱、光谱等联用，这样既充分利用了色谱的高效分离能力，又利用了质谱、光谱等仪器的高鉴定能力，并结合电子计算机对数据进行快速处理及检索，为未知物的定性分析打开了一个广阔的前景。

2. 定量分析

色谱定量分析的依据是被测物质的量与它在色谱图上的峰面积（或峰高）成正比。因为峰高比峰面积更容易受分析条件波动的影响，且峰高标准曲线的线性范围也较峰面积的窄，因此，通常情况是采用峰面积进行定量分析。

（1）峰面积测量方法

峰面积是色谱图提供的基本定量数据，峰面积测量的准确与否直接影响定量结果。对于不同峰型的色谱峰采用不同的测量方法。

（2）定量计算方法

1）归一化法。归一化法是气相色谱中常用的一种定量方法。应用这种方法的前提条件是试样中各组分必须全部流出色谱柱，并在色谱图上都出现色谱峰。当测量参数为峰面积时，归一化的计算公式为：

$$x_i=\frac{m_i}{m}\times100\%=\frac{m_i}{m_1+m_2+\cdots+m_n}\times100\%=\frac{A_if_i}{A_1f_1+A_2f_2+\cdots+A_nf_n}\times100\% \quad (5—25)$$

式中　$X_i\%$——被测组分 i 的百分含量；

A_1、A_2、…、A_n——组分 1～n 的峰面积；

f'_1、f'_2、…、f'_n——组分 1～n 的相对校正因子。

归一化法的优点是简单、准确，操作条件变化时对定量结果影响不大。但此法在实际工作中仍有一些限制，比如，样品的所有组分必须全部流出，且出峰。某些不需要定量的组分也必须测出其峰面积及 f'_i 值。此外，测量低含量尤其是微量杂质时，误差较大。

2）外标法。外标法实际上就是常用的标准曲线法。首先用纯物质配制一系列不同浓度的标准试样，在一定的色谱条件下准确定量进样，测量峰面积（或峰高），绘制标准曲线。进行样品测定时，要在与绘制标准曲线完全相同的色谱条件下准确进样，根据所得的峰面积（或峰高），从曲线查出被测组分的含量。外标法不使用校正因子，准确性较高，操作条件变化对结果准确性影响较大。对进样量的准确性控制要求较高，适用于大批量试样的快速分析。

3）内标法。内标法是将已知浓度的标准物质（内标物）加入到未知样品中去，然后比较内标物和被测组分的峰面积，从而确定被测组分的浓度。由于内标物和被测组分处在同一基体中，因此可以消除基体带来的干扰。内标法的校准曲线是用 A_i/A_s 对 x_i 作图，其中 A_s 为内标物的峰面积。分析时，在样品中加入和制作标准曲线时所用的同样的内标物，测出其峰面积比，从标准曲线上查出被测物的含量。

内标物应满足的要求：在所给定的色谱条件下具有一定的化学稳定性；在接近所测定物质的保留时间内洗脱下来；与两个相邻峰达到基线分离；物质特有的校正因子应为已知的或者可测定；与待测组分有相近的浓度和类似的保留行为；具有较高的纯度。

内标法的优点：进样量不必准确；操作条件稍有变化对结果没有什么影响，因此定量结果比较准确。该法适宜于低含量组分的分析，且不受归一法使用上的局限。内标法的主要缺点：一是每次分析都要用分析天平准确称出内标物和样品的质量，费时费力；二是在样品中加入一个内标物，因此对分离度的要求比原样品更高。

4）标准加入法。标准加入法可以看作是内标法和外标法的结合。具体操作是取等量样品若干份，加入不同浓度的待测组分的标准溶液进行色谱分析，以加入的标准溶液的浓度为横坐标，峰面积为纵坐标绘制工作曲线。样品中待测组分的浓度即为工作曲线在横坐标延长线上的交点到坐标原点的距离。由于待测组分以及加入的标准溶液处在相同的样品基体中，因此，这种方法可以消除基体干扰。但是，由于对每一个样品都要配制三个以上的、含样品溶液和标准溶液的混合溶液，这种方法不适于大批样品的分析。

四、气相色谱法

用气体作为流动相的色谱法称为气相色谱法。根据固定相的状态不同，又可将其分为气固色谱和气液色谱。气固色谱是用多孔性固体为固定相，分离的主要对象是一些永久性的气体和低沸点的化合物。但由于气固色谱可供选择的固定相种类甚少，分离的对象不多，且色谱峰容易产生拖尾，因此实际应用较少。气相色谱多用高沸点的有机化合物涂渍在惰性载体上作为固定相，对于在 450℃以下有 1.5～10 kPa 的蒸气压且热稳定性好的有机及无机化合物都可用气液色谱分离，所以气液色谱有广泛的实用价值。

1. 气相色谱仪

（1）气相色谱流程

气相色谱法用于分离分析样品的基本过程如图 5—13 所示。气相色谱分析过程由高压钢瓶 1 供给的流动相载气，经减压阀 2、净化器 3、流量调节器 4、转子流速计 5 和压力表 6 后，以稳定的压力、恒定的流速连续流过气化室 7、色谱柱 8、检测器 9，最后放空。气化室与进样口相接，它的作用是把从进样口注入的液体试样瞬间汽化为蒸气，以便随载气带入色谱柱中进行分离，分离后的样品随载气依次带入检测器，检测器将组分的浓度（或质量）变化转化为电信号，电信号经放大器 10 放大后，由记录仪 12 记录下来，即得色谱图。11 为温度控制器。

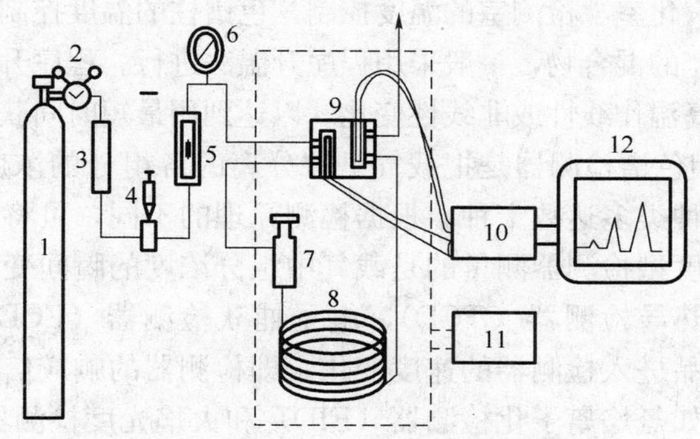

图 5—13　气相色谱流程示意图

1—高压钢瓶　2—减压阀　3—净化器　4—流量调节器　5—转子流速计　6—压力表
7—气化室　8—色谱柱　9—检测器　10—放大器　11—温度控制器　12—记录仪

（2）气相色谱仪的结构

气相色谱仪由五大系统组成：气路系统、进样系统、分离系统、控温系统以及检测和记录系统。

1）气路系统。气相色谱仪具有一个让载气连续运行、管路密闭的气路系统。通过该系统，可以获得纯净的、流速稳定的载气。常用的载气有氮气和氢气，也有氦气、氩气和空气。载气的净化，需经过装有活性炭或分子筛的净化器，以除去载气中的水、氧等不利的杂质。一般载气的变化程度<1%。

2）进样系统。进样系统包括进样器和汽化室两部分。进样系统的作用是将液体或固体试样，在进入色谱柱之前瞬间汽化，然后快速定量地转入到色谱柱中。进样量的大小、进样时间的长短、试样的气化速度等都会影响色谱的分离效果和分析结果的准确性和重现性。

①进样器。常用的进样器有两种：

a. 阀进样器。气体样品的进样常用色谱仪本身配置的六通阀定量进样。

b. 液体样品的进样一般采用微量注射器。填充柱色谱常用 10 μL；毛细管色谱常用 1 μL；新型仪器带有全自动液体进样器，清洗、润冲、取样、进样、换样等过程自动完成，一次可放置数百个试样。

②气化室。为了让样品在汽化室中瞬间汽化而不分解，因此要求汽化室热容量大，无催化效应。为了尽量减少柱前谱峰变宽，汽化室的死体积应尽可能小。

3）分离系统。分离系统由色谱柱组成。色谱柱主要有两类：填充柱和毛细管柱。

填充柱：由不锈钢或玻璃材料制成，内装固定相，一般内径为 2～4 mm，长 1～3 m。

填充柱的形状有U形和螺旋形两种。

毛细管柱：又叫空心柱，分为涂壁、多孔层和涂载体空心柱三部分。空心毛细管柱材质为玻璃或石英。内径一般为0.2～0.5 mm，长度30～300 m，呈螺旋形。毛细管色谱柱渗透性好，传质阻力小，而柱子可以做到几十米长。与填充柱相比，其分离效率高（理论塔板数可达106）、分析速度快、样品用量小，但柱容量低、要求检测器的灵敏度高。

4）控制温度系统。温度直接影响色谱柱的选择分离、检测器的灵敏度和稳定性。控制温度主要是对色谱柱炉、汽化室、检测室的温度控制。色谱柱的温度控制方式有恒温和程序升温两种。对于沸点范围很宽的混合物，一般采用程序升温法进行。程序升温是指在一个分析周期内柱温随时间由低温向高温作线性或非线性变化，以达到用最短时间获得最佳分离的目的。

5）检测系统。气相色谱检测器是把载气里被分离的各组分的浓度或质量转换成电信号的装置。目前检测器的种类多达数十种。根据检测原理的不同，可将其分为浓度型检测器和质量型检测器两种：浓度型检测器测量的是载气中组分浓度的瞬间变化，即检测器的响应值正比于组分的浓度，如热导检测器（TCD）、电子捕获检测器（ECD）；质量型检测器测量的是载气中所携带的样品进入检测器的速度变化，即检测器的响应信号正比于单位时间内组分进入检测器的质量，如氢焰离子化检测器（FID）和火焰光度检测器（FPD）。

①检测器的性能指标。一个优良的检测器应具有以下几个性能指标：灵敏度高，检出限低，死体积小，响应迅速，线性范围宽和稳定性好。通用性检测器要求适用范围广，选择性检测器要求选择性好。以下分别说明。

a. 灵敏度。当一定浓度或一定质量的组分进入检测器，产生一定的响应信号 R。信号越大灵敏度越高。科学的定量方法是以进样量 c（单位：mg/mL或g/s）对响应信号 R 作图得到一条通过原点的直线。直线的斜率就是检测器的灵敏度 S。因此，灵敏度可定义为信号 R 对进入检测器的组分量 c 的变化率：

$$S=\frac{\Delta R}{\Delta c} \tag{5—26}$$

对于浓度型的检测器，ΔR 取mV，ΔC 取mg/mL，灵敏度 S 的单位是 $mV \cdot mL \cdot mg^{-1}$，对于质量型检测器，$\Delta C$ 取g/s，灵敏度 S 的单位是 $mV \cdot s \cdot g^{-1}$。

b. 检出限。当检测器输出信号放大时，电子线路中固有的噪声同时也被放大，使基线波动，如图5—14所示。取基线起伏的平均值为噪声的平均值，用符号 N 表示。

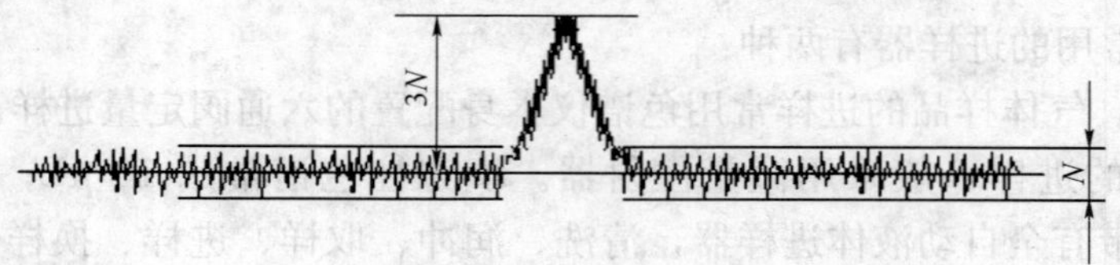

图5—14　基线的噪声

从图中可以看出：如果要把信号从本底噪声中识别出来，则组分的响应值就一定要高于 N。检出限定义为：检测器恰能产生三倍噪声（$3N$）时的单位时间（单位：s）引入检测器的样品量（单位：g）或单位体积（单位：mL）载气中需含的样品量。检出限与灵敏度成反比，与噪声成正比。

c. 最小检测量。在实际工作中，检测器不可能单独使用，它总是与柱、汽化室、记录器及连接管道等组成一个色谱体系。最小检测量指产生三倍噪声峰高时，色谱体系（即色谱仪）所需的进样量。最小检测量和检出限是两个不同的概念。检出限只用来衡量检测器的性能；而最小检测量不仅与检测器性能有关，还与色谱柱效及操作条件有关。

d. 线性范围。检测器的线性范围定义为在检测器呈线性时最大和最小进样量之比，或最大允许进样量（浓度）与最小检测量（浓度）之比。不同类型检测器的线性范围差别也很大，如氢焰检测器的线性范围可达 10^7，热导检测器则在 10^5 左右。

e. 响应时间。响应时间指进入检测器的某一组分的输出信号达到其真值的 63%时所需的时间。

②检测器种类。以下分别介绍常见的气相色谱检测器。

a. 热导池检测器（thermal conductivity detector，TCD）。热导池检测器是根据不同的物质具有不同的热导系数的原理制成的。热导池检测器是一种结构简单，性能稳定，线性范围宽，对无机、有机物质都有响应，灵敏度适中的检测器，因此在气相色谱中广泛应用。其主要缺点是灵敏度较低。

b. 氢火焰离子化检测器（hydrogen flame ionization detector，FID）。它是典型的质量型检测器，具有结构简单，灵敏度高、死体积小、响应快、稳定性好的特点，是目前常用的检测器之一。

氢焰检测器的检测原理是以氢气和空气燃烧的火焰作为能源，利用有机物 C_nH_m 在火焰中燃烧电离形成含碳自由基 CH_3^*、CH_2^* CH^*，自由基发生反应：

$$2CH^* + O_2{}^* \rightarrow 2CHO^+ + 2e^- \quad (5—27)$$

$$CHO^+ + H_2O \rightarrow H_3O^+ + CO \quad (5—28)$$

CHO^+ 和 H_3O^+ 和 e^- 在外加直流电场作用下，定向运动产生电流而被检测记录。但是，它仅对含碳有机化合物有响应，对某些物质，如永久性气体、水、一氧化碳、二氧化碳、氮的氧化物、硫化氢等不产生信号或者信号很弱。比热导池检测器的灵敏度高出近 3 个数量级，检测下限可达 10^{-12}g/g。

c. 电子捕获检测器（electron capture detector，ECD）。电子捕获检测器是一个具有高灵敏度和高选择性的浓度型检测器，电子捕获检测器在应用上仅次于热导池和氢火焰检测器。它只对具有电负性的物质，如含有卤素、硫、磷、氮的物质有响应，且电负性越强，检测器灵敏度越高，其检测下限可达 10^{-14} g/mL，对大多数烃类没有响应。其线性范围较窄，在定量分析时应特别注意。

d. 火焰光度检测器（flame photometric detector，FPD）。火焰光度检测器（FPD）又叫硫磷检测器。它是一种对含硫、磷的有机化合物具有高选择性和高灵敏度的检测器。检测器主要由火焰喷嘴、滤光片、光电倍增管构成。根据硫、磷化合物在富氢火焰中燃烧时，生成化学发光物质，并能发射出特征频率的光，记录这些特征光谱，即可检测硫、磷化合物。

e. 氮磷检测器（nitrogen phosphorus detector，NPD）是一种质量检测器，是适用于分析氮、磷化合物的高灵敏度、高选择性检测器。它具有与 FID 相似的结构，只是将一种涂有碱金属盐（如 Na_2SiO_3）的陶瓷珠，放置在燃烧的氢火焰和收集极之间，当试样蒸气和氢气流通过碱金属盐表面时，含氮、磷的化合物便会从被还原的碱金属蒸气上获得电子，失去电子的碱金属形成盐再沉积到陶瓷珠的表面上。氮磷检测器的使用寿命长、灵敏度极高，可以检测到 5×10^{-13} g/s 的偶氮苯类含氮化合物，2.5×10^{-13} g/s 的含磷化合物。

6）记录系统。记录系统是一种能自动记录由检测器输出的电信号的装置。

2. 气相色谱的固定相及其选择

气相色谱固定相可分为液体固定相和固体固定相两类。

（1）液体固定相

液体固定相是将固定液均匀涂渍在载体而成。

1）固定液。①固定液的要求。固定液一般为高沸点的有机物，能做固定相的有机物必须具备下列条件：热稳定性好，在操作温度下，不发生聚合、分解或交联等现象，且有较低的蒸气压，以免固定液流失；通常，固定液有一个“最高使用温度”；化学稳定性好，固定液与样品或载气不能发生不可逆的化学反应；固定液的黏度和凝固点低，以便在载体表面能均匀分布；各组分必须在固定液中有一定的溶解度，否则样品会迅速通过柱子，难以使组分分离。

②固定液的分类。目前用于气相色谱的固定液有数百种，一般按化学结构、极性、应用等方面的不同来分类。在各种色谱手册中，一般将固定液按有机化合物的分类方法分为脂肪烃、芳烃、醇、酯、聚酯、胺、聚硅氧烷等。

③固定液的选择。在选择固定液时，一般按“相似相溶”的规律选择，因为这时的分子间的作用力强，选择性高，分离效果好。

2）载体。载体是固定液的支持骨架，使固定液能在其表面上形成一层薄而均匀的液膜。载体应有如下的特点：具有多孔性，即比表面积大；化学惰性且具有较好的浸润性；热稳定性好；具有一定的机械强度，使固定相在制备和填充过程中不易粉碎。

（2）固体固定相

用气相色谱分析永久性气体及气态烃时，常采用固体吸附剂作固定相。常用的固体吸附剂有：

1）活性炭。有较大的比表面积，吸附性较强。

2）活性氧化铝。有较大的极性。适用于常温下 O_2、N_2、CO、CH_4、C_2H_6、C_2H_4 等气体的相互分离。CO_2 能被活性氧化铝强烈吸附而不能用这种固定相进行分析。

3）硅胶。具有与活性氧化铝大致相同的分离性能，除能分析上述物质外，还能分析 CO_2、N_2O、NO、NO_2 等，且能够分离臭氧。

4）分子筛。具有几何选择性，对极性分子和极化率大的分子作用力强，对可形成氢键的化合物有很强的作用力，即使在低浓度、高温、高流速下对被吸附物质也有较高的吸附能力。特别适用于永久性气体和惰性气体的分离。

5）高分子多孔微球（GDX 系列）。GDX 是球形，大小均匀，有利于色谱柱的填充。适合于有机物中微量水的测定，半水煤气成分的测定，CO_2 和 N_2O 的分析，分离低碳烃和脂肪醇。

3. 气相色谱分离操作条件的选择

(1) 色谱柱及使用条件的选择

1) 固定相的选择。在选择固定液时，一般按“相似相溶”的规律选择，因为这时的分子间的作用力强、选择性高、分离效果好。在应用中，应根据实际情况并按如下几个方面考虑：

①非极性试样一般选用非极性固定液。非极性固定液对样品的保留作用。分离时，试样中各组分基本上按沸点从低到高的顺序流出色谱柱；若样品中含有同沸点的烃类和非烃类化合物，则极性化合物先流出。

②中等极性的试样应首先选用中等极性固定液。分离时组分基本上按沸点从低到高的顺序流出色谱柱，但对于同沸点的极性和非极性物，非极性组分先流出。

③强极性的试样应选用强极性固定液。组分一般按极性从小到大的顺序流出；对含有极性和非极性的样品，非极性组分先流出。

④具有酸性或碱性的极性试样，可选用带有酸性或碱性基团的高分子多孔微球，组分一般按相对分子质量大小顺序分离。

⑤能形成氢键的试样，应选用氢键型固定液，如腈醚和多元醇固定液等。各组分将按形成氢键的能力大小顺序分离。

2) 固定液配比（涂渍量）的选择。固定液配比是固定液在担体上的涂渍量。一般指固定液与担体的百分比，配比通常为5%～25%。配比越低，担体上形成的液膜越薄，传质阻力越小，柱效越高，分析速度也越快。配比较低时，固定相的负载量低，允许的进样量较小。分析工作中通常倾向于使用较低的配比。

3) 载体的选择。从范氏速率理论方程式可知，载体的粒度直接影响涡流扩散和气相传质阻力，间接地影响液相传质阻力。随着载体粒度的减小，柱效将明显提高，但粒度过细，阻力将明显增加，使柱压降增大，对操作带来不便。因此，一般根据柱径选择载体的粒度，保持载体的直径约为柱内径的1/20～1/25为宜。

4) 柱长和柱内径的选择。由于分离度正比于柱长的平方根，所以增加柱长对分离是有利的。但增加柱长会使各组分的保留时间增加，延长分析时间。因此，在满足一定分离度的条件下，应尽可能使用较短的柱长。增加色谱柱的内径，可以增加分离的样品量，但由于纵向扩散路径的增加，会使柱效降低。

5) 柱温的确定。柱温是一个重要的色谱操作参数，它直接影响分离效能和分析速度。首先应使柱温控制在固定液的最高使用温度（超过该温度固定液易流失）和最低使用温度（低于此温度固定液以固体形式存在）范围之内。柱温高于最高使用温度会造成固定液大量挥发流失。

柱温升高，被测组分的挥发度增大，即被测组分在气相中的浓度增大，组分的保留时间 t_R 缩短，低沸点组分峰易产生重叠。柱温降低，分离度增加，分析时间延长。对于难分离物质对，降低柱温虽然可在一定程度内使分离得到改善，但是不可能使之完全分离，这是由于两组分的相对保留值增大的同时，两组分的峰宽也在增加，当后者的增加速度大于前者时，两峰的交叠更为严重。

在实际工作中，柱温一般选择在接近或略低于组分平均沸点时的温度。组分复杂，沸程宽的试样，采用程序升温。

（2）载气种类和流速的选择

1）载气种类的选择。载气种类的选择应从三个方面考虑：载气对柱效的影响、检测器要求及载气性质。

载气摩尔质量大，可抑制试样的纵向扩散，提高柱效。载气流速较大时，传质阻力项起主要作用，采用较小摩尔质量的载气（如 H_2 或 He），可减小传质阻力，提高柱效。

热导检测器需要使用热导系数较大的氢气有利于提高检测灵敏度。在氢焰检测器中，氮气仍是首选目标。

在载气选择时，还应综合考虑载气的安全性、经济性及来源是否广泛等因素。

2）载气流速的选择。对载气流速和塔板高度作图，如图 5—15 所示。曲线的最低点，塔板高度 H 最小，柱效最高，其相应的流速是最佳流速。从图 5—15 可知，当 u 较小时，分子扩散项 B/u 是影响板高的主要因素，此时，宜选择相对分子质量较大的载气（N_2，Ar），以使组分在载气中有较小的扩散系数。当 u 较大时，传质阻力项 C_u 起主导作用，宜选择相对分子质量小的载气（H_2 或 He），使组分有较大的扩散系数，减小传质阻力，提高柱效。当然，载气的选择还要考虑与检测器相适应。

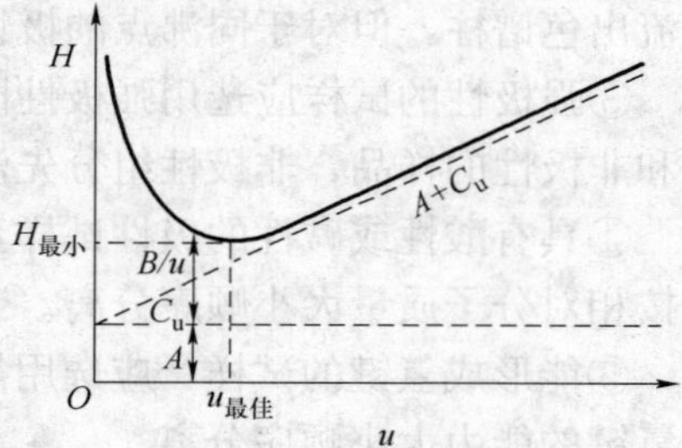

图 5—15 载气流速对柱效的影响

3）进样方式和进样量的选择。进样速度必须很快，因为当进样时间太长时，试样原始宽度将变大，色谱峰半峰宽随之变宽，有时甚至使峰变形影响测定。一般地，进样时间应在 1 s 以内。

色谱柱有效分离试样量，随柱内径、柱长及固定液用量不同而异。柱内径大，固定液用量高，可适当增加试样量，但进样量过大，会造成色谱柱超负荷，柱效急剧下降，峰形变宽，保留时间改变。

气体试样应采用气体进样阀进样。

4. 应用

目前，在我国工作场所中职业危害因素的标准检测方法中有很多是气相色谱法。

（1）工作场所空气中无机含碳化合物的一氧化碳的直接进样—气相色谱法（GBZ/T 160.28—2004）

1）原理。空气中的一氧化碳用注射器采集，直接进样。一氧化碳在氢气中经分子筛与碳多孔小球串联柱分离，通过镍催化剂转化为甲烷，用氢焰离子化检测器检测；以保留时间定性，峰高或峰面积定量。

2）样品的采集、运输和保存。现场采样按照国家标准执行。在采样点，用空气样品抽洗 100 mL 注射器 3 次，然后抽取 100 mL 空气样品，立即封闭进气口后，垂直放置，置清洁容器内运输和保存。样品应尽快测定。

3）注意事项。本法的最低检出浓度为 1.25 mg/m³，测定范围为 1.25～500 mg/m³，相对标准偏差为 4.1%～5.8%。若空气峰与一氧化碳峰有重叠时，可选择载气或氮气的最佳流量，或将碳多孔小球在氢气流下于 180℃处理 6 h，镍催化剂于 380℃处理 10 h。空气中的甲烷、二氧化碳及其他有机物均不干扰测定。

（2）工作场所空气中无机含磷化合物的磷化氢的气相色谱法（GBZ/T 160.30—2004）

1）原理。空气中的磷化氢用采气袋采集，直接进样，经 GDX-101 色谱柱分离，用火焰光度检测器检测，以保留时间定性，峰高或峰面积定量。

2）样品的采集、运输和保存。现场采样按照国家标准执行。在采样点，用双联橡皮球将现场空气样品打入采气袋中，放掉后，再打入，如此重复 5～6 次；然后，将空气样品打满采气袋，密封进气口，带回实验室测定。样品室温下至少可保存 7 天。

3）注意事项。本法的最低检出浓度为 0.001 mg/m^3（以进样 1 mL 空气样品计），测定范围为 0.001～1 mg/m^3，相对标准偏差为 4.0%～9.1%。如用 100 mL 注射器稀释标准气，应尽快测定，因磷化氢扩散很快，超过 2 h，浓度会明显降低。浓标准气标定后，如采气袋不漏气，至少可保存 15 天浓度不变。

（3）工作场所空气中无机含磷化合物的黄磷的吸收液采集—气相色谱法（GBZ/T 160.30—2004）

1）原理。空气中的黄磷用吸收液采集，直接进样，经 SE-30 和 QF-1 混合柱分离，用火焰光度检测器检测，以保留时间定性，峰面积定量。

2）样品的采集、运输和保存。现场采样按照国家标准执行。在采样点，用一支装有 5.0 mL 吸收液的多孔玻板吸收管，置于冰浴内，以 0.5 L/min 的流量采集空气样品15 min。采样后，封闭吸收管进出气口，置清洁的容器内运输和保存。样品应尽快测定。

3）注意事项。本法的检出限为 0.04 μg/mL，最低检出浓度为 0.03 mg/m^3（以采集 7.5L 空气样品计），测定范围为 0.04～0.50 μg/mL，平均相对标准偏差为 8.2%，平均采样效率为 93%。在配制标准溶液时，手不可直接接触黄磷，必须用镊子取出黄磷，在装有水的平皿中，用热水浸过的刀子去除表面氧化物，并将黄磷切割成小块；当黄磷发生自燃时，应尽快用水浇灭。磷化氢、五氧化二磷和红磷不干扰测定。

（4）工作场所空气中硫化物的二硫化碳的溶剂解吸-气相色谱法（GBZ/T 160.33—2004）

1）原理。空气中的二硫化碳用活性炭管采集，用苯解吸，经 OV-17 色谱柱分离后，用火焰光度检测器检测，以保留时间定性，峰高或峰面积定量。

2）样品的采集、运输和保存。现场采样按照国家标准执行。短时间采样：在采样点，打开活性炭管的两端，以 200 mL/min 的流量采集空气样品 15 min。长时间采样：在采样点，打开活性炭管的两端，以 50 mL/min 的流量采集空气样品 2～8 h。个体采样：在采样点，打开活性炭管的两端，佩戴在采样对象的前胸上部，以 50 mL/min 的流量采集空气样品 2～8 h。采样后立即封闭两端，置清洁容器内运输和保存。样品在冰箱内可保存 7 天。

3）注意事项。解吸后应尽快测定。本法的检出限为 0.01 μg/mL，最低检出浓度为 0.02 mg/m^3（以采集 3 L 空气样品计），测定范围为 0.01～6 μg/mL，相对标准偏差为 0.8%～4.8%，平均采样效率为 94.4%。100 mg 活性炭的穿透容量>2.6 mg。本法的平均解吸效率为 89%。本法也可以采用相应的毛细管色谱柱。硫化氢和硫代乙酸不干扰测定。

（5）工作场所空气中硫化物的六氟化硫和硫酰氟的直接进样—气相色谱法（GBZ/T 160.33—2004）

1）原理。空气中的六氟化硫和硫酰氟用注射器采集，直接进样，六氟化硫经癸二酸异二辛酯柱分离，热导检测器检测；硫酰氟经聚三氟氯乙烯腊柱分离，电子捕获检测器检测，以保留时间定性，峰高或峰面积定量。

2）样品的采集、运输和保存。现场采样按照国家标准执行。在采样点，用空气样品抽洗 100 mL 注射器 3 次，然后抽 100 mL 空气样品，用橡胶帽封闭注射器口，垂直放置，置清洁的容器内运输和保存。样品应当天尽快测定。

3）注意事项。本法的最低检出浓度：六氟化硫为 1630 mg/m^3（以进样 1 mL 计），硫酰氟为 0.04 mg/m^3（以进样 0.4 mL 计）。测定范围：六氟化硫为 1 630～10 000 mg/m^3，硫酰氟为 0.04～50 mg/m^3。相对标准偏差分别为 2.3%和 1.1%。

（6）工作场所空气中烷烃类化合物的戊烷、己烷和庚烷的热解吸—气相色谱法（GBZ/T 160.38—2007）

1）原理。空气中的戊烷、己烷和庚烷用活性炭管采集，250℃热解吸后进样，经色谱柱 1（FFAP 柱）或色谱柱 2（GDX-102 柱）分离，氢焰离子化检测器检测，以保留时间定性，峰高或峰面积定量。

2）样品的采集、运输和保存。现场采样按照国家标准执行。短时间采样：在采样点，打开活性炭管两端，以 200 mL/min 的流量采集空气样品 15 min。长时间采样：在采样点，打开活性炭管两端，以 50 mL/min 的流量采集空气样品 2～8 h。个体采样：打开活性炭管两端，佩戴在采样对象的前胸上部，尽量接近呼吸带，以 50 mL/min 的流量采集空气样品 2～8 h。样品空白：将活性炭管带至采样点，除不连接空气采样器采集空气样品外，其余操作同样品，作为样品的空白对照。采样后，立即封闭活性炭管两端，置清洁的容器内运输和保存。样品在室温下可保存 8 天，置冰箱内可保存更长时间。

3）注意事项。本法的检出限为 5×10^{-3} μg/mL（以进样 1.0 mL 计），最低检出浓度为 0.2 mg/m^3（以采集 3L 空气样品计），测定范围为 5×10^{-3}～10 μg/mL，相对标准偏差为 1.2%～5.7%。100mg 活性炭的穿透容量：正己烷为 9.1 mg，正庚烷为 6.8 mg。平均解吸效率：己烷为 86.7%，庚烷为 81%。每批活性炭管必须测定其解吸效率。本法可以采用色谱柱 1 或色谱柱 2，也可采用相应的毛细管色谱柱，均能分离戊烷、己烷、异己烷、庚烷和辛烷，以及苯、甲苯等化合物。

（7）工作场所空气中烷烃类化合物的辛烷溶剂解吸—气相色谱法（GBZ/T 160.38—2007）

1）原理。空气中的辛烷用活性碳管采集，二硫化碳解吸后进样，经 FFAP 色谱柱分离，氢焰离子化检测器检测，以保留时间定性，峰高或峰面积定量。

2）样品的采集、运输和保存。现场采样按照国家标准执行。短时间采样：在采样点，打开活性炭管两端，以 300 mL/min 的流量采集空气样品 15 min。长时间采样：在采样点，打开活性炭管两端，以 50 mL/min 的流量采集空气样品 2～8 h。个体采样：在采样点，打开活性炭管两端，佩戴在采样对象的前胸上部，尽量接近呼吸带，以 50 mL/min 的流量采集空气样品 2～8 h。样品空白：将活性炭管带至采样点，除不连接空气采样器采集空气样品外，其余操作同样品，作为样品的空白对照。采样后，立即封闭活性碳管两端，置清洁的容器内运输和保存。样品在室温下可保存 10 天。

3）注意事项。本法的检出限为 5.0×10^{-1} μg/mL，最低检出浓度为 0.15 mg/m^3（以采集 4.5 L 空气样品计），测定范围为 0～2400 μg/mL。当浓度为 300 μg/mL、600 μg/mL 和 1 200 μg/mL 时，相对标准偏差分别为 3.5%、2.9%和 3.5%。当辛烷的浓度为 500 mg/m^3 时，在室温 20℃，相对湿度 80%的条件下，100mg 活性炭对辛烷的穿透容量＞36.0 mg。活性炭采集辛烷的样品平均解吸效率为 98.5%。每批活性炭管必须测定其解吸效率。空气中与辛烷共存的正己烷、正庚烷、正壬烷、丙酮、丁酮等在本方法条件下不干扰测定。样品解吸方法：先将溶剂解吸型吸附剂管的前端倒入解吸瓶中解吸并测定，如果测定结果显示未超出吸附剂的穿透容量时，后段可以不用解吸和测定；当测定结果显示超出吸附剂的穿透容量时，再将后段吸附剂解吸并测定。

（8）工作场所空气中烷烃类化合物的壬烷溶剂解吸—气相色谱法（GBZ/T 160.38—2007）

1）原理。空气中的壬烷用活性炭管采集，二硫化碳解吸后进样，经 HP-5 色谱柱分离，氢焰离子化检测器检测，以保留时间定性，峰高或峰面积定量。

2）样品的采集、运输和保存。现场采样按照国家标准执行。短时间采样：在采样点，打开活性炭管两端，以 300 mL/min 的流量采集空气样品 15 min。长时间采样：在采样点，打开活性碳管两端，以 50 mL/min 的流量采集空气样品 2～8 h。个体采样：在采样点，打开活性炭管两端，佩戴在采样对象的前胸上部，尽量接近呼吸带，以 50 mL/min 的流量采集空气样品 2～8 h。样品空白：将活性炭管带至采样点，除不连接空气采样器采集空气样品外，其余操作同样品，作为样品的空白对照。采样后，立即封闭活性炭管两端，置清洁的容器内运输和保存。样品在室温下可保存 10 天。

3）注意事项。本法的检出限为 0.5 μg/mL，最低检出浓度为 0.15 mg/m^3（以采集 4.5 L 空气样品计），测定范围为 0.5～2400 μg/mL，相对标准偏差小于 3.2%。活性炭管的采样效率接近 100%，100 mg 活性炭对壬烷的穿透容量大于 18.0 mg。活性炭的平均解吸效率为 98.5%，每批活性炭管必须测定其解吸效率。空气中与壬烷共存的正己烷、正庚烷、正辛烷、丙酮、丁酮等在本方法条件下不干扰测定。样品解吸方法：先将溶剂解吸型吸附剂管的前端倒入解吸瓶中解吸并测定，如果测定结果显示未超出吸附剂的穿透容量时，后段可以不用解吸和测定；当测定结果显示超出吸附剂的穿透容量时，再将后段吸附剂解吸并测定。本法可采用相同极的毛细管色谱柱。

（9）工作场所空气中烷烃类化合物的戊烷、己烷和庚烷溶剂解吸—气相色谱法（GBZ/T160.38—2007）

1）原理。空气中的戊烷、己烷和庚烷用活性炭管采集，二硫化碳解吸后进样，经 100%聚甲基硅氧烷色谱柱分离，氢焰离子化检测器检测，以保留时间定性，峰高或峰面积定量。

2）样品的采集、运输和保存。现场采样按照国家标准执行。短时间采样：在采样点，打开活性炭管两端，以 100 mL/min 的流量采集空气样品 15 min。长时间采样：在采样点，打开活性炭管两端，以 20 mL/min 的流量采集空气样品 2～8 h。个体采样：在采样点，打开活性炭管两端，佩戴在采样对象的前胸上部，尽量接近呼吸带，以 20 mL/min 的流量采集空气样品 2～8 h。采样后，立即封闭活性炭管两端，置清洁的容器内运输和保存。样品在室温下可保存 7 天，置 4℃冰箱内可保存更长时间。

3）注意事项。本法的检出限为 0.2 μg/mL，最低检出浓度为 0.13 mg/m^3（以采集 1.5 L 空气样品计），测定范围为 0.2～3000 μg/mL，相对标准偏差为 1.8%～4.4%。100 mg 活性炭的穿透容量：戊烷为 15 mg，己烷为 9.1 mg，庚烷为 6.8 mg。平均解吸效率：戊烷、己烷和庚烷为 100%。本法可用其他相应的毛细管色谱柱。现场共存的苯、甲苯、二甲苯和环己烷等不干扰本法的测定。样品解吸方法：先将溶剂解吸型吸附剂管的前端倒入解吸瓶中解吸并测定，如果测定结果显示未超出吸附剂的穿透容量时，后段可以不用解吸和测定；当测定结果显示超出吸附剂的穿透容量时再将后段吸附剂解吸并测定。在有多种戊烷同分异构体共存时，应分别定量。

（10）工作场所空气中烯烃类化合物的丁二烯的溶剂解吸—气相色谱法（GBZ/T 160.39—2007）

1）原理。空气中丁二烯用活性炭管采集，二氯甲烷解吸后进样，经色谱柱分离，氢焰离子化检测器检测，以保留时间定性，峰高或峰面积定量。

色谱柱：3 m×4 mm，邻苯二甲酸二丁酯∶β，β′-氧二丙腈∶6201 红色担体＝17∶8.5∶100。

2）样品的采集、运输和保存。现场采样按照国家标准执行。短时间采样：在采样点，打开活性炭管两端，以 200 mL/min 的流量采集空气样品 15 min。长时间采样：在采样点，打开活性炭管两端，以 50 mL/min 的流量采集空气样品 2～8 h。个体采样：在采样点，打开活性炭管两端，佩戴在采样对象的前胸上部，尽量接近呼吸带，以 50 mL/min 的流量采集空气样品 2～8 h。采样后，立即封闭活性炭管两端，置清洁的容器内运输和保存。样品在 4℃冰箱内可稳定保存 7 天。

3）注意事项。本法的检出限为 0.9 μg/mL，最低检出浓度为 0.3 mg/m^3（以采集 3 L 空气样品计），测定范围为 0.9～621 μg/mL，相对标准偏差为 0.5%～5.3%。200 mg 活性炭的穿透容量为 5. 5 mg。解吸效率为 84.1%～99.4%。每批活性炭管应测定其解吸效率。正丁烯、顺-2-丁烯、反-2-丁烯、1-丁烯等不干扰测定。本法可以使用同类型的毛细管色谱柱进行测定。样品解吸方法：先将溶剂解吸型吸附剂管的前端倒入解吸瓶中解吸并测定，如果测定结果显示未超出吸附剂的穿透容量时，后段可以不用解吸和测定；当测定结果显示超出吸附剂的穿透容量时再将后段吸附剂解吸并测定。

（11）工作场所空气中烯烃类化合物的丁烯的直接进样—气相色谱法（GBZ/T 160.39—2007）

1）原理。空气中的丁烯用注射器采集，直接进样，经色谱柱分离，氢焰离子化检测器检测，以保留时间定性，峰高或峰面积定量。

色谱柱：3 m×4 mm，邻苯二甲酸二丁酯∶β，β′-氧二丙腈∶6201 红色担体＝17∶8.5∶100。

2）样品的采集、运输和保存。现场采样按照国家标准执行。在采样点，用样品空气抽洗 100 mL 注射器 3 次，抽 100 mL 样品空气。采样后，立即封闭注射器口，垂直放置，于清洁容器中运输和保存。样品应在 24 h 内测定。

3）注意事项。本法的最低检出浓度为 1 mg/m^3（以进样 1 mL 计），测定范围为 1～1000 mg/m^3，相对标准偏差为 2.9%～6.0%。本法可以使用同类型的毛细管色谱柱进行测定。

（12）工作场所空气中烯烃类化合物的二聚环戊二烯的溶剂解吸—气相色谱法（GBZ/T 160.39—2007）

1）原理。空气中的二聚环戊二烯用活性炭管采集，二硫化碳溶剂解吸后进样，经 FFAP 色谱柱分离，氢焰离子化检测器检测，以保留时间定性，峰高或峰面积定量。

2）样品的采集、运输和保存。现场采样按照国家标准执行。短时间采样：在采样点，打开活性炭管两端，以 200 mL/min 的流量采集空气样品 15 min。长时间采样：在采样点，打开活性炭管两端，以 30 mL/min 的流量采集空气样品 2～8 h。个体采样：在采样点，打开活性炭管两端，佩戴在采样对象的前胸上部，尽量接近呼吸带，以 30 mL/min 的流量采集空气样品 2～8 h。样品空白：将活性炭管带至采样点，除不连接空气采样器采集空气样品外，其余操作同样品，作为样品的空白对照。采样后，立即封闭活性炭管两端，置清洁的容器内运输和保存。样品在室温下可保存 7 天。

3）注意事项。本法的检出限为 0.4 μg/mL，最低检出浓度为 0.13 mg/m^3（以采集 3 L 空气样品计），测定范围为 0.4～720 μg/mL，相对标准偏差小于 2.2%。100mg 活性炭的穿透容量大于 7.0mg（相对湿度为 85%）。解吸效率为 90.6%～97.7%。本法可有效分离共存的苯、甲苯、二甲苯；高浓度苯乙烯干扰本法。本法可以使用同类型的毛细管色谱柱进行测定。样品解吸方法：先将溶剂解吸型吸附剂管的前端倒入解吸瓶中解吸并测定，如果测定结果显示未超出吸附剂的穿透容量时，后段可以不用解吸和测定；当测定结果显示超出吸附剂的穿透容量时再将后段吸附剂解吸并测定。

（13）工作场所空气中混合烃类化合物的溶剂汽油、液化石油气和抽余油的直接进样—气相色谱法（GBZ/T 160.40—2004）

1）原理。空气中的溶剂汽油、液化石油气和抽余油用注射器采集，直接进样，经色谱柱分离，氢焰离子化检测器检测，以保留时间定性，峰高或峰面积定量。

色谱柱 1（用于溶剂汽油）：2 m×4 mm，依次装 28g 80～100 目玻璃微球、3 g 100～140 目玻璃微球和 2.5g 四（2-氰乙氧基甲基）甲烷：202 红色担体＝25：100。

色谱柱 2（用于液化石油气）：2 m×4 mm，80～100 目玻璃微球。

色谱柱 3（用于抽余油）：2 m×4 mm，FFAP：Chromosorb WAW＝10：100。

2）样品的采集、运输和保存。现场采样按照国家标准执行。在采样点，用空气样品抽洗 100 mL 注射器三次，然后抽取 100 mL 空气样品，立即封闭注射器进气口。垂直放置于清洁容器内运输和保存，当天尽快测定完毕。

3）注意事项。本法的最低检出浓度：液化石油气为 2.4 mg/m^3，溶剂汽油为 1.5 mg/m^3，抽余油为 3 mg/m^3。测定范围为 1.5～1000 mg/m^3，相对标准偏差为 1.2%～6.3%。液化石油气、溶剂汽油和抽余油均为烷烃和烯烃的混合物，在本法的色谱条件下，液化石油气和溶剂汽油分别出一个色谱峰，其保留时间和响应值分别与正戊烷和正己烷相同。抽余油以与正庚烷的保留时间一致的峰计。因溶剂汽油种类不同，本法的色谱条件应根据测定种类而调节至最佳状态。烃、醇、酯、酮等不干扰测定。

(14) 工作场所空气中混合烃类化合物的溶剂汽油和非甲烷总烃的热解吸—气相色谱法（GBZ/T 160.40—2004）

1）原理。空气中的溶剂汽油和非甲烷总烃用活性炭管采集，在230℃（用于溶剂汽油）或350℃（用于非甲烷总烃）热解吸后进样，经色谱柱分离，氢焰离子化检测器检测，以保留时间定性，峰高或峰面积定量。

色谱柱1（用于溶剂汽油）：2 m×4 mm，依次装28g 80～100目玻璃微球、3 g 100～140目玻璃微球和2.5g 四（2-氰乙氧基甲基）甲烷：202红色担体=25：100。

色谱柱2（用于非甲烷总烃）：2 m×4 mm，80～100目玻璃微球。

2）样品的采集、运输和保存。现场采样按照国家标准执行。短时间采样：在采样点，打开活性炭管两端，以100 mL/min的流量采集空气样品15 min。长时间采样：在采样点，打开活性炭管两端，以50 mL/min的流量采集空气样品2～8 h。个体采样：在采样点，打开活性炭管，佩戴在监测对象的前胸上部，进气口向上，尽量接近呼吸带，以50 mL/min的流量采集空气样品2～8 h。采样后，封闭活性炭管两端，置清洁的容器内运输和保存。在室温下样品至少可保存7天，低温下可延长保存时间。

3）注意事项。本法的检出限：溶剂汽油为1.5×10^{-3} μg/mL，非甲烷总烃为3×10^{-4} μg/mL。最低检出浓度：溶剂汽油为0.1 mg/m^3，非甲烷总烃为0.02 mg/m^3（以采集1.5 L空气样品计）。测定范围为3×10^{-4}～1 μg/mL，相对标准偏差为4%左右。本法的穿透容量：溶剂汽油为14mg，非甲烷总烃为13.5 mg。解吸效率：溶剂汽油为96.5%，非甲烷总烃为99.7%。应将收集总烃解吸气的注射器置40℃恒温箱中保温，以防止器壁吸附总烃。每批活性炭管必须测定其解吸效率。沸点较高的溶剂汽油解吸效率较低，而且不稳定，不宜用本法测定。

(15) 工作场所空气中脂环烃类化合物的环己烷、甲基环己烷和松节油的溶剂解吸—气相色谱法（GBZ/T 160.41—2004）

1）原理。空气中的环己烷、甲基环己烷和松节油用活性炭管采集，二硫化碳解吸后进样，经FFAP色谱柱分离，氢焰离子化检测器检测，以保留时间定性，峰高或峰面积定量。

2）样品的采集、运输和保存。现场采样按照国家标准执行。短时间采样：在采样点，打开活性炭管两端，以100 mL/min的流量采集空气样品15 min。长时间采样：在采样点，打开活性炭管两端，以50 mL/min的流量采集空气样品2～8 h。个体采样：在采样点，打开活性炭管两端，佩戴在采样对象的前胸上部，尽量接近呼吸带，以50 mL/min的流量采集空气样品2～8 h。采样后，立即封闭活性炭管两端，置清洁容器内运输和保存。样品在室温下可保存8天，冰箱内可保存更长时间。

3）注意事项。本法的检出限：环己烷和甲基环己烷为8 μg/mL，松节油为7 μg/mL。最低检出浓度：环己烷和甲基环己烷为5.3 mg/m^3，松节油为4.7 mg/m^3（以采集1.5 L空气样品计）。测定范围：环己烷和甲基环己烷为8～500 μg/mL，松节油为7～500 μg/mL。相对标准偏差：环己烷和甲基环己烷为1.8%～3.5%，松节油为2.5%～3.1%。100mg活性炭的穿透容量：环己烷和甲基环己烷为 10.8 mg，松节油为 11 mg 以上。平均解吸效率：环己烷和甲基环己烷为 89%，松节油为 100.4%。每批活性炭管必须测定其解吸效率。本法可以采用相应的毛细管色谱柱。

(16) 工作场所空气中脂环烃类化合物的环己烷和甲基环己烷的热解吸—气相色谱法 (GBZ/T 160.41—2004)

1）原理。空气中的环己烷和甲基环己烷用活性炭管采集，250℃热解吸后进样，经 FFAP 色谱柱分离，氢焰离子化检测器检测，以保留时间定性，峰高或峰面积定量。

2）样品的采集、运输和保存。现场采样按照国家标准执行。短时间采样：在采样点，打开活性炭管两端，以 100 mL/min 的流量采集空气样品 15 min。长时间采样：在采样点，打开活性炭管两端，以 50 mL/min 的流量采集空气样品 2～8 h。个体采样：在采样点，打开活性炭管两端，佩戴在采样对象的前胸上部，尽量接近呼吸带，以 50 mL/min 的流量采集空气样品 2～8 h。采样后，立即封闭活性炭管两端，置清洁容器内运输和保存。样品在室温下可保存 8 天，冰箱内可保存更长时间。

3）注意事项。本法的检出限为 0.04 μg/mL，最低检出浓度为 2.7 mg/m^3（以采集 1.5 L 空气样品计），测定范围为 2.7～230 mg/m^3，相对标准偏差为 4.4%～8.4%。100 mg 活性炭穿透容量为 10.8 mg，平均解吸效率为 94.9%。每批活性炭管必须测定其解吸效率。本法可有效分离苯、甲苯、正己烷、正庚烷等。本法可以采用相应的毛细管色谱柱。

(17) 工作场所空气中芳香烃化合物的苯、甲苯、二甲苯、乙苯和苯乙烯的溶剂解吸—气相色谱法（GBZ/T 160.42—2007)

1）原理。空气中的苯、甲苯、二甲苯、乙苯和苯乙烯用活性炭管采集，二硫化碳解吸后进样，经色谱柱分离，氢焰离子化检测器检测，以保留时间定性，峰高或峰面积定量。

色谱柱 1：2 m×4 mm，PEG 6000（或 FFAP）：6201 红色担体＝5：100。

色谱柱 2：2 m×4 mm，邻苯二甲酸二壬酯（DNP）：有机皂土-34：Shimalite 担体＝5：5：100。

色谱柱 3：30 m×0.53 mm×0.2 μm，FFAP。

2）样品的采集、运输和保存。现场采样按照国家标准执行。短时间采样：在采样点，打开活性炭管两端，以 100 mL/min 的流量采集空气样品 15 min。长时间采样：在采样点，打开活性炭管两端，以 50 mL/min 的流量采集空气样品 2～8 h。个体采样：在采样点，打开活性炭管两端，佩戴在采样对象的前胸上部，尽量接近呼吸带，以 50 mL/min 的流量采集空气 2～8 h。样品空白：将活性炭管带至采样地点，除不连接采样器采集空气样品外，其余操作同样品。采样后，立即封闭活性炭管两端，置清洁容器内运输和保存。样品置冰箱内至少可保存 14 天。

3）注意事项。本法的检出限、最低检出浓度（以采集 1.5 L 空气样品计）、测定范围、相对标准偏差、穿透容量（100 mg 活性炭）和解吸效率见表 5—3。每批活性炭管必须测定其解吸效率。本法的色谱柱 1 不能分离对二甲苯和间二甲苯、乙苯和二甲苯，因此不能同时测定。色谱柱 2 和 3 则可同时测定所有待测物。毛细管柱法也可采用其他孔径的毛细管色谱柱以及分流或不分流进行测定。样品解吸方法：先将溶剂解吸型吸附剂管的前端倒入解吸瓶中解吸并测定，如果测定结果显示未超出吸附剂的穿透容量时，后段可以不用解吸和测定；当测定结果显示超出吸附剂的穿透容量时，再将后段吸附剂解吸并测定。

表 5—3　　苯、甲苯、二甲苯、乙苯和苯乙烯的溶剂解吸—气相色谱法的性能指标

化合物	检出限（μg/mL）	最低检出浓度（mg/m³）	测定范围（μg/mL）	相对标准偏差（%）	穿透容量（mg）	解吸效率（%）
苯	0.9	0.6	0.9～40	4.3～6.0	7	>90
甲苯	1.8	1.2	1.8～100	4.7～6.3	13.1	>90
二甲苯	4.9	3.3	4.9～600	4.1～7.2	10.8	>90
乙苯	2	1.3	2～1 000	2	20	>90
苯乙烯	2.5	1.7	2.5～400	4.2～5.3	6.9	79.5

（18）工作场所空气中芳香烃化合物的苯、甲苯、二甲苯、乙苯和苯乙烯的热解吸—气相色谱法（GBZ/T 160.42—2007）

1）原理。空气中的苯、甲苯、二甲苯、乙苯和苯乙烯用活性炭管采集，350℃热解吸后进样，经色谱柱分离，氢焰离子化检测器检测，以保留时间定性，峰高或峰面积定量。

色谱柱 1：2 m×4 mm，PEG 6000（或 FFAP）∶6201 红色担体＝5∶100。

色谱柱 2：2 m×4 mm，邻苯二甲酸二壬酯（DNP）∶有机皂土-34∶Shimalite 担体＝5∶5∶100。

色谱柱 3：30 m×0.53 mm×0.2 μm，FFAP。

2）样品的采集、运输和保存。现场采样按照国家标准执行。短时间采样：在采样点，打开活性炭管两端，以 100 mL/min 的流量采集空气样品 15 min。长时间采样：在采样点，打开活性炭管两端，以 50 mL/min 的流量采集空气样品 2～8 h。个体采样：在采样点，打开活性炭管两端，佩戴在采样对象的前胸上部，尽量接近呼吸带，以 50 mL/min 的流量采集空气样品 2～8 h。样品空白：将活性炭管带至采样地点，除不连接采样器采集空气样品外，其余操作同样品。采样后，立即封闭活性炭管两端，置清洁容器内运输和保存。样品置冰箱内至少可保存 14 天。

3）注意事项。本法的检出限、最低检出浓度（以采集 1.5 L 空气样品计）、测定范围、相对标准偏差和穿透容量（100 mg 活性炭）见表 5—4。每批活性炭管必须测定其解吸效率。样品解吸后应当天尽快测定。苯乙烯易吸附在注射器壁上，并易聚合，更应尽快测定。本法的色谱柱 1 不能分离对二甲苯和间二甲苯、乙苯和二甲苯，因此不能同时测定。色谱柱 2 和 3 则可同时测定所有待测物。毛细管柱法也可采用其他孔径的毛细管色谱柱以及分流或不分流进行测定。样品采集和测定方法：采集工作场所空气中待测物浓度较高的样品时，应串联两根热解吸性固体吸附剂管进行样品采集。实验室分析时先进行前根固体吸附管测定，如果测定结果显示未超出吸附剂的穿透容量时，后段可以不用解吸和测定；当测定结果显示超出吸附剂的穿透容量时，再将后段吸附剂解吸并测定。

表 5—4　　苯、甲苯、二甲苯、乙苯和苯乙烯的热解吸—气相色谱法的性能指标

化合物	检出限（μg/mL）	最低检出浓度（mg/m^3）	测定范围（μg/mL）	相对标准偏差（%）	穿透容量（mg）
苯	0.5×10^{-3}	0.033	0～0.40	1.9～5.2	7
甲苯	1×10^{-3}	0.067	0～0.80	3.3～5.1	13.1
二甲苯	2×10^{-3}	0.13	0～1.60	3.0～6.2	10.8
乙苯	2×10^{-3}	0.13	0～0.50	1.1～2.8	20
苯乙烯	5×10^{-3}	0.33	0～0.40	5.3～5.6	6.9

（19）工作场所空气中芳香烃化合物的苯、甲苯和二甲苯的无泵型采样—气相色谱法（GBZ/T 160.42—2007）

1）原理。空气中的苯、甲苯和二甲苯用无泵型采样器采集，二硫化碳解吸后进样，经色谱柱分离，氢焰离子化检测器检测，以保留时间定性，峰高或峰面积定量。

色谱柱 1：2 m×4 mm，PEG 6 000（或 FFAP）：6201 红色担体＝5：100。

色谱柱 2：2 m×4 mm，邻苯二甲酸二壬酯（DNP）：有机皂土-34：Shimalite 担体＝5：5：100。

色谱柱 3：30 m×0.53 mm×0.2 μm，FFAP。

2）样品的采集、运输和保存。现场采样按照国家标准执行。长时间采样：在采样点，将装好活性炭片的无泵型采样器，悬挂在采样对象呼吸带高度的支架上，采集空气样品8 h。个体采样：在采样点，将装好活性炭片的无泵型采样器，佩戴在采样对象的前胸上部，尽量接近呼吸带，采集空气样品 2～8 h。采样后，立即密封采样器，置清洁容器内运输和保存。样品在室温下可保存 15 天。

3）注意事项。本法的检出限、最低检出浓度（按 2 h 计算）、测定范围（按 2h 计算）、相对标准偏差、吸附容量和解吸效率见表 5—5。表中的吸附容量、平均解吸效率和 k 值为 GJ-1 型无泵型采样器的参数，其他类型的无泵型采样器参数由生产厂商提供。每批无泵型采样器必须测定其解吸效率。工作场所的温度、湿度、风速及可能存在的共存物不影响测定；但采样时，无泵型采样器不能直对风扇或风机。本法的色谱柱 1 不能分离对二甲苯和间二甲苯、乙苯和二甲苯，因此不能同时测定。色谱柱 2 和 3 则可同时测定所有待测物。毛细管柱法也可采用其他孔径的毛细管色谱柱以及分流或不分流进行测定。

表 5—5　　苯、甲苯和二甲苯的无泵型采样-气相色谱法的性能指标

化合物	检出限（μg/mL）	最低检出浓度（mg/m^3）	测定范围（mg/m^3）	相对标准偏差（%）	吸附容量（mg）	平均解吸效率（%）	k 值（mL/min）
苯	4.5	2.5	2.5～494	8.3	＞9	102	73.86
甲苯	9	5.6	5.6～542	3.3	＞9	98.8	64.94
二甲苯	24.5	17.5	17.5～630	5.2	＞18	104	58.61

（20）工作场所空气中芳香烃化合物的对—特丁基甲苯的溶剂解吸-气相色谱法（GBZ/T

160.42—2007）

1）原理。空气中的对—特丁基甲苯用活性炭管采集，二硫化碳解吸后进样，经 FFAP 色谱柱分离，氢焰离子化检测器检测，以保留时间定性，峰高或峰面积定量。

2）样品的采集、运输和保存。现场采样按照国家标准执行。短时间采样：在采样点，打开活性炭管两端，以 200 mL/min 的流量采集空气样品 15 min。长时间采样：在采样点，打开活性炭管两端，以 30 mL/min 的流量采集空气样品 2～8 h。个体采样：在采样点，打开活性炭管两端，佩戴在采样对象的前胸上部，尽量接近呼吸带，以 30 mL/min 的流量采集空气 2～8 h。样品空白：将活性炭管带至采样地点，除不连接采样器采集空气样品外，其余操作同样品。采样后，立即封闭活性炭管两端，置清洁容器内运输和保存。样品在 4℃冰箱内至少可保存 10 天。

3）注意事项。本法的检出限为 0.36 μg/mL，最低检出浓度为 0.12 mg/m³（以采集 3 L 空气样品计），测定范围为 0.36～80 μg/mL，相对标准偏差为 0.68%～1.44%。本法的解吸效率为 92.5%～95.7%。每批活性炭管应测定其解吸效率。本法采样效率为 100%。穿透容量>1.7 mg。样品解吸方法：先将溶剂解吸型吸附剂管的前端倒入解吸瓶中解吸并测定，如果测定结果显示未超出吸附剂的穿透容量时，后段可以不用解吸和测定；当测定结果显示超出吸附剂的穿透容量时再将后段吸附剂解吸并测定。共存物甲苯、邻二甲苯等不干扰本法测定。

（21）工作场所空气中芳香烃化合物的二乙烯基苯的溶剂解吸—气相色谱法（GBZ/T 160.42—2007）

1）原理。空气中的二乙烯基苯用活性炭管采集，二硫化碳/丙酮解吸后进样，经 5%苯基甲基硅氧烷色谱柱分离，氢焰离子化检测器检测，以保留时间定性，峰高或峰面积定量。

2）样品的采集、运输和保存。现场采样按照国家标准执行。短时间采样：在采样点，打开活性炭管两端，以 200 mL/min 的流量采集空气样品 15 min。长时间采样：在采样点，打开活性炭管两端，以 30 mL/min 的流量采集空气样品 2～8 h。个体采样：在采样点，打开活性炭管两端，佩戴在采样对象的前胸上部，尽量接近呼吸带，以 30 mL/min 的流量采集空气样品 2～8 h。样品空白：将活性炭管带至采样地点，除不连接采样器采集空气样品外，其余操作同样品。采样后，立即封闭活性炭管两端，置清洁容器内运输和保存。样品在室温可保存 10 天。

3）注意事项。本法的检出限为 10 μg/mL，最低检出浓度为 3.4 mg/m³（以采集 3 L 空气样品计），测定范围为 10～2 400 μg/mL，相对标准偏差 5.95%～7.66%。100 mg 活性炭的穿透容量>10 mg，解吸效率为 78.6%～81.2%。每批活性炭管应测定其解吸效率。本法可用相应的填充柱，例如 2 m×2 m 玻璃柱，内填 5%聚乙二醇 6 000：6 201 担体（60～80 目）。柱温 100℃，载气（氮气）流量 20 mL/min。本法采样效率为 100%。样品室温下可保存 7 天，4℃冷藏时间可延长。样品解吸方法：先将溶剂解吸型吸附剂管的前端倒入解吸瓶中解吸并测定，如果测定结果显示未超出吸附剂的穿透容量时，后段可以不用解吸和测定；当测定结果显示超出吸附剂的穿透容量时再将后段吸附剂解吸并测定。共存物二乙苯、乙烯基乙苯等不干扰本法测定。

（22）工作场所空气中多苯类化合物的联苯的溶剂解吸—气相色谱法（GBZ/T 160.43—2004）

1）原理。空气中的联苯用活性炭管采集，二硫化碳解吸后进样，经 FFAP 色谱柱分离，氢焰离子化检测器检测，以保留时间定性，峰高或峰面积定量。

2）样品的采集、运输和保存。现场采样按照国家标准执行。短时间采样：在采样点，打开活性炭管两端，以 200 mL/min 的流量采集空气样品 15 min。长时间采样：在采样点，打开活性炭管两端，以 50 mL/min 的流量采集空气样品 2～8 h。个体采样：打开活性炭管两端，佩戴在采样对象的前胸上部，尽量接近呼吸带，以 50 mL/min 的流量采集空气样品2～8 h。采样后，立即封闭活性炭管两端，置清洁容器内运输和保存。样品室温下至少可保存 5 天。

3）注意事项。本法的检出限为 1.0 μg/mL，最低检出浓度为 0.33 mg/m^3（以采集 3 L 空气样品计），测定范围为 1.0～30 μg/mL，相对标准偏差为 3.5%～6.3%。100 mg 活性炭的穿透容量为 12.6 mg。本法的平均解吸效率为 92.4%。每批活性炭管应测定其解吸效率。本法也可使用相应的毛细管色谱柱。现场共存的苯、甲苯、二甲苯、己内酰胺、苯酚不干扰本法。

（23）工作场所空气中多环芳香烃化合物的萘、萘烷和四氢化萘的溶剂解吸—气相色谱法（GBZ/T 160.44—2004）

1）原理。空气中的萘、萘烷和四氢化萘用活性炭管采集，二硫化碳溶剂解吸后进样，经色谱柱分离，氢焰离子化检测器检测，以保留时间定性，峰高或峰面积定量。

色谱柱 1（用于萘的测定）：2 m×4 mm，聚乙二醇 20M∶阿皮松 L∶Chromosorb WAW DMCS＝5∶10∶100。

色谱柱 2（用于萘烷和四氢化萘的测定）：2 m×4 mm，阿皮松 L∶6201 担体＝15∶100。

2）样品的采集、运输和保存。现场采样按照国家标准执行。短时间采样：在采样点，打开活性炭管两端，以 200 mL/min 的流量采集空气样品 15 min。长时间采样：在采样点，打开活性炭管两端，以 50 mL/min 的流量采集空气样品 2～8 h。个体采样：在采样点，打开活性炭管两端，佩戴在采样对象前胸上部，进气口尽量接近呼吸带，以 50 mL/min 的流量采集空气样品 2～8 h。采样后，立即封闭采样管两端，置于清洁容器内运输和保存。在室温下，萘样品可保存 3 天，萘烷和四氢化萘样品可保存 5 天。

3）注意事项。本法的检出限：萘为 1 μg/mL，萘烷和四氢化萘为 2.5 μg/mL。最低检出浓度：萘为 0.3 mg/m^3，萘烷和四氢化萘为 0.8 mg/m^3（以采集 3 L 空气样品计）。测定范围：萘为 1～40 μg/mL，萘烷和四氢化萘为 2.5～200 μg/mL。相对标准偏差：萘为 0.8%～4.4%，萘烷和四氢化萘为 1.1%～3.8%。本法的穿透容量：100 mg 活性炭对萘、萘烷和四氢化萘大于 3 mg。平均解吸效率为 98%。本法测定萘，可以将炼焦厂空气中共存物与萘很好地分离。如果在使用纯萘的工作场所，也可使用阿皮松 L 柱或聚乙二醇 20 M 柱。因萘烷有顺反式两种异构体，在阿皮松柱上，反式先于顺式出峰，计算时应将两峰相加。本法可采用相应的毛细管柱进行测定。

（24）工作场所空气中卤代烷烃类化合物的三氯甲烷、四氯化碳、二氯乙烷、六氯乙烷

和三氯丙烷的溶剂解吸-气相色谱法（GBZ/T 160.45—2007）

1）原理。空气中的三氯甲烷、四氯化碳、1，2-二氯乙烷、六氯乙烷和1，2，3-三氯丙烷用活性炭管采集，二硫化碳溶剂解吸后进样，经色谱柱分离，氢焰离子化检测器检测，以保留时间定性，峰高或峰面积定量。

色谱柱1：FFAP（用于三氯甲烷、四氯化碳、二氯乙烷和三氯丙烷）。

色谱柱2：OV-17（用于六氯乙烷）。

2）样品的采集、运输和保存。现场采样按照国家标准执行。短时间采样：在采样点，打开活性炭管两端，以300 mL/min的流量采集空气样品15 min。长时间采样：在采样点，打开活性炭管两端，以50 mL/min的流量采集空气样品2～8 h。个体采样：在采样点，打开活性炭管两端，佩戴在采样对象的前胸上部，尽量接近呼吸带，以50 mL/min的流量采集空气样品2～8 h。采样后，立即封闭活性炭管两端，置清洁容器内运输和保存。样品在室温下可保存7天。

3）注意事项。本法的检出限、最低检出浓度（以采集4.5 L空气样品计）、测定范围、相对标准偏差、穿透容量和平均解吸效率见表5—6。本法可以应用相应的毛细管色谱柱。本法也可用于二氯甲烷的测定。

表5—6　　性能指标

化合物	检出限（μg/mL）	最低检出浓度（mg/m^3）	测定范围（μg/mL）	相对标准偏差（%）	穿透容量（mg）	解吸效率（%）
三氯甲烷	46	10	46～2 400	5.6～10	9.95	93.4
四氯化碳	43	9.5	43～1 200	2.3～2.9	15.2	97
1，2-二氯乙烷	10	2.2	10～1 000	1.4～2.2	5.1	94.5
六氯乙烷	12.5	2.8	12.5～500	2.3～2.8	8.5	96
三氯丙烷	1.4	0.3	1.4～500	1.3～2.7	>10	93.5

（25）工作场所空气中卤代烷烃类化合物的氯甲烷、二氯甲烷和溴甲烷的直接进样—气相色谱法（GBZ/T 160.45—2007）

1）原理。空气中的氯甲烷、二氯甲烷和溴甲烷用注射器采集，直接进样，经色谱柱分离，氢焰离子化检测器检测，以保留时间定性，峰高或峰面积定量。

色谱柱1：邻苯二甲酸二壬酯（用于氯甲烷、二氯甲烷）。

色谱柱2：聚乙二醇6 000（用于溴甲烷）。

2）样品的采集、运输和保存。现场采样按照国家标准执行。在采样点，用样品空气抽洗100 mL注射器3次后，抽100 mL空气样品。采样后，立即封闭注射器进气口，垂直放置于清洁容器内运输和保存。样品应尽快测定。

3）注意事项。本法的检出限、最低检出浓度（以进样1 mL空气样品计）、测定范围和相对标准偏差见表5—7。因溴甲烷易挥发，在配制标准气时，宜采用下面的方法配制：先将2 mL安瓿准确称量，加入约0.1 mL溴甲烷，熔封后，再准确称量。由两次称量之差计算溴甲烷的量。将它放入体积为1 000 mL盐水瓶中，密封后，振摇以打破安瓿。计算瓶中溴甲烷的浓度，为标准气。本法可以应用相应的毛细管色谱柱测定。

表 5—7　　性能指标

化合物	检出限 (μg/mL)	最低检出浓度 (mg/m^3)	测定范围 (mg/m^3)	相对标准偏差 (%)
氯甲烷	2.7×10^{-3}	2.7	2.7～800	3.8～7.1
二氯甲烷	1.1×10^{-2}	11	11～340	3.8～7.1
三氯甲烷	8×10^{-3}	8	8～120	<10
四氯化碳	2×10^{-3}	2	2～50	<10
溴甲烷	5×10^{-4}	0.5	0.5～10	<10
1，1-二氯乙烷	5×10^{-4}	2.5	2.5～250	4.3～8.4
1，2-二氯乙烷	1×10^{-3}	2.5	2.5～250	4.3～9.1

(26) 工作场所空气中卤代烷烃类化合物的二氯乙烷的无泵型采样器-气相色谱法 (GBZ/T 160.45—2007)

1) 原理。空气中的 1，2-二氯乙烷用无泵型采样器采集，二硫化碳解吸后进样，经 FFAP 色谱柱分离，氢焰离子化检测器检测，以保留时间定性，峰高或峰面积定量。

2) 样品的采集、运输和保存。现场采样按照国家标准执行。定点采样：在采样点，将装好活性炭片的无泵型采样器，悬挂在工人呼吸带高度的支架上，采集空气样品 8 h。个体采样：在采样点，将装好活性炭片的无泵型采样器，佩戴在采样对象的前胸上部，采集空气样品 8 h。采样后，立即密封采样器，置清洁容器内运输和保存。样品在室温可保存 14 天。

3) 注意事项。本法的检出限为 20 μg/mL，最低检出浓度为 6 mg/m^3（以采样 4 h 计算），测定范围为 6～233 mg/m^3（以采样 4 h 计算），平均相对标准偏差为 6.7%，总准确度为±10.1%，吸附容量>7.8 mg，平均解吸效率为 99.9%。每批采样器必须测定其解吸效率。也可使用相应的毛细管色谱柱。工作场所的温度、湿度、风速及可能存在的共存物不影响本法测定；采样时，无泵型采样器不能直对风扇或风机。

(27) 工作场所空气中卤代烷烃类化合物的 1，2-二氯丙烷的溶剂解吸-气相色谱法 (GBZ/T 160.45—2007)

1) 原理。空气中以蒸气态存在的 1，2-二氯丙烷用活性炭管采集，二硫化碳解吸后进样，经 FFAP 色谱柱分离，氢焰离子化检测器检测，以保留时间定性，峰高或峰面积定量。

2) 样品的采集、运输和保存。现场采样按照国家标准执行。短时间采样：在采样点，打开活性炭管两端，以 200 mL/min 的流量采集空气样品 15 min。长时间采样：在采样点，打开活性炭管两端，以 30 mL/min 的流量采集空气样品 2～8 h。个体采样：在采样点，打开活性炭管两端，佩戴在采样对象的前胸上部，尽量接近呼吸带，以 30 mL/min 的流量采集空气样品 2～8 h。样品空白：将活性炭管带至采样地点，除不连接采样器采集空气样品外，其余操作同样品。采样后，立即封闭活性炭管两端，置清洁容器内运输和保存。样品在 4℃冰箱可保存 10 天。

3）注意事项。本法的检出限为 1.6 μg/mL，最低检出浓度为 1 mg/m³（以采集 3L 空气样品计），测定范围为 1.6～4 000 μg/mL，相对标准偏差＜3.63%，解吸效率＞95%，穿透容量为 8.2 mg。每批活性炭管应测定其解吸效率。本法采样效率＞96.8%。采样后，样品在 4℃冰箱可保存 10 天。本法可用相应的毛细管色谱柱。样品解吸方法：先将溶剂解吸型吸附剂管的前端倒入解吸瓶中解吸并测定，如果测定结果显示未超出吸附剂的穿透容量时，后段可以不用解吸和测定；当测定结果显示超出吸附剂的穿透容量时再将后段吸附剂解吸并测定。共存物二氯甲烷、1，2-二氯乙烷等不干扰本法测定。

（28）工作场所空气中卤代烷烃类化合物的二氯二氟甲烷的溶剂解吸-气相色谱法（GBZ/T 160.45—2007）

1）原理。空气中以蒸气态存在的二氯二氟甲烷用活性炭管采集，二氯甲烷溶剂解吸后进样，经聚二甲基硅氧烷色谱柱分离，氢焰离子化检测器检测，以保留时间定性，峰高或峰面积定量。

2）样品的采集、运输和保存。现场采样按照国家标准执行。短时间采样：在采样点，打开活性炭管两端，以 200 mL/min 的流量采集空气样品 15 min。长时间采样：在采样点，打开活性炭管两端，以 30 mL/min 的流量采集空气样品 2～8 h。个体采样：在采样点，打开活性炭管两端，佩戴在采样对象的前胸上部，尽量接近呼吸带，以 30 mL/min 的流量采集空气样品 2～8 h。样品空白：将活性炭管带至采样地点，除不连接采样器采集空气样品外，其余操作同样品。采样后，立即封闭活性炭管两端，置清洁容器内运输和保存。样品在室温下可保存 7 天。

3）注意事项。本法的检出限为 18 μg/mL，最低检出浓度为 6 mg/m³（以采集 3 L 空气样品计），测定范围为 18～12 000 μg/mL，相对标准偏差 2.7%～6.5%。100 mg 活性炭的穿透容量大于 20 mg。解吸效率大于 90%。每批活性炭管应测定其解吸效率。本法采样效率大于 95%。三氯甲烷、二氯甲烷和苯乙烯等物质色谱柱均能保证很好分离。本法也可用 DB-1、OV101 或 SE-30 等色谱柱，亦可用填充柱，FFAP：6201 红色担体＝10：100（2 m×4 m）。其操作参考条件可调整为柱温 60℃；汽化室温度和检测室温度为 110℃；载气（氮气）流量为 30 mL/min。样品解吸方法：先将溶剂解吸型吸附剂管的前端倒入解吸瓶中解吸并测定，如果测定结果显示未超出吸附剂的穿透容量时，后段可以不用解吸和测定；当测定结果显示超出吸附剂的穿透容量时再将后段吸附剂解吸并测定。

（29）工作场所空气中卤代不饱和烃类化合物的二氯乙烯、三氯乙烯和四氯乙烯的溶剂解吸-气相色谱法（GBZ/T 160.46—2004）

1）原理。空气中的二氯乙烯、三氯乙烯和四氯乙烯用活性炭管采集，用 1，2-二氯乙烷（用于二氯乙烯）或二硫化碳（用于三氯乙烯和四氯乙烯）溶剂解吸，通过色谱柱分离，氢焰离子化检测器检测，保留时间定性，峰高或峰面积定量。

色谱柱 1：聚乙二醇 20M（用于二氯乙烯）。

色谱柱 2：FFAP（用于三氯乙烯和四氯乙烯）分离。

2）样品的采集、运输和保存。现场采样按照国家标准执行。短时间采样：在采样点，打开活性炭管两端，以 100 mL/min 的流量采集空气样品 15 min。长时间采样：在采样点，打开活性炭管两端，以 50 mL/min 的流量采集空气样品 2～8 h。个体采样：在采样点，打开活性炭管两端，佩戴在采样对象的前胸上部，进气口尽量接近呼吸带，以 50 mL/min 的流量采集空气样品 2～8 h。采样后，立即封闭活性炭管两端，置清洁容器内运输和保存。二氯乙烯样品在室温下可保存 3 天，冰箱内保存 7 天，−20℃保存 14 天。

3）注意事项。三氯乙烯和四氯乙烯样品在室温可保存 10 天。本法的检出限、最低检出浓度（以采集 1.5L 空气样品计）、测定范围、相对标准偏差、穿透容量和解吸效率见表 5—8。每批活性炭管应测定解吸效率。本法的采样效率为 100%。本法可采用相应的毛细管色谱柱。现场的共存物不干扰测定。

表 5—8　　性能指标

化合物	检出限（μg/mL）	最低检出浓度（mg/m³）	测定范围（μg/mL）	相对标准偏差（%）	穿透容量（mg）	解吸效率（%）
1，2-二氯乙烯	0.9	0.6	0.9～1 500	<6.0	6	>96
三氯乙烯	1	0.7	1～600	<4	42	>95
四氯乙烯	1.2	0.8	1～600	<4	43	>95

（30）工作场所空气中卤代不饱和烃类化合物的氯乙烯、氯丙烯、氯丁二烯和四氟乙烯的直接进样-气相色谱法（GBZ/T 160.46—2004）

1）原理。空气中的氯乙烯、氯丙烯、氯丁二烯和四氟乙烯用注射器采集，直接进样，经色谱柱分离，氢焰离子化检测器检测，以保留时间定性，峰高或峰面积定量。

色谱柱 1：聚乙二醇 6 000（用于氯乙烯）。

色谱柱 2：邻苯二甲酸二壬酯（用于氯乙烯）。

色谱柱 3：丁二酸乙二醇聚酯：硅油 DC-200（用于氯丙烯）。

色谱柱 4：癸二酸二壬酯（用于氯丁二烯）。

色谱柱 5：Durapak（氧二丙腈化学键合固定相）（用于四氟乙烯）。

2）样品的采集、运输和保存。现场采样按照国家标准执行。在采样点，用空气样品抽洗 100 mL 注射器 3 次后，抽 100 mL 空气样品。采样后，立即封闭注射器口，垂直放置于清洁的容器内运输和保存。在室温下，样品可保存 8 h。

3）注意事项。本法的最低检出浓度：氯乙烯为 1 mg/m³，氯丙烯为 0.5 mg/m³，氯丁二烯为 0.32 mg/m³，四氟乙烯为 2 mg/m³（以进样 1 mL 空气样品计）。测定范围：氯乙烯为 1～30 mg/m³，氯丙烯为 0.5～10 mg/m³，氯丁二烯为 0.32～20 mg/m³，四氟乙烯为 2～35 mg/m³。相对标准偏差：氯乙烯为 3.1%～5.1%，氯丙烯为 3.3%～12.5%，氯丁二烯为 2.2%～8.8%，四氟乙烯为 3.2%～7.1%。氯乙烯用聚乙二醇 6 000 柱测定，乙炔不干扰本法测定；用邻苯二甲酸二壬酯柱测定，乙烯不干扰本法测定。与乙炔、氯乙烯、苯、氯苯、3，4-二氯丁烯、顺（反）式 1，4-二氯丁烯共存时，均不干扰氯丁二烯的测定。六氟丙烯、二氟二氯甲烷、二氟一氯甲烷共存时，均不干扰四氟乙烯的测定。本法可采用相应的毛细管色谱柱。

（31）工作场所空气中卤代不饱和烃类化合物的氯乙烯、二氯乙烯、三氯乙烯和四氯乙

烯的热解吸-气相色谱法（GBZ/T 160.46—2004）

1）原理。空气中的氯乙烯、二氯乙烯、三氯乙烯和四氯乙烯用活性炭管采集，氯乙烯和二氯乙烯为200℃，三氯乙烯和四氯乙烯为300℃热解吸后，经色谱柱分离，氢焰离子化检测器检测，保留时间定性，峰高或峰面积定量。

色谱柱1：邻苯二甲酸二壬酯（用于氯乙烯）。

色谱柱2：FFAP（用于二氯乙烯、三氯乙烯和四氯乙烯）。

2）样品的采集、运输和保存。现场采样按照国家标准执行。短时间采样：在采样点，打开活性炭管两端，以100 mL/min的流量采集空气样品15 min。长时间采样：在采样点，打开活性炭管两端，以50 mL/min的流量采集空气样品2～8 h。个体采样：在采样点，打开活性炭管两端，佩戴在采样对象的前胸上部，进气口尽量接近呼吸带，以50 mL/min的流量采集空气样品2～8 h。采样后，立即封闭活性炭管两端，置清洁容器内运输和保存。二氯乙烯样品在室温下可保存3天，冰箱内保存7天，−20℃保存14天。三氯乙烯和四氯乙烯样品在室温可保存10天。

3）注意事项。本法的检出限：氯乙烯为4×10^{-4} μg/mL，二氯乙烯为8.3×10^{-4} μg/mL，三氯乙烯为1.7×10^{-3} μg/mL，四氯乙烯为1.8×10^{-2} μg/mL。最低检出浓度：氯乙烯为0.03 mg/m³，二氯乙烯为0.06 mg/m³，三氯乙烯为0.11 mg/m³，四氯乙烯为1.2 mg/m³（以采集1.5 L空气样品计）。测定范围为0.01～0.30 μg/mL，相对标准偏差：氯乙烯0.8%～2.1%，二氯乙烯＜6%，三氯乙烯为3.4%～4.8%，四氯乙烯为2.1%～4.5%。100 mg活性炭的穿透容量：氯乙烯为0.47 mg，二氯乙烯大于6 mg，三氯乙烯为42 mg。四氯乙烯为43 mg。在高浓度、长时间采集氯乙烯时，可用400 mg活性炭管。本法的解吸效率：氯乙烯为98.1%，二氯乙烯为95%，三氯乙烯为94%，四氯乙烯为87.4%。每批活性炭管必须测定其解吸效率。乙烯不干扰本法测定。本法可采用相应的毛细管色谱柱。

（32）工作场所空气中卤代不饱和烃类化合物的三氯乙烯和四氯乙烯的无泵型采样器-气相色谱法（GBZ/T 160.46—2004）

1）原理。空气中的三氯乙烯和四氯乙烯用无泵型采样器采集，二硫化碳解吸后进样，经FFAP色谱柱分离，氢焰离子化检测器检测，以保留时间定性，峰高或峰面积定量。

2）样品的采集、运输和保存。现场采样按照国家标准执行。长时间采样：在采样点，将装好活性炭片的无泵型采样器，悬挂在采样对象的呼吸带高度的支架上，采集空气样品8 h。个体采样：在采样点，将装好活性炭片的无泵型采样器，佩戴在采样对象的前胸上部，采集空气样品8 h。采样后，立即密封采样器，置清洁容器内运输和保存。样品在室温可保存14天。

3）注意事项。本法的检出限：三氯乙烯为10 μg/mL，四氯乙烯为12 μg/mL。最低检出浓度：三氯乙烯为6 mg/m³，四氯乙烯为8 mg/m³（以采集2 h空气样品计）。测定范围：三氯乙烯为6～360 mg/m³，四氯乙烯为8～395 mg/m³（以采集2 h空气样品计）。本法平均回收率：三氯乙烯为95%，四氯乙烯为100.4%。相对标准偏差：三氯乙烯为4.7%，四氯乙烯为2.3%。总准确度：三氯乙烯为±9.5%，四氯乙烯为±14.6%。本法的吸附容量：三氯乙烯为32.6 mg，四氯乙烯＞12 mg。平均解吸效率为99.9%。每批活性炭片应测定其解吸效率。可采用不同型号的无泵型采样器，使用时应按照该采样器的说明进行。工作场所的温度、湿度、风速及可能存在的共存物不影响本法测定。采样时，无泵型采样器不能直对风扇或风机；也不能在无风环境中采样。本法可采用相应的毛细管色谱柱。

（33）工作场所空气中卤代芳香烃类化合物的氯苯、二氯苯、三氯苯、溴苯、对氯甲苯和苄基氯的溶剂解吸-相色谱法（GBZ/T 160.47—2004）

1）原理。空气中的氯苯、二氯苯（包括对二氯苯、邻二氯苯和间二氯苯）、1，2，4-三氯苯、溴苯、对氯甲苯和苄基氯用活性炭采集，二硫化碳解吸后进样，经 FFAP 色谱柱分离，氢焰离子化检测器检测，以保留时间定性，峰高或峰面积定量。

2）样品的采集、运输和保存。现场采样按照国家标准执行。短时间采样：在采样点，打开活性炭管两端，以 200 mL/min 的流量采集空气样品 15 min。长时间采样：在采样点，打开活性炭管两端，以 50 mL/min 的流量采集空气样品 2～8 h。个体采样：在采样点，打开活性炭管两端，佩戴在采样对象的前胸上部，进样口尽量接近呼吸带，以 50 mL/min 的流量采集空气样品 2～8 h。采样后，立即封闭活性碳管两端，置清洁容器内运输和保存。样品在常温下可保存 7 天以上。

3）注意事项。本法的检出限、最低检出浓度（以采集 3 L 空气样品计）、测定范围、相对标准偏差、穿透容量和解吸效率见表 5—9。每批活性炭管必须测定其解吸效率。本法可同时测定氯苯、二氯苯的三个异构体、三氯苯、对氯甲苯、溴苯和苄基氯。苯等不干扰本法。苄基氯的采样时间为 10 min。本法也可应用相应的毛细管色谱柱。

表 5—9　　性能指标

化合物	检出限（μg/mL）	最低检出浓度（mg/m³）	测定范围（μg/mL）	相对标准偏差（%）	穿透容量（mg）	解吸效率（%）
氯苯	0.12	0.04	0.12～1 000	3.8～6.6	12.3	94.3
二氯苯	0.7	0.23	0.7～500	1.4～4.6	15	88.4
三氯苯	0.3	0.1	0.3～150	1.0～3.5	14.2	83
溴苯	0.13	0.043	0.13～150	3.1～5.9	5.3	98.6
对氯甲苯	0.15	0.05	0.15～200	1.6～2.2	5.6	92
苄基氯	0.41	0.14	0.41～200	3.0～6.1		90.9

（34）工作场所空气中卤代芳香烃类化合物的氯苯的无泵型采样器-气相色谱法（GBZ/T 160.47—2004）

1）原理。空气中的氯苯用无泵型采样器采集，二硫化碳解吸后进样，经 FFAP 色谱柱分离，氢焰离子化检测器检测，以保留时间定性，峰高或峰面积定量。

2）样品的采集、运输和保存。现场采样按照国家标准执行。定点采样：在采样点，将装好活性炭片的无泵型采样器，悬挂在采样对象呼吸带高度的支架上，采集空气样品 8 h。个体采样：在采样点，将装好活性炭片的无泵型采样器，佩戴在采样对象的前胸上部，尽量接近呼吸带，采集空气样品 8 h。采样后，立即密封采样器，置清洁容器内运输和保存。样品在室温下可保存 15 天。

3）注意事项。本法的检出限为 1.2 μg/mL，最低检出浓度为 0.4 mg/m³（以 2 h 采样时间计），测定范围为 0.4～560 mg/m³，相对标准偏差为 3.8%～6.3%。GJ-1 型无泵型采样器的吸附容量＞5.7 mg，平均解吸效率为 91.3%，每批无泵型采样器必须测定其解吸效率。其他类型的无泵型采样器参数由生产厂商提供。工作场所的温度、湿度、风速及可能存在的共存物不影响本法测定。采样时，无泵型采样器不能直对风扇或风机。本法也可应用相应的毛细管色谱柱。

（35）工作场所空气中醇类化合物的甲醇、异丙醇、丁醇、异戊醇、异辛醇、糠醇、二丙酮醇、丙烯醇、乙二醇和氯乙醇的溶剂解吸-气相色谱法（GBZ/T 160.48—2007）

1）原理。空气中的甲醇、异丙醇、丁醇、异戊醇、异辛醇、糠醇、二丙酮醇、丙烯醇、乙二醇和氯乙醇用固体吸附剂管采集，甲醇用蒸馏水、丙烯醇用二硫化碳、丁醇和异戊醇用异丙醇的二硫化碳溶液（2%）、乙二醇用异丙醇溶液（2%）、氯乙醇用异丙醇的二硫化碳溶液（5%）、异丙醇和异辛醇用异丁醇的二硫化碳溶液（1%）、糠醇用丙酮、二丙酮醇用异戊醇的二硫化碳溶液（1.5%）溶剂解吸后进样，经色谱柱分离，氢焰离子化检测器检测，以保留时间定性，峰高或峰面积定量。

色谱柱 1：GDX-102（用于甲醇）。

色谱柱 2：FFAP（用于甲醇以外醇类化合物）。

2）样品的采集、运输和保存。现场采样按照国家标准执行。短时间采样：在采样点，打开固体吸附剂管两端，以 500 mL/min（用于乙二醇），或 100 mL/min（用于乙二醇以外的采样）的流量采集空气样品 15 min。长时间采样：在采样点，打开固体吸附剂管两端，以 50 mL/min 的流量采集 2～8 h（活性炭管）或 1～4 h（硅胶管）空气样品。个体采样：在采样点，打开固体吸附剂管，佩戴在采样对象的前胸上部，进气口尽量接近呼吸带，以 50 mL/min 的流量采集 2～8 h（活性炭管）或 1～4 h（硅胶管）空气样品。采样后，立即封闭固体吸附剂管两端，置清洁容器内运输和保存。样品在室温下可保存 7 天。

3）注意事项。本法的检出限、最低检出浓度（乙二醇按 7.5 L 空气计，氯乙醇按 1 L 空气计，其余按 1.5 L 空气计）、测定范围、相对标准偏差、穿透容量和解吸效率见表 5—10。每批固体吸附剂管应测定解吸效率。本法可使用聚乙二醇 6 000 柱代替 FFAP 柱，也可使用同类型的毛细管色谱柱。氯乙醇的采样时间为 10 min。

表 5—10　　性能指标

化合物	检出限（μg/mL）	最低检出浓度（mg/m³）	测定范围（μg/mL）	相对标准偏差（%）	穿透容量（mg）	解吸效率（%）
甲醇	2	1.3	2～250	2.9～3.7	0.35	96
异丙醇	0.4	0.3	0.4～5 000	1.8～2.4	9.12	≥96
丁醇	0.5	0.4	0.5～2 000	1.0～3.0	≥15	≥93
异戊醇	9	6	9～1 440	2.6～4	≥11	97
异辛醇	1	0.7	1～200	2.1～5.1	41.8	94
丙烯醇	1	0.7	1～200	4.2～4.7	7.32	96

续表

化合物	检出限 (μg/mL)	最低检出浓度 (mg/m³)	测定范围 (μg/mL)	相对标准偏差 (%)	穿透容量 (mg)	解吸效率 (%)
氯乙醇	1	1	1～640	—	—	—
糠醇	6	4	6～1 500	5.2～6.8	>14	92
二丙酮醇	5.7	3.7	5.7～1 000	4.3～8	11.5	87
乙二醇	100	14	100～2 000	2.6～4.9	12	≥95

(36) 工作场所空气中醇类化合物的甲醇的热解吸-气相色谱法（GBZ/T 160.48—2007）

1）原理。空气中的甲醇用硅胶管采集，160℃热解吸后进样，经 GDX-102 色谱柱分离，氢焰离子化检测器检测，以保留时间定性，峰高或峰面积定量。

2）样品的采集、运输和保存。现场采样按照国家标准执行。短时间采样：在采样点，打开硅胶管两端，以 100 mL/min 的流量采集空气样品 15 min。长时间采样：在采样点，打开硅胶管两端，以 50 mL/min 的流量采集空气样品 1～4 h。个体采样：在采样点，打开硅胶管两端，佩戴在采样对象的前胸上部，进气口尽量接近呼吸带，以 50 mL/min 的流量采集空气样品 1～4 h。采样后，立即封闭硅胶管两端，置清洁容器内运输和保存。样品在室温可保存 5 天。

3）注意事项。本法的检出限为 0.02 μg/mL，最低检出浓度为 1.3 mg/m³（以采集 1.5 L空气样品计），测定范围为 0.02～0.60 μg/mL，相对标准偏差为 3.5%～3.6%。200 mg硅胶的穿透容量为 0.39 mg。每批硅胶管必须测定其解吸效率。乙醇、丙烯腈、丙烯酸甲酯等共存物不干扰测定。本法可以使用同类型的毛细管色谱柱进行测定。

(37) 工作场所空气中醇类化合物的 1-甲氧基-2-丙醇溶剂解吸-气相色谱法（GBZ/T 160.48—2007）

1）原理。空气中的 1-甲氧基-2-丙醇用活性炭管采集，甲醇二氯甲烷解吸，经 FFAP 柱分离，氢焰离子化检测器检测，以保留时间定性，峰高或峰面积定量。

2）样品的采集、运输和保存。现场采样按照国家标准执行。短时间采样：在采样点，打开活性炭管两端，以 200 mL/min 的流量采集空气样品 15 min。长时间采样：在采样点，打开活性炭管两端，以 30 mL/min 的流量采集空气样品 2～8 h。个体采样：在采样点，打开活性炭管两端，佩戴在采样对象的前胸上部，尽量接近呼吸带，以 30 mL/min 的流量采集空气样品 2～8 h。样品空白：将活性炭管带至采样地点，除不连接采样器采集空气样品外，其余操作同样品。采样后，立即封闭活性炭管两端，置清洁容器内运输和保存。样品在室温下可保存 7 天。

3）注意事项。本法的检出限为 10.6 μg/mL，最低检出浓度为 3.5 mg/m³（以采集 3 L 空气样品计），测定范围为 10.6～2 000 μg/mL，相对标准偏差为 3.0%～6.5%。本法 100 mg活性炭对 1-甲氧基-2-丙醇的穿透容量>20 mg，平均采样效率为 100%。样品在室温可保存 7 天。解吸效率为 95.4%～97.8%。现场共存物乙醇为 789 μg，乙酸乙酯为 316 μg 时，不干扰本法测定。本法可以使用相应的毛细管色谱柱。样品解吸测定方法：先将溶剂解吸型吸附剂管的前端倒入解吸瓶中解吸并测定，如果测定结果显示未超出吸附剂的穿透容量时，后段可以不用解吸和测定；当测定结果显示超出吸附剂的穿透容量时再将后段吸附剂解吸并测定。

（38）工作场所空气中硫醇类化合物的甲硫醇和乙硫醇的溶剂洗脱-气相色谱法（GBZ/T 160.49—2004）

1）原理。空气中的甲硫醇和乙硫醇用浸渍玻璃纤维滤纸采集，盐酸溶液洗脱，二氯甲烷提取后进样，经β，β-氧二丙腈色谱柱分离，火焰光度检测器检测，以保留时间定性，峰面积平方根定量。

2）样品的采集、运输和保存。现场采样按照国家标准执行。短时间采样：在采样点，将装好浸渍玻璃纤维滤纸的采样夹，以 1 L/min 的流量采集空气样品 15 min。长时间采样：在采样点，将装好浸渍玻璃纤维滤纸的小型塑料采样夹，以 1 L/min 的流量采集空气样品 2～4 h。个体采样：在采样点，将装好浸渍玻璃纤维滤纸的小型塑料采样夹，佩戴在采样对象的前胸上部，进气口尽量接近呼吸带，以 1 L/min 的流量采集空气样品 2～4 h。采样后，将滤纸的接尘面朝里对折两次后，置清洁容器内避光运输和保存。样品在室温下避光保存可稳定 7 天。

3）注意事项。本法的检出限为 0.2 μg/mL，最低检出浓度为 0.13 mg/m^3（以采集15 L 空气样品计），测定范围为 0.2～5 μg/mL，相对标准偏差为 1.6%～3.9%，采样效率为 93.5%～100%，洗脱提取效率为 90.2%～94.6%。每批滤膜必须测定其洗脱效率。硫化氢不干扰测定。本法可以采用相应的毛细管色谱柱。

（39）工作场所空气中烷氧基乙醇类化合物的 2-甲氧基乙醇、2-乙氧基乙醇和 2-丁氧基乙醇的溶剂解吸-气相色谱法（GBZ/T 160.50—2004）

1）原理。空气中的 2-甲氧基乙醇、2-乙氧基乙醇和 2-丁氧基乙醇用活性炭管采集，二硫化碳和水两相溶剂解吸后进样，经 FFAP 色谱柱分离，氢焰离子化检测器检测，以保留时间定性，峰高或峰面积定量。

2）样品的采集、运输和保存。现场采样按照国家标准执行。短时间采样：在采样点，打开活性炭管两端，以 300 mL/min 的流量采集空气样品 15 min。长时间采样：在采样点，打开活性炭管两端，以 50 mL/min 的流量采集空气样品 2～8 h。个体采样：在采样点，打开活性炭管两端，佩戴在采样对象的前胸上部，进气口尽量接近呼吸带，以 50 mL/min 的流量采集空气样品 2～8 h。采样后，立即封闭活性炭管两端，置清洁的容器内运输保存。室温下至少可保存 14 天。

3）注意事项。本法的检出限：2-甲氧基乙醇为 18 μg/mL，2-乙氧基乙醇为 16 μg/mL，2-丁氧基乙醇为 10 μg/mL。最低检出浓度分别为 4、3.6、2.2 mg/m^3（以采集 4.5 L 空气样品计）。测定范围分别为 18～1 000、16～2 000、10～1 500 μg/mL。相对标准偏差分别为 2.8%～9.6%、4.7%～8.6%、2.5%～3.7%。100 mg 活性炭的穿透容量：2-甲氧基乙醇为 19.3 mg、2-乙氧基乙醇为 19.8 mg 和 2-丁氧基乙醇为 30.5 mg。本法的解吸效率：2-甲氧基乙醇为 95%以上、2-乙氧基乙醇为 88.9%以上和 2-丁氧基乙醇为 85.9%（两相进样）。每批活性炭管必须测定其解吸效率。本法可以使用同类型的毛细管色谱柱进行测定。

(40) 工作场所空气中酚类化合物的苯酚和甲酚的溶剂解吸-气相色谱法（GBZ/T 160.51—2007)

1）原理。空气中的苯酚和甲酚用硅胶管采集，丙酮（用于毛细管柱）或乙醚（用于PBOB柱）解吸后进样，用色谱柱分离，氢焰离子化检测器检测，以保留时间定性，峰高或峰面积定量。

色谱柱1：FFAP。

色谱柱2：PBOB。

2）样品的采集、运输和保存。现场采样按照国家标准执行。短时间采样：在采样点，打开硅胶管两端，以300 mL/min的流量采集空气样品15 min。长时间采样：在采样点，打开硅胶管两端，以50 mL/min的流量采集空气样品1～4 h。个体采样：打开硅胶管两端，佩戴在采样对象的前胸上部，进气口尽量接近呼吸带，以50 mL/min的流量采集空气样品1～4 h。采样后，立即封闭硅胶管两端，置清洁容器内运输和保存。在室温下至少可保存10天。

3）注意事项。本法的检出限：毛细管柱法为1 μg/mL，PBOB柱法为10 μg/mL。最低检出浓度：毛细管柱法为0.22 mg/m^3，PBOB柱法为2.2 mg/m^3（以采集4.5L空气样品计）。测定范围：毛细管柱法为1～50 μg/mL，PBOB柱法为10～400 μg/mL。相对标准偏差：毛细管柱法为2.3%～2.6%，PBOB柱法为5.0%～7.7%。每批硅胶管必须测定其解吸效率。200 mg硅胶的穿透容量>9 mg。本法的解吸效率：苯酚>90%，甲酚为76%～86%。本法可以使用同类型的毛细管色谱柱进行测定。

(41) 工作场所空气中脂肪族醚类化合物的乙醚和异丙醚的热解吸-气相色谱法（GBZ/T 160.52—2007)

1）原理。空气中的乙醚和异丙醚用活性炭管采集，300℃热解吸后进样，经OV-17色谱柱分离，氢焰离子化检测器检测，以保留时间定性，峰高或峰面积定量。

2）样品的采集、运输和保存。现场采样按照国家标准执行。短时间采样：在采样点，打开活性炭管两端，以200 mL/min的流量采集空气样品15 min。长时间采样：在采样点，打开活性炭管两端，以50 mL/min的流量采集空气样品2～8 h。个体采样：在采样点，打开活性炭管两端，佩戴在采样对象的前胸上部，尽量接近呼吸带，以50 mL/min的流量采集空气样品2～8 h。采样后，立即封闭活性炭管两端，置清洁容器内运输和保存。样品在室温下可保存7天。

3）注意事项。本法的检出限为4.2×10^{-4} μg/mL，最低检出浓度为0.014 mg/m^3（以采集3 L空气样品计），测定范围为0.014～400 mg/m^3，相对标准偏差为1.6%～3.1%。100 mg活性炭的穿透容量为21 mg异丙醚，平均解吸效率为93.2%。每批活性炭管必须测定其解吸效率。现场共存的异丙醇和丙烯不干扰测定。本法也可使用相应的填充柱或毛细管色谱柱。

(42) 工作场所空气中苯基醚类化合物的氨基茴香醚的溶剂解吸-气相色谱法（GBZ/T 160.53—2007)

1）原理。空气中的氨基茴香醚用硅胶管采集，甲醇解吸后进样，经色谱柱分离，氢焰离子化检测器检测，以保留时间定性，峰高或峰面积定量。

色谱柱 1：FFAP。

色谱柱 2：OV-17。

2）样品的采集、运输和保存。现场采样按照国家标准执行。短时间采样：在采样点，打开硅胶管两端，以 500 mL/min 的流量采集空气样品 15 min。长时间采样：在采样点，打开硅胶管两端，以 50 mL/min 的流量采集空气样品 1～4 h。个体采样：打开硅胶管两端，佩戴在采样对象的前胸上部，进气口尽量接近呼吸带，以 50 mL/min 的流量采集空气样品 1～4 h。采样后，立即封闭硅胶管两端，置清洁容器内运输和保存。样品在室温下至少可保存 7 天。

3）注意事项。本法的检出限为 50 μg/mL，最低检出浓度为 3.3 mg/m^3（以采集 7.5 L 空气样品计），测定范围为 50～4 000 μg/mL，相对标准偏差为 5.0%～7.7%。本法 100 mg 硅胶的穿透容量为 10.2 mg。本法的平均解吸效率为 87%。每批硅胶管应测定解吸效率。本法可同时测定对-氨基茴香醚和邻-氨基茴香醚。

(43) 工作场所空气中苯基醚类化合物的苯基醚的溶剂解吸-气相色谱法（GBZ/T 160.53—2007）

1）原理。空气中的联苯、苯基醚用活性炭管采集，二硫化碳解吸后进样，经 FFAP 色谱柱分离，氢焰离子化检测器检测，以保留时间定性，峰高或峰面积定量。

2）样品的采集、运输和保存。现场采样按照国家标准执行。短时间采样：在采样点，打开活性炭管两端，以 200 mL/min 的流量采集空气样品 15 min。长时间采样：在采样点，打开活性炭管两端，以 50 mL/min 的流量采集空气样品 2～8 h。个体采样：打开活性炭管两端，佩戴在采样对象的前胸上部，进气口向上，尽量接近呼吸带，以 50 mL/min 的流量采集空气样品 2～8 h。采样后，立即封闭活性炭管两端，置清洁容器内运输和保存。样品在室温下至少可保存 5 天。

3）注意事项。本法的检出限为 1.0 μg/mL，最低检出浓度为 0.33 mg/m^3（以采集 3 L 空气样品计），测定范围为 1.0～30 μg/mL，相对标准偏差为 3.5%～6.3%。100 mg 活性炭的穿透容量为 12.6 mg，平均解吸效率为 92.4%。每批活性炭管应测定其解吸效率。本法也可使用相应的毛细管色谱柱。现场共存的苯、甲苯、二甲苯、已内酰胺、苯酚不干扰测定。

(44) 工作场所空气中脂肪族醛类的乙醛的溶剂解吸-气相色谱法（GBZ/T 160.54—2007）

1）原理。空气中的乙醛用硅胶管采集，水解吸后进样，经 FFAP 色谱柱分离，氢焰离子化检测器检测，以保留时间定性，峰高或峰面积定量。

2）样品的采集、运输和保存。现场采样按照国家标准执行。在采样点，打开硅胶管两端，以 100 mL/min 的流量采集空气样品 15 min。采样后，立即封闭硅胶管两端，置清洁容器内运输和保存。样品在室温下至少可保存 5 天。

3）注意事项。本法的检出限为 5 μg/mL，最低检出浓度为 6.7 mg/m^3（以采集 1.5 L 空气样品计），测定范围为 5～750 μg/mL，相对标准偏差为 2.9%～5.2%。400 mg 硅胶的穿透容量为4.7 mg，平均解吸效率为90.6%。每批硅胶管应测定其解吸效率。乙醇、丙醛、丙酮等不干扰测定。本法可使用同类型的毛细管色谱柱。

(45) 工作场所空气中脂肪族醛类的乙醛和丙烯醛的直接进样-气相色谱法（GBZ/T 160.54—2007）

1）原理。空气中的乙醛和丙烯醛用注射器采集，直接进样，经聚乙二醇20M色谱柱分离，氢焰离子化检测器检测，以保留时间定性，峰高或峰面积定量。

2）样品的采集、运输和保存。现场采样按照国家标准执行。在采样点，用空气样品抽洗100 mL注射器3次，然后抽取100 mL空气样品。采样后，立即密封注射器进气口，垂直放置于清洁容器内运输和保存；24 h内测定完毕。

3）注意事项。本法的最低检出浓度：乙醛为0.3 mg/m^3，丙烯醛为1 mg/m^3。测定范围：乙醛为0.3～200 mg/m^3，丙烯醛为1～200 mg/m^3。若空气中丙烯醛浓度<5 mg/m^3时，可以预先将丙烯醛冷冻浓缩在6201担体上，然后再热解吸进样测定，最低检出浓度为0.01 mg/m^3。冷冻浓缩和解吸操作：浓缩管，热解吸型固体吸附剂管，内装100 mm长6201担体；致冷瓶，内装碎冰和食盐（－15℃）的小保温瓶；加热器；温度控制在(165±5)℃范围内。浓缩：在浓缩管的出气端，连接塑料或橡胶管，然后置致冷瓶内2～3 min后，将100 mL空气样品以120 mL/min的流量通过浓缩管；然后通过40 mL清洁空气。热解吸：将浓缩管从致冷瓶中取出，放入热解吸器内，于（165±5)℃条件下以60 mL/min流量解吸，解吸气通入色谱柱中测定。本法能同时测定乙醛和丙烯醛，丙酮、甲基丙烯醛和巴豆醛也能分离。本法可使用同类型的毛细管色谱柱。

(46) 工作场所空气中脂肪族醛类的异丁醛的热解吸-气相色谱法（GBZ/T 160.54—2007）

1）原理。空气中的丁醛用硅胶管采集，300℃热解吸后进样，经FFAP色谱柱分离，氢焰离子化检测器检测，以保留时间定性，峰高或峰面积定量。

2）样品的采集、运输和保存。现场采样按照国家标准执行。短时间采样：在采样点，打开硅胶管两端，以100 mL/min的流量采集空气样品15 min。长时间采样：在采样点，打开硅胶管两端，以50 mL/min的流量采集空气样品1～4 h。个体采样：在采样点，打开硅胶管两端，佩戴在采样对象的前胸上部，尽量接近呼吸带，以50 mL/min的流量采集空气样品1～4 h。采样后，立即封闭硅胶管两端，置清洁容器内运输和保存。样品在室温下至少可保存3天。

3）注意事项。本法的检出限为5×10^{-4} μg/mL，最低检出浓度为0.03 mg/m^3（以采集1.5 L空气样品计），测定范围为0.03～100 mg/m^3，相对标准偏差为1.5%～2.4%。100 mg硅胶穿透容量为0.72 mg。平均解吸效率为89%。每批硅胶管必须测定其解吸效率。异丁醇不干扰测定。本法也可使用同类型的毛细管色谱柱。

(47) 工作场所空气中脂肪族酮类化合物的丙酮、丁酮和甲基异丁基甲酮的溶剂解吸-气相色谱法（GBZ/T 160.55—2007）

1）原理。空气中的丙酮、丁酮或甲基异丁基甲酮用活性炭管采集，二硫化碳解吸后进样，经FFAP色谱柱分离，氢焰离子化检测器检测，以保留时间定性，峰高或峰面积定量。

2）样品的采集、运输和保存。现场采样按照国家标准执行。短时间采样：在采样点，打开活性炭管两端，以 100 mL/min 的流量采集空气样品 15 min。长时间采样：在采样点，打开活性炭管两端，以 50 mL/min 的流量采集空气样品 2～8 h。个体采样：在采样点，打开活性炭管两端，佩戴在采样对象的前胸上部，进气口尽量接近呼吸带，以 50 mL/min 的流量采集空气样品 2～8 h。采样后，立即封闭活性炭管两端，置清洁容器内运输和保存。样品在室温下可保存 7 天。

3）注意事项。本法的检出限、最低检出浓度（以采集 1.5 L 空气样品计）、相对标准偏差、穿透容量（100 mg 活性炭）和解吸效率见表 5—11。每批活性炭管应测定其解吸效率。本法可使用相应的填充柱或毛细管色谱柱。

表 5—11　　性能指标

化合物	检出限 (μg/mL)	最低检出浓度 (mg/m^3)	测定范围 (μg/mL)	相对标准偏差 (%)	穿透容量 (mg)	解吸效率 (%)
丙酮	10	6.7	10～1 600	3.7～4.9	11.6	88.2
丁酮	6	4	6～2 000	4.9～5.7	16.9	92.4
甲基异丁基甲酮	1	0.7	1～1 200	2.3～4.7	8.6	98.8

（48）工作场所空气中脂肪族酮类化合物的丙酮、丁酮、甲基异丁基甲酮和双乙烯酮的热解吸-气相色谱法（GBZ/T 160.55—2007）

1）原理。空气中的丙酮、丁酮、甲基异丁基甲酮用活性炭管采集，双乙烯酮用硅胶管采集，350℃（双乙烯酮可为 300℃）热解吸后进样，经色谱柱分离，氢焰离子化检测器检测，以保留时间定性，峰高或峰面积定量。

色谱柱 1：FFAP（用于丙酮、丁酮和甲基异丁基甲酮）。

色谱柱 2：OV 101（用于双乙烯酮）。

2）样品的采集、运输和保存。现场采样按照国家标准执行。短时间采样：在采样点，打开活性炭管或硅胶管两端，以 100 mL/min 的流量采集空气样品 15 min。长时间采样：在采样点，打开活性炭管或硅胶管两端，以 50 mL/min 的流量采集空气样品 2～8 h（活性炭管）或 1～4 h（硅胶管）。个体采样：在采样点，打开活性炭管或硅胶管两端，佩戴在采样对象的前胸上部，进气口尽量接近呼吸带，以 50 mL/min 的流量采集空气样品 2～8 h（活性炭管）或 1～4 h（硅胶管）。采样后，立即封闭采样管两端，置清洁容器内运输和保存。硅胶管应在干燥器内保存；双乙烯酮在 15℃下至少可保存 3 天；在室温下，丙酮、丁酮样品可保存 8 天；甲基异丁基甲酮样品可保存 9 天。

3）注意事项。本法的最低检出浓度：丙酮和丁酮为 0.06 mg/m^3，甲基异丁基甲酮为 0.2 mg/m^3，双乙烯酮为 1.4 mg/m^3（以采集 1.5 L 空气样品计）。测定范围：丙酮和丁酮为 0.06～133 mg/m^3，甲基异丁基甲酮为 0.2～133 mg/m^3，双乙烯酮为 1.4～133 mg/m^3。相对标准偏差为 3.7%～4.9%。100 mg 活性炭的穿透容量：丁酮＞14.6 mg，甲基异丁基甲酮为 32.8 mg。500 mg 硅胶的平均穿透容量：双乙烯酮为 0.58 mg。平均解吸效率：丁酮为 85.6%，甲基异丁基甲酮为 96.9%，双乙烯酮为 92.8%。每批活性炭管和硅胶管必须测定其解吸效率。现场空气中共存的乙酸和乙酸酐，不干扰双乙烯酮的测定；若有乙烯酮存在，则干扰测定。苯、甲苯、丙酮、乙酸乙酯、三氯乙烯等不干扰丙酮、丁酮和甲基异丁基甲酮的测定。甲基异丁基甲酮的解吸气应放在30～35℃恒温箱内，以防器壁吸附。本法可使用相应的填充管或毛细管色谱柱。

（49）工作场所空气中脂肪族酮类化合物的异佛尔酮的溶剂解吸-气相色谱法（GBZ/T 160.55—2007）

1）原理。空气中的异佛尔酮用活性炭管采集，二硫化碳解吸后进样，经FFAP色谱柱分离，氢焰离子化检测器检测，以保留时间定性，峰高或峰面积定量。

2）样品的采集、运输和保存。现场采样按照国家标准执行。在采样点，打开活性炭管两端，以200 mL/min的流量采集空气样品15 min。样品空白：将活性炭管带至采样点，除不连接空气采样器采集空气样品外，其余操作同样品，作为样品的空白对照。采样后，立即封闭活性炭管两端，置清洁容器内运输和保存。样品4℃冰箱中可保存10天。

3）注意事项。本法的检出限为0.04 μg/mL，最低检出浓度为0.016 mg/m^3（以采集2.5 L空气样品计），测定范围为0.04～200 μg/mL，相对标准偏差为0.65%～3.48%，平均解吸效率为91%。每批活性炭管应测定其解吸效率。样品解吸测定方法：先将溶剂解吸型吸附剂管的前端倒入解吸瓶中解吸并测定，如果测定结果显示未超出吸附剂的穿透容量时，后段可以不用解吸和测定；当测定结果显示超出吸附剂的穿透容量时再将后段吸附剂解吸并测定。本法平均采样效率为100%，吸附容量为12.9 mg。采样后，样品在冰箱下可保存10天。共存物丙酮、二乙丁基甲酮、环己酮等，不干扰本法的测定。

（50）工作场所空气中脂肪族酮类化合物的二异丁基甲酮的溶剂解吸-气相色谱法（GBZ/T 160.55—2007）

1）原理。空气中蒸气态的二异丁基甲酮用活性炭管采集，二硫化碳解吸后进样，经FFAP色谱柱分离，氢焰离子化检测器检测，以保留时间定性，峰高或峰面积定量。

2）样品的采集、运输和保存。现场采样按照国家标准执行。短时间采样：在采样点，打开活性炭管两端，以200 mL/min的流量采集空气样品15 min。长时间采样：在采样点，打开活性碳管两端，以30 mL/min的流量采集空气样品2～8 h。个体采样：在采样点，打开活性炭管两端，佩戴在采样对象的前胸上部，进气口尽量接近呼吸带，以30 mL/min的流量采集空气样品2～8 h。样品空白：将活性炭管带至采样点，除不连接空气采样器采集空气样品外，其余操作同样品，作为样品的空白对照。采样后，立即封闭活性炭管两端，置清洁容器内运输和保存。样品4℃冰箱中可保存14天。

3）注意事项。本法的检出限为0.40 μg/mL，最低检出浓度为0.13 mg/m^3（以采集3 L空气样品计），测定范围为0.4～1600 μg/mL，相对标准偏差为0.81%～1.35%，平均解吸效率为95%～97%。本法采样效率为98.9%～100%，穿透容量为6.3 mg。样品解吸测定方法：先将溶剂解吸型吸附剂管的前端倒入解吸瓶中解吸并测定，如果测定结果显示未超出吸附剂的穿透容量时，后段可以不用解吸和测定；当测定结果显示超出吸附剂的穿透容量时再将后段吸附剂解吸并测定。共存物丙酮、异佛尔酮等不干扰本法的测定。

（51）工作场所空气中脂肪族酮类化合物的二乙基甲酮的溶剂解吸-气相色谱法（GBZ/T

160.55—2007）

1）原理。空气中蒸气态的二乙基甲酮用活性炭管采集，二硫化碳解吸后进样，经FFAP色谱柱分离，氢焰离子化检测器检测，以保留时间定性，峰高或峰面积定量。

2）样品的采集、运输和保存。现场采样按照国家标准执行。短时间采样：在采样点，打开活性炭管两端，以100 mL/min的流量采集空气样品15 min。长时间采样：在采样点，打开活性炭管两端，以50 mL/min的流量采集空气样品2～8 h。个体采样：在采样点，打开活性炭管两端，佩戴在采样对象的前胸上部，进气口尽量接近呼吸带，以50 mL/min的流量采集空气样品2～8 h。样品空白：将活性炭管带至采样点，除不连接空气采样器采集空气样品外，其余操作同样品，作为样品的空白对照。采样后，立即封闭活性炭管两端，置清洁容器内运输和保存。样品在室温下可保存5天。

3）注意事项。本法的检出限为33 μg/mL，最低检出浓度为22 mg/m³（以采集1.5 L空气样品计），测定范围为0.33～5 000 μg/mL，相对标准偏差为2.7%～6.1%，平均解吸效率为81.9%，穿透容量大于20 mg。每批活性炭管应测定其解吸效率。样品解吸测定方法：先将溶剂解吸型吸附剂管的前端倒入解吸瓶中解吸并测定，如果测定结果显示未超出吸附剂的穿透容量时，后段可以不用解吸和测定；当测定结果显示超出吸附剂的穿透容量时再将后段吸附剂解吸并测定。现场空气中共存的丙酮、丁酮、庚酮-4、6二异丁基甲酮不干扰本法的测定。

（52）工作场所空气中脂肪族酮类化合物的2-己酮的溶剂解吸-气相色谱法（GBZ/T 160.55—2007）

1）原理。空气中的2-己酮用活性炭管采集，二硫化碳解吸后进样，经FFAP色谱柱分离，氢焰离子化检测器检测，以保留时间定性，峰高或峰面积定量。

2）样品的采集、运输和保存。现场采样按照国家标准执行。短时间采样：在采样点，打开活性炭管两端，以300 mL/min的流量采集空气样品15 min。长时间采样：在采样点，打开活性炭管两端，以50 mL/min的流量采集空气样品2～8 h。个体采样：在采样点，打开活性炭管两端，佩戴在采样对象的前胸上部，进气口尽量接近呼吸带，以50 mL/min的流量采集空气样品2～8 h。样品空白：将活性炭管带至采样点，除不连接空气采样器采集空气样品外，其余操作同样品，作为样品的空白对照。采样后，立即封闭活性炭管两端，置清洁容器内运输和保存。样品在室温下可保存10天。

3）注意事项。本法的检出限为0.65 μg/mL，最低检出浓度为0.15 mg/m³（以采集4.5 L空气样品计），测定范围为0.65～480 μg/mL，相对标准偏差＜5.3%。活性炭管的采样效率接近100%。100 mg活性炭对2-己酮的穿透容量为22.0 mg。样品解吸测定方法：先将溶剂解吸型吸附剂管的前端倒入解吸瓶中解吸并测定，如果测定结果显示未超出吸附剂的穿透容量时，后段可以不用解吸和测定；当测定结果显示超出吸附剂的穿透容量时再将后段吸附剂解吸并测定。本法可采用相同极性的毛细管色谱柱。

（53）工作场所空气中脂环酮和芳香族酮类化合物的环己酮的溶剂解吸-气相色谱法（GBZ/T 160.56—2004）

1）原理。空气中的环己酮用活性炭管采集，二硫化碳解吸后进样，经FFAP色谱柱分离，氢焰离子化检测器检测，以保留时间定性，峰高或峰面积定量。

2）样品的采集、运输和保存。现场采样按照国家标准执行。短时间采样：在采样点，打开活性炭管两端，以 100 mL/min 的流量采集空气样品 15 min。长时间采样：在采样点，打开活性炭管两端，以 50 mL/min 的流量采集空气样品 2～8 h。个体采样：在采样点，打开活性炭管两端，佩戴在监测对象的前胸上部，进气口尽量接近呼吸带，以 50 mL/min 的流量采集空气样品 2～8 h。采样后，立即封闭活性炭管两端，置清洁容器内运输和保存。样品在室温下可保存 7 天。

3）注意事项。本法的检出限为 0.5 μg/mL，最低检出浓度为 0.33 mg/m³（以采集 1.5 L空气样品计），测定范围为 10～1 000 μg/mL，相对标准偏差为 1.0%～2.3%。100 mg活性炭的平均穿透容量为 8.9 mg。平均解吸效率为 88.6%。每批活性炭管应测定解吸效率。本法可用 Chromosorb WAW DMCS 代替 6201 担体；也可使用相应的毛细管色谱柱。

（54）工作场所空气中环氧化合物的环氧乙烷、环氧丙烷和环氧氯丙烷的直接进样-气相色谱法（GBZ/T 160.58—2004）

1）原理。空气中的环氧乙烷、环氧丙烷和环氧氯丙烷用注射器采集，直接进样，经色谱柱分离，氢焰离子化检测器检测，以保留时间定性，峰高或峰面积定量。

色谱柱 1：FFAP（用于环氧乙烷和环氧丙烷）。

色谱柱 2：丁二酸乙二醇聚酯（用于环氧氯丙烷）。

2）样品的采集、运输和保存。现场采样按照国家标准执行。在采样点，用空气样品抽洗 100 mL 注射器 3 次后，然后抽 100 mL 空气样品。采样后，立即封闭注射器口，垂直放置。置清洁容器中运输和保存，当日应尽快测定。

3）注意事项。本法的最低检出浓度：环氧乙烷、环氧丙烷和环氧氯丙烷分别为 1、1.8 和 0.5 mg/m³（以进样 1 mL 空气样品计）。测定范围：环氧乙烷为 1～100 mg/m³，环氧丙烷为 1.8～160 mg/m³，环氧氯丙烷为 0.5～160 mg/m³。相对标准偏差：环氧乙烷和环氧丙烷为 1.1%～3.7%，环氧氯丙烷为 2.1%～6.7%。本法也可使用相应的填充柱和毛细管色谱柱。

（55）工作场所空气中环氧化合物的环氧乙烷的热解吸-气相色谱法（GBZ/T 160.58—2004）

1）原理。空气中的环氧乙烷用活性炭管采集，200℃热解吸后进样，经 FFAP 色谱柱分离，氢焰离子化检测器检测，以保留时间定性，峰高或峰面积定量。

2）样品的采集、运输和保存。现场采样按照国家标准执行。短时间采样：在采样点，打开活性炭管两端，以 100 mL/min 的流量采集空气样品 15 min。长时间采样：在采样点，打开活性炭管两端，以 50 mL/min 的流量采集空气样品 1 h。个体采样：在采样点，打开活性炭管两端，佩戴在采样对象的前胸上部，进气口尽量接近呼吸带，以 50 mL/min 的流量采集空气样品 1 h。采样后，立即封闭活性炭管两端，置清洁容器内在 0～5℃下运输和保存，应当天测定。

3）注意事项。本法检出限为 1×10^{-3} μg/mL，最低检出浓度为 0.07 mg/m³（以采集

1.5 L 空气样品计），测定范围为 0.07～7.7 mg/m^3，相对标准偏差为 2.9%～6.7%。100 mg活性炭的穿透容量为 0.067 mg。平均解吸效率为 97%。每批活性炭管必须测定其解吸效率。用 100 mg 活性炭管采样时，采样时间不能长。若需长时间采样，可用 500 mg 活性炭管。

（56）工作场所空气中羧酸类化合物的甲酸、乙酸、丙酸、丙烯酸或氯乙酸的溶剂解吸-气相色谱法（GBZ/T 160.59—2004）

1）原理。空气中的甲酸、乙酸、丙酸、丙烯酸或氯乙酸用硅胶管采集，硫酸溶液（用于甲酸）、甲酸（用于乙酸）、丙酮（用于丙酸和丙烯酸）或水（用于氯乙酸）解吸后进样，经色谱柱分离，氢焰离子化检测器检测，以保留时间定性，峰高或峰面积定量。

色谱柱 1：FFAP（用于甲酸）。

色谱柱 2（用于甲酸以外的羧酸）：1.5 m×3 mm，FFAP：H_3PO_4：Chromosorb WAW DMCS=3：0.5：100。

2）样品的采集、运输和保存。现场采样按照国家标准执行。短时间采样：在采样点，打开硅胶管两端，以 300 mL/min 的流量采集空气样品（用于甲酸和乙酸）15 min；以 1 L/min的流量采集空气样品（用于丙酸、丙烯酸和氯乙酸）15 min。长时间采样：在采样点，打开硅胶管两端，以 50 mL/min 的流量采集空气样品 1～4 h。个体采样：在采样点，打开硅胶管两端，佩戴在采样对象的前胸上部，尽量接近呼吸带，以 50 mL/min 的流量采集空气样品 1～4 h。采样后，立即封闭硅胶管两端，置清洁容器中运输和保存。室温下，甲酸样品可保存 7 天，其他样品至少可保存 15 天。

3）注意事项。本法的检出限、最低检出浓度（按本法的采样体积计）、测定范围、相对标准偏差、穿透容量和解吸效率见表 5—12。本法的平均采样效率为 100%。必须测定每批硅胶管的解吸效率。

表 5—12　　性能指标

化合物	检出限（μg/mL）	最低检出浓度（mg/m^3）	测定范围（μg/mL）	相对标准偏差（%）	穿透容量（mg）	解吸效率（%）
甲酸	2.8	0.6	2.8～200	9.5～9.8	2	76.9～87.5
乙酸	35	8	35～2 000	3.1～6.4	2.4	79.6～97.0
丙酸	120	4	120～1 500	5.4～8.8	50	93～116.8
丙烯酸	100	3.3	100～1 500	3.4～12.6	39	78～102
氯乙酸	3.2	0.1	3.2～80	4.9～5.6	4.9	99.9
甲酸	2.8	0.6	2.8～200	9.5～9.8	2	76.9～87.5

（57）工作场所空气中酸酐类化合物的乙酐的溶剂解吸-气相色谱法（GBZ/T 160.60—2004）

1）原理。空气中的乙酐用活性炭管采集，丙酮解吸后进样，经 Tenax 色谱柱分离，氢焰离子化检测器检测，以保留时间定性，峰高或峰面积定量。

2）样品的采集、运输和保存。现场采样按照国家标准执行。短时间采样：在采样点，

打开活性炭管两端，以 200 mL/min 的流量采集空气样品 15 min。长时间采样：在采样点，打开活性炭管两端，以 50 mL/min 的流量采集空气样品 2～8 h。个体采样：在采样点，打开活性炭管两端，佩戴在采样对象的前胸上部，进气口尽量接近呼吸带，以 50 mL/min 的流量采集空气样品 2～8 h。采样后，立即封闭活性炭管两端，置清洁容器内运输和保存。样品在室温下可保存 7 天。

3）注意事项。本法的检出限为 6 μg/mL，最低检出浓度为 4 mg/m^3（以采集 3 L 空气样品计），测定范围为 6～500 μg/mL，相对标准偏差为 1.4%～5.3%。本法的穿透容量＞4 mg，平均解吸效率＞90%。每批活性炭管应测定解吸效率。乙酸甲酯、甲酸、乙酸和乙醛不干扰测定。本法可使用相应的毛细管色谱柱。

（58）工作场所空气中羧酸类化合物的邻苯二甲酸酐的溶剂洗脱-气相色谱法（GBZ/T 160.60—2004）

1）原理。空气中的邻苯二甲酸酐用玻璃纤维滤纸采集，丙酮洗脱后进样，经聚丁二酸乙醇酯色谱柱分离，氢焰离子化检测器检测，以保留时间定性，峰高或峰面积定量。

2）样品的采集、运输和保存。现场采样按照国家标准执行。在采样点，将装好玻璃纤维滤纸的采样夹，以 2 L/min 的流量采集空气样品 15 min。采样后，将滤纸的接尘面朝里对折两次，放入具塞试管内运输和保存。样品在室温下可保存 7 天。

3）注意事项。本法的检出限为 0.9 μg/mL，最低检出浓度为 0.03 mg/m^3（以采集30 L 空气样品计），测定范围为 0.9～200 μg/mL，平均采样效率＞95%，平均洗脱效率＞95%。顺丁烯二酸酐和 1，4-萘醌不干扰测定。本法也可使用相应的毛细管色谱柱测定。

（59）工作场所空气中酰胺类化合物的二甲基甲酰胺、二甲基乙酰胺和丙烯酰胺的溶液采集-气相色谱法（GBZ/T 160.62—2004）

1）原理。空气中的二甲基甲酰胺和二甲基乙酰胺用多孔玻板吸收管采集，直接进样；丙烯酰胺用冲击式吸收管采集，经溴化反应生成 α，β-二溴丙酰胺，用乙酸乙酯提取后进样，经色谱柱分离，检测器检测，以保留时间定性，峰高或峰面积定量。

色谱柱 1（用于二甲基甲酰胺或二甲基乙酰胺）：2 m×4 mm，聚乙二醇 20 M：氢氧化钾：6201＝5：5：100。

色谱柱 2：FFAP（用于丙烯酰胺）。

2）样品的采集、运输和保存。现场采样按照国家标准执行。二甲基甲酰胺或二甲基乙酰胺的采集：在采样点，将装有 10.0 mL 水的多孔玻板吸收管，以 1 L/min 的流量采集空气样品 15 min。丙烯酰胺的采集：在采样点，将装有 10.0 mL 水的冲击式吸收管，以 3 L/min的流量采集空气样品 15 min。采样后，封闭吸收管的进出气口，直立置于清洁容器内运输和保存。样品在室温下可保存 7 天。

3）注意事项。本法的检出限：二甲基甲酰胺为 5 μg/mL，二甲基乙酰胺为 10 μg/mL，丙烯酰胺为 7.5×10^{-3} μg/mL。最低检出浓度：二甲基甲酰胺为 3.3 mg/m^3，二甲基乙酰胺为 6.6 mg/m^3（以采集 15 L 空气样品计），丙烯酰胺为 8.3×10^{-4} mg/m^3（以采集 45 L 空气样品计）。测定范围：二甲基甲酰胺为 5～100 μg/mL，二甲基乙酰胺为 10～100 μg/mL，丙烯酰胺为 7.5×10^{-3}～2 μg/mL。相对标准偏差为 3.4%～4.7%。本法的平均采样效率为

100%。本法可使用相应的毛细管色谱柱。

（60）工作场所空气中饱和脂肪族酯类化合物的甲酸酯类、乙酸酯类和1，4-丁内酯的溶剂解吸-气相色谱法（GBZ/T 160.63—2007）

1）原理。空气中的甲酸酯类、乙酸酯类和1，4-丁内酯用活性炭管采集，二硫化碳（用于甲酸酯类、乙酸酯类）、丙酮（用于1，4-丁内酯）溶剂解吸后进样，用色谱柱分离，氢焰离子化检测器检测，以保留时间定性，峰高或峰面积定量。

色谱柱1：FFAP（用于甲酸酯类和乙酸酯类）。

色谱柱2：聚二乙二醇己二酸酯（用于1，4-丁内酯）。

2）样品的采集、运输和保存。现场采样按照国家标准执行。短时间采样：在采样点，打开活性炭管两端，以100 mL/min的流量采集空气样品15 min。长时间采样：在采样点，打开活性炭管两端，以50 mL/min的流量采集空气样品2～8 h。个体采样：在采样点，打开活性炭管两端，佩戴在采样对象的前胸上部，进气端尽量接近呼吸带，以50 mL/min的流量采集空气样品2～8 h。样品空白：将活性炭管带至采样点，除不连接空气采样器采集空气样品外，其余操作同样品。采样后，封闭活性炭管两端，置清洁容器内运输和保存。样品在室温下，甲酸甲酯可保存5天，其余至少可保存7天。

3）注意事项。本法的检出限、最低检出浓度（以采集1.5 L空气样品计）、测定范围、相对标准偏差、穿透容量（100 mg活性炭）和解吸效率见表5—13。每批活性炭管应测定其解吸效率。样品解吸测定方法：先将溶剂解吸型吸附剂管的前端倒入解吸瓶中解吸并测定，如果测定结果显示未超出吸附剂的穿透容量时，后段可以不用解吸和测定；当测定结果显示超出吸附剂的穿透容量时再将后段吸附剂解吸并测定。本法可以使用相应的毛细管色谱柱。

表5—13　性能指标

化合物	检出限（μg/mL）	最低检出浓度（mg/m^3）	测定范围（μg/mL）	相对标准偏差（%）	穿透容量（mg）	解吸效率（%）
甲酸甲酯	1.4	0.93	1.4～300	2.1～5.8	2.1	>93.6
甲酸乙酯	1.3	0.87	1.3～300	2.3～4.9	8.4	>96.9
乙酸甲酯	0.4	0.27	0.4～1 000	2.6～4.3	2.9	>97.2
乙酸乙酯	0.4	0.27	0.4～3 000	2.6～4.3	14.6	>97.2
乙酸丙酯	0.5	0.33	0.5～3 000	2.6～4.3	24.5	>97.2
乙酸丁酯	0.4	0.27	0.4～3 000	2.6～4.3	32.1	>97.2
乙酸戊酯	0.2	0.13	0.2～1 000	2.6～4.3	21.0	>97.2
1，4-丁内酯	5	3.3	5～2 000	1.2～5.2	1.2	>94.4

（61）工作场所空气中饱和脂肪族酯类化合物的乙酸乙酯的无泵型采样-气相色谱法（GBZ/T 160.63—2007）

1）原理。空气中的乙酸乙酯用无泵型采样器采集，二硫化碳解吸后进样，经FFAP色谱柱分离，氢焰离子化检测器检测，以保留时间定性，峰高或峰面积定量。

2）样品的采集、运输和保存。现场采样按照国家标准执行。定点采样：在采样点，取出装好活性炭片的无泵型采样器，悬挂在采样对象呼吸带高度的支架上，采集空气样品 1～8 h。个体采样：在采样点，取出装好活性炭片的无泵型采样器，佩戴在采样对象的前胸上部，采集空气样品 4～8 h。样品空白：将加装好活性炭片的无泵型采样器带至采样点，除不采集空气样品外，其余操作同样品。采样后，立即密封采样器，置清洁容器内运输和保存。在室温下可保存 14 天。

3）注意事项。本法的检出限为 4 μg/mL，最低检出浓度为 2.4 mg/m³（以采样 2 h 计），测定范围为 2.4～686 mg/m³，平均相对标准偏差为 4.9%，总准确度为±12.2%。每批活性炭片应测定解吸效率。本法的平均回收率为 98.6%，最大吸附容量＞45 mg。平均解吸效率为 94%。上述数值为 GJ-1 型无泵型采样器的参数，其他类型的无泵型采样器参数由生产厂商提供。无泵型采样器的采样一般不受工作场所的温度、湿度和风速的影响，但不能直对风机或风扇。本法可以使用相应的毛细管色谱柱测定。

（62）工作场所空气中饱和脂肪族酯类化合物的乙酸异丁酯的溶剂解吸-气相色谱法（GBZ/T 160.63—2007）

1）原理。空气中的乙酸异丁酯用活性炭管采集，二硫化碳解吸，经 FFAP 色谱柱分离，氢焰离子化检测器检测，以保留时间定性，峰高或峰面积定量。

2）样品的采集、运输和保存。现场采样按照国家标准执行。短时间采样：在采样点，打开活性炭管两端，以 100 mL/min 的流量采集空气样品 15 min。长时间采样：在采样点，打开活性炭管两端，以 50 mL/min 的流量采集空气样品 2～8 h。个体采样：在采样点，打开活性炭管两端，佩戴在采样对象的前胸上部，进气口尽量接近呼吸带，以 50 mL/min 的流量采集空气样品 2～8 h。样品空白：将活性炭管带至采样点，除不连接空气采样器采集空气样品外，其余操作同样品，作为样品的空白对照。采样后，立即封闭活性炭管两端，置清洁容器内运输和保存。样品在室温下可保存 30 天。

3）注意事项。本法的检出限为 0.9 μg/mL，最低检出浓度为 0.5 mg/m³（以采集1.5 L 空气样品计），测定范围为 0.9～3 000 μg/mL，相对标准偏差为 3.4%～4.5%。100 mg 活性炭对乙酸异丁酯的穿透容量为 22.1 mg。采样效率为 100%。解吸效率为 85.3%～98.2%。样品解吸测定方法：先将溶剂解吸型吸附剂管的前端倒入解吸瓶中解吸并测定，如果测定结果显示未超出吸附剂的穿透容量时，后段可以不用解吸和测定；当测定结果显示超出吸附剂的穿透容量时再将后段吸附剂解吸并测定。现场共存的苯、二甲苯、异丁醇等不干扰测定；甲苯对测定有干扰，可适当改变色谱条件。本法可采用相同极性的毛细管色谱柱。

（63）工作场所空气中饱和脂肪族酯类化合物的乙酸异戊酯的溶剂解吸-气相色谱法（GBZ/T 160.63—2007）

1）原理。空气中的乙酸异戊酯用活性炭管采集，二硫化碳解吸，经 FFAP 色谱柱分离，氢焰离子化检测器检测，以保留时间定性，峰高或峰面积定量。

2）样品的采集、运输和保存。现场采样按照国家标准执行。短时间采样：在采样点，打开活性炭管两端，以 200 mL/min 的流量采集空气样品 15 min。长时间采样：在采样点，打开活性炭管两端，以 50 mL/min 的流量采集空气样品 2～8 h。个体采样：在采样点，打开活性炭管两端，佩戴在采样对象的前胸上部，进气口尽量接近呼吸带，以 50 mL/min 的流量采集 2～8 h。样品空白：将活性炭管带至采样点，除不连接空气采样器采集空气样品外，其余操作同样品，作为样品的空白对照。采样后，立即封闭活性炭管两端，置清洁容器内运输和保存。样品在室温下，至少可以保存 30 天。

3）注意事项。本法的检出限为 0.9 μg/mL，最低检出浓度为 0.3 mg/m^3（以采集3 L空气样品计），测定范围为 0.9～1 500 μg/mL，相对标准偏差为 2.3%～3.4%。100 mg 活性炭对乙酸异戊酯的穿透容量为 25.4 mg。采样效率为 100%。解吸效率为 94.0%～97.3%。样品解吸测定方法：先将溶剂解吸型吸附剂管的前端倒入解吸瓶中解吸并测定，如果测定结果显示未超出吸附剂的穿透容量时，后段可以不用解吸和测定；当测定结果显示超出吸附剂的穿透容量时再将后段吸附剂解吸并测定。现场共存的苯、甲苯、异戊醇等不干扰测定；对、间二甲苯存在时可能产生干扰，可适当改变色谱条件来解决。本法可采用相同极性的毛细管色谱柱。

（64）工作场所空气中不饱和脂肪族酯类化合物的丙烯酸酯类的溶剂解吸-气相色谱法（GBZ/T 160.64—2004）

1）原理。空气中的丙烯酸酯类（包括丙烯酸甲酯、丙烯酸乙酯、丙烯酸丙酯、丙烯酸丁酯和丙烯酸戊酯）用活性炭管采集，二硫化碳解吸后进样，经 FFAP 色谱柱分离，氢焰离子化检测器检测，以保留时间定性，峰高或峰面积值定量。

2）样品的采集、运输和保存。现场采样按照国家标准执行。短时间采样：在采样点，打开活性炭管两端，以 100 mL/min 的流量采集空气样品 15 min。长时间采样：在采样点，打开活性炭管两端，以 50 mL/min 的流量采集空气样品 2～8 h。个体采样：打开活性炭管两端，佩戴在采样对象的前胸上部，进气口尽量接近呼吸带，以 50 mL/min 的流量采集空气样品 2～8 h。采样后，封闭活性炭管两端，置清洁容器内运输和保存。样品在室温下至少可保存 7 天。

3）注意事项。本法的检出限、最低检测浓度（以采集 1.5 L 空气样品计）、测定范围、相对标准偏差和穿透容量（100 mg 活性炭）见表 5—14。本法的解吸效率为 89%～95%。每批活性炭管应测定其解吸效率。本法可使用相应的毛细管色谱柱。

表 5—14　　性能指标

化合物	检出限（μg/mL）	最低检出浓度（mg/m^3）	测定范围（μg/mL）	相对标准偏差（%）	穿透容量（mg）
丙烯酸甲酯	14	9.3	14～500	2.6～4.3	2.92
丙烯酸乙酯	1	0.7	1～500	2.6～4.3	14.6
丙烯酸丙酯	1.5	1.0	1.5～500	2.6～4.3	24.5
丙烯酸丁酯	1.6	1.1	1.6～500	2.6～4.3	32.1
丙烯酸戊酯	2	1.3	2～500	2.6～4.3	21

（65）工作场所空气中不饱和脂肪族酯类化合物的丙烯酸甲酯、乙酸乙烯酯的热解吸-气相色谱法（GBZ/T 160.64—2004）

1）原理。空气中的丙烯酸甲酯用硅胶管采集，乙酸乙烯酯用活性炭管采集，180℃热解吸后进样，经FFAP色谱柱分离，氢焰离子化检测器检测，以保留时间定性，峰高或峰面积定量。

2）样品的采集、运输和保存。现场采样按照国家标准执行。短时间采样：在采样点，打开硅胶管或活性炭管两端，以100 mL/min的流量采集空气样品15 min。长时间采样：在采样点，打开硅胶管或活性炭管两端，以50 mL/min的流量采集空气样品1～4 h（用于硅胶管）或2～8 h（用于活性炭管）。个体采样：打开硅胶管或活性炭管两端，佩戴在采样对象的前胸上部，进样口尽量接近呼吸带，以50 mL/min的流量采集空气样品1～4 h（用于硅胶管）或2～8 h（用于活性炭管）。采样后，立即封闭硅胶管或活性炭管两端，置清洁容器内运输和保存。样品在室温下可保存7天。

3）注意事项。本法的检出限、最低检出浓度（以采集1.5 L空气样品计）、测定范围、相对标准偏差、穿透容量和解吸效率见表5—15。100 mg硅胶的穿透容量为1.7 mg丙烯酸甲酯；100 mg活性炭的穿透容量为14.6 mg乙酸乙烯酯。解吸效率：丙烯酸甲酯为93%～97%，乙酸乙烯酯为89.2%～90.4%。每批硅胶或活性炭应测定其解吸效率。本法也可使用相应的毛细管色谱柱。

表5—15　　性能指标

化合物	检出限（μg/mL）	最低检出浓度（mg/m³）	测定范围（μg/mL）	相对标准偏差（%）
丙烯酸甲酯	0.014	0.93	0.014～0.50	1.3～6.1
乙酸乙烯酯	0.016	1	0.016～1.0	3.1～3.9

（66）工作场所空气中不饱和脂肪族酯类化合物的甲基丙烯酸甲酯的直接进样-气相色谱法（GBZ/T 160.64—2004）

1）原理。空气中的甲基丙烯酸甲酯用注射器采集，直接进样，经FFAP色谱柱分离，氢焰离子化检测器检测，以保留时间定性，峰高或峰面积定量。

2）样品的采集、运输和保存。现场采样按照国家标准执行。在采样点，用100 mL注射器先抽洗空气样品3次，然后抽100 mL空气样品。采样后，立即封闭注射器口，垂直放置。置清洁的容器内运输和保存，样品应尽快测定。

3）注意事项。本法的最低检出浓度为1 mg/m³（以进样1.0 mL空气样品计），测定范围为1～1 500 mg/m³，相对标准偏差为2.3%～10%。本法可采用相应的毛细管色谱柱。

（67）工作场所空气中不饱和脂肪族酯类化合物的甲基丙烯酸环氧丙酯的吸收液采集-气相色谱法（GBZ/T 160.64—2004）

1）原理。空气中的甲基丙烯酸环氧丙酯用大型气泡吸收管采集，直接进样，经OV-101色谱柱分离，氢焰离子化检测器检测，以保留时间定性，峰高或峰面积定量。

2）样品的采集、运输和保存。现场采样按照国家标准执行。在采样点，将一只装有

5.0 mL吸收液的大型气泡吸收管，放在冰壶内，以0.5 L/min的流量采集空气样品15 min。采样后，立即封闭吸收管的进出气口，直立置于清洁容器内运输和保存。样品应在24 h内测定。

3）注意事项。本法的检出限为1.6 μg/mL，最低检出浓度为2.1 mg/m³（以采集7.5 L空气样品计），测定范围为1.6～500 μg/mL。吸收液环已烷易挥发，采样流量不能大，采样时间不能长。

（68）工作场所空气中卤代脂肪族酯类的氯乙酸甲酯和氯乙酸乙酯的溶剂解吸-气相色谱法（GBZ/T 160.65—2004）

1）原理。空气中的氯乙酸甲酯和氯乙酸乙酯用活性炭管采集，二硫化碳解吸后进样，经FFAP色谱柱分离，氢焰离子化检测器检测，以保留时间定性，峰高或峰面积定量。

2）样品的采集、运输和保存。现场采样按照国家标准执行。短时间采样：在采样点，打开活性炭管两端，以200 mL/min的流量采集空气样品15 min。长时间采样：在采样点，打开活性炭管两端，以50 mL/min的流量采集空气样品2～8 h。个体采样：打开活性炭管两端，佩戴在采样对象的前胸上部，进气口向上，尽量接近呼吸带，以50 mL/min的流量采集空气样品2～8 h。采样后，立即封闭活性炭管两端，置清洁容器中运输和保存。在室温下至少可保存14天。

3）注意事项。本法的检出限：氯乙酸甲酯为2.8 μg/mL，氯乙酸乙酯为1.9 μg/mL。最低检出浓度：氯乙酸甲酯为0.9 mg/m³，氯乙酸乙酯为0.6 mg/m³（以采集3 L空气样品计）。测定范围：氯乙酸甲酯为2.8～20 μg/mL，氯乙酸乙酯为1.9～20 μg/mL。相对标准偏差：氯乙酸甲酯为3.1%～7.3%，氯乙酸乙酯为2.6%～3.3%。本法的采样效率>99%。100 mg活性炭的穿透容量：氯乙酸甲酯>6.8 mg，氯乙酸乙酯>24.1 mg。平均解吸效率：氯乙酸甲酯为97.3%，氯乙酸乙酯为97.0%。每批活性炭管应测定解吸效率。本法可使用相应的毛细管色谱柱。

（69）工作场所空气中芳香族酯类化合物的邻苯二甲酸二丁酯的溶剂洗脱-气相色谱法（GBZ/T 160.66—2004）

1）原理。空气中的气溶胶态邻苯二甲酸二丁酯用微孔滤膜采集，二硫化碳洗脱后，经OV101色谱柱分离，氢焰离子化检测器检测，以保留时间定性，峰面积定量。

2）样品的采集、运输和保存。现场采样按照国家标准执行。短时间采样：在采样点，将装好微孔滤膜的采样夹，以5 L/min的流量采集空气样品15 min。长时间采样：在采样点，将装好微孔滤膜的小型塑料采样夹，以1 L/min的流量采集空气样品2～8 h。个体采样：在采样点，将装好微孔滤膜的小型塑料采样夹，佩戴在采样对象的前胸上部，尽量接近呼吸带，以1 L/min的流量采集空气样品2～8 h。采样后，将滤膜的接尘面朝里对折两次，放入清洁具塞刻度试管内，置于清洁的容器内运输和保存。样品在冰箱内可保存24 h。

3）注意事项。本法的检出限为12 μg/mL，最低检出浓度为0.16 mg/m³（以采集75 L空气样品计），测定范围为12～700 μg/mL，相对标准偏差为3.1%～6.2%，平均洗脱效率为98%。

（70）工作场所空气中异氰酸酯类化合物的甲苯二异氰酸酯（TDI）和二苯基甲烷二异氰酸酯（MDI）的溶液采集-气相色谱法（GBZ/T 160.67—2004）

1）原理。空气中TDI或MDI用冲击式吸收管采集，水解后，分别生成甲苯二胺（TDA）和4，4′-二氨基二苯甲烷（MDA），在碱性条件下用甲苯萃取，经七氟丁酸酐衍生后，取甲苯溶液进样，经色谱柱分离，电子捕获检测器检测，以保留时间定性，峰高或峰面积定量。

色谱柱：2 m×4 mm，OV-17：QF-1：Chromosorb WAW DMCS=2：1.5：100。

2）样品的采集、运输和保存。现场采样按照国家标准执行。在采样点，串联两个各装有10.0 mL吸收液的冲击式吸收管，以3 L/min的流量采集空气样品15 min。采样后，立即封闭进出气口，直立置于清洁容器内运输和保存。样品在室温下避光可保存5天。

3）注意事项。本法检出限：TDI为0.001 μg/mL，MDI为0.003 4 μg/mL。最低检出浓度：TDI为0.000 2 mg/m^3，MDI为0.000 8 mg/m^3（以采集45 L空气样品计）。测定范围：TDI为0.001～0.06 μg/mL，MDI为0.034～0.10 μg/mL。相对标准偏差：TDI为4.9%～6.9%，MDI为3.4%～4.2%。本法前管的平均采样效率：TDI为91.9%，MDI为89.3%。用七氟丁酸酐衍生时，离心管应无水；用甲苯提取应振荡充分。洗脱回收率为95.9～100.5%。硅橡胶垫需用甲苯浸泡，烘干后使用。每次分析完样品，需用甲苯清洗干净微量进样器。本法可使用相应的毛细管色谱柱。

（71）工作场所空气中腈类化合物的乙腈和丙烯腈的溶剂解吸-气相色谱法（GBZ/T 160.68—2007）

1）原理。空气中的乙腈和丙烯腈用活性炭管采集，2%（v/v）丙酮-二硫化碳溶液解吸后进样，经聚乙二醇6 000色谱柱分离，氢焰离子化检测器检测，以保留时间定性，峰高或峰面积定量。

2）样品的采集、运输和保存。现场采样按照国家标准执行。短时间采样：在采样点，打开活性炭管两端，以500 mL/min的流量采集空气样品15 min。长时间采样：在采样点，打开活性炭管两端，以50 mL/min的流量采集空气样品2～8 h。个体采样：在采样点，打开活性炭管两端，佩戴在采样对象的前胸上部，进气口尽量接近呼吸带，以50 mL/min的流量采集空气样品2～8 h。样品空白：将活性炭管带至采样点，除不连接空气采样器采集空气样品外，其余操作同样品。采样后，立即封闭活性炭管两端，置清洁容器内运输和保存。样品在室温下可保存5天。

3）注意事项。本法的检出限：乙腈为3 μg/mL，丙烯腈为2 μg/mL。最低检出浓度：乙腈为0.4 mg/m^3，丙烯腈为0.27 mg/m^3（以采集7.5 L空气样品计）。测定范围：乙腈为3～400 μg/mL，丙烯腈为2～200 μg/mL。相对标准偏差：乙腈为2.6%～5.6%，丙烯腈为0.8%～9.8%。本法的穿透容量：乙腈为14 mg，丙烯腈为16 mg。本法的平均解吸效率：乙腈为85%，丙烯腈为90%。每批活性炭管应测定解吸效率。样品解吸测定方法：先将溶剂解吸型吸附剂管的前端倒入解吸瓶中解吸并测定，如果测定结果显示未超出吸附剂的穿透容量时，后段可以不用解吸和测定；当测定结果显示超出吸附剂的穿透容量时再将后段吸附剂解吸并测定。本法可使用相应的毛细管色谱柱。

（72）工作场所空气中腈类化合物的丙烯腈的热解吸-气相色谱法（GBZ/T 160.68—2007）

1）原理。空气中的丙烯腈用硅胶管采集，180℃热解吸后进样，经聚乙二醇6 000色谱柱分离，氢焰离子化检测器检测，以保留时间定性，峰高或峰面积定量。

2）样品的采集、运输和保存。现场采样按照国家标准执行。短时间采样：在采样点，打开硅胶管两端，以 100 mL/min 的流量采集空气样品 15 min。长时间采样：在采样点，打开硅胶管两端，以 50 mL/min 的流量采集空气样品 1～4 h。个体采样：在采样点，打开硅胶管两端，佩戴在采样对象的前胸上部，进气口尽量接近呼吸带，以 50 mL/min 的流量采集空气样品 1～4 h。样品空白：将硅胶管带至采样点，除不连接空气采样器采集空气样品外，其余操作同样品。采样后，立即封闭硅胶管两端，置清洁容器内运输和保存。样品在室温下可保存 5 天。

3）注意事项。本法的检出限为 7×10^{-3} μg/mL，最低检出浓度为 0.5 mg/m^3（以采集 1.5 L 空气样品计），测定范围为 7×10^{-3}～0.25 μg/mL，相对标准偏差为 3.6%～4.0%。本法 200 mg 硅胶的穿透容量为 0.02 mg。解吸效率为 100%。解析温度和载气流量应严格按照操作规程。每批硅胶管应测定解吸效率。现场空气中可能共存的甲醇、丙烯酸甲酯不干扰测定。样品采集和测定方法：采集工作场所空气中待测物浓度较高的样品时，应串联两根热解吸型固体吸附剂管进行样品采集。实验室分析时先进行前根固体吸附剂管测定，如果测定结果显示未超出吸附剂的穿透容量时，后段可以不用解吸和测定；当测定结果显示超出吸附剂的穿透容量时再将后段吸附剂解吸并测定。本法可使用相应的毛细管色谱柱。

（73）工作场所空气中腈类化合物的甲基丙烯腈的溶剂解吸-气相色谱法（GBZ/T 160.68—2007）

1）原理。空气中的蒸气态甲基丙烯腈用活性炭管采集，二硫化碳解吸，经 FFAP 色谱柱分离，氢焰离子化检测器检测，以保留时间定性，峰高或峰面积定量。

2）样品的采集、运输和保存。现场采样按照国家标准执行。短时间采样：在采样点，打开活性炭管两端，以 200 mL/min 的流量采集空气样品 15 min。长时间采样：在采样点，打开活性炭管两端，以 50 mL/min 的流量采集空气样品 2～8 h。个体采样：在采样点，打开活性炭管两端，佩戴在采样对象的前胸上部，进气口尽量接近呼吸带，以 50 mL/min 的流量采集空气样品 2～8 h。样品空白：将活性炭管带至采样点，除不连接空气采样器采集空气样品外，其余操作同样品，作为样品的空白对照。采样后，立即封闭活性炭管两端，置清洁容器内运输和保存。样品在室温下可保存 5 天。

3）注意事项。本法的检出限为 0.9 μg/mL，最低检出浓度为 0.6 mg/m^3（以采集1.5 L 空气样品计），测定范围为 0.9～200 μg/mL，相对标准偏差为 3.77%～4.79%。本法的穿透容量>10 mg，平均解吸效率为 93.5%，采样效率≥94%。现场空气中可能共存的丙烯腈、乙腈等腈类化合物不干扰测定，本法可同时测定甲基丙烯腈、丙烯腈、乙腈等组分。当无共存物时，可在 90℃恒温下测定甲基丙烯腈。本法使用 2%丙酮二硫化碳溶液为解吸溶剂；若仅以二硫化碳解吸，则解吸效率不高。样品解吸测定方法：先将溶剂解吸型吸附剂管的前端倒入解吸瓶中解吸并测定，如果测定结果显示未超出吸附剂的穿透容量时，后段可以不用解吸和测定；当测定结果显示超出吸附剂的穿透容量时再将后段吸附剂解吸并测定。本法可用相应的其他色谱柱，如 30 m×0.53 mm×0.5 μmFFAP 宽口径毛细管色谱柱，或 2 m×3.2 mm 5%FFAP 填充柱。

（74）工作场所空气中脂肪族胺类化合物的三甲胺、乙胺、二乙胺、三乙胺、乙二胺、

正丁胺和环己胺的溶剂解吸-气相色谱法（GBZ/T 160.71—2004）

1）原理。空气中的三甲胺、乙胺、二乙胺、三乙胺、乙二胺、正丁胺和环己胺用硅胶管采样，硫酸溶液解吸后，经色谱柱分离，用氢焰离子化检测器检测，以保留时间定性，峰高或峰面积定量。

色谱柱 1（用于三甲胺、二乙胺、三乙胺）：2 m×4 mm 玻璃柱，KOH：Chromosorb 102 DMCS＝5：100。

色谱柱 2（用于乙胺、乙二胺、环己胺）：2 m×4 mm，聚乙二醇 20M：KOH：Chromosorb 103＝4：1：100。

色谱柱 3（用于丁胺）：2 m×4 mm 玻璃柱，Chromosorb 103。

2）样品的采集、运输和保存。现场采样按照国家标准执行。短时间采样：在采样点，打开硅胶管两端，以 500 mL/min 的流量采集空气样品 15 min。长时间采样：在采样点，打开硅胶管两端，以 50 mL/min 的流量采集空气样品 1～4 h。个体采样：在采样点，打开硅胶管两端，佩戴在采样对象的前胸上部，尽量接近呼吸带，以 50 mL/min 的流量采集空气样品 1～4 h。采样后，立即封闭硅胶管两端，置清洁的容器内运输和保存。在室温下乙胺和丁胺可保存 15 天，三甲胺、二乙胺和三乙胺可保存 7 天，环己胺可保存 3 天。

3）注意事项。本法的测定指标见表 5—16。每批硅胶管应作解吸效率测定。配制标准溶液用的脂肪族胺，必要时需要经过重蒸馏，应避光保存。三甲胺应用滴定法标定后用于配制标准溶液。标定方法：取 20.0 mL 0.1%三甲胺溶液，置 250 mL 锥形瓶中，加入两滴 0.1%溴甲酚绿和甲基红混合乙醇溶液，作为指示剂；以 0.100 0 moL/L 盐酸溶液滴定至终点（溶液颜色由淡蓝色变为淡橙红色）。由下式计算三甲胺的浓度：

$$C=\frac{cv_1}{v_2}\times 59.11\times 1\,000 \tag{5—29}$$

式中 C——溶液中三甲胺的浓度，μg/mL；

c——盐酸溶液浓度，0.100 0 mol/L；

v_1——滴定所用盐酸溶液的体积，mL；

v_2——三甲胺的体积，20.0 mL；

59.11——三甲胺的相对分子质量。

表 5—16　　性能指标

化合物	检出限 (μg/mL)	最低检出浓度 (mg/m³)	测定范围 (μg/mL)	相对标准偏差 (%)	穿透容量 (mg)	解吸效率 (%)
三甲胺	6.4	1.7	6.4～200	4.6～6.1	2	93.9
乙胺	5	1.3	5～1 300		7.4	98
二乙胺	3.9	1	3.9～250	1.8～3.2	9	>90
三乙胺	0.6	0.16	0.6～200	3.6～6.2	>4	84～93
丁胺	0.3	0.08	0.3～120	1.8～4.6	6.3	95
乙二胺	6	1.6	6～600			
环己胺	2	0.53	2～300	3.6～7.4	11	92

注：最低检出浓度以采集 7.5 L 空气样品计；穿透容量指 200 mg 硅胶的穿透容量。

（75）工作场所空气中醇胺类化合物的乙醇胺的液体吸收-气相色谱法（GBZ/T 160.70—2004）

1）原理。空气中的乙醇胺用硫酸溶液采集，直接进样，经树脂键合相聚乙二醇丁二酸色谱柱分离，氮磷检测器检测，以保留时间定性，峰高或峰面积定量。

2）样品的采集、运输和保存。现场采样按照国家标准执行。在采样点，串联两只各装有5.0 mL硫酸溶液的大型气泡吸收管，以500 mL/min的流量采集空气样品15 min。采样后，立即封闭吸收管的进出气口，置清洁容器内运输和保存。样品应尽快测定。

3）注意事项。本法的检出限为3×10^{-4} μg/mL，最低检出浓度为2×10^{-4} mg/m^3（以采集7.5 L空气样品计），测定范围为3×10^{-4}～0.1 μg/mL，相对标准偏差为5.9%～6.7%。本法串联两管的平均采样效率为99%。本法可使用毛细管色谱柱。

（76）工作场所空气中肼类化合物的肼、甲基肼和偏二甲基肼溶剂解吸-气相色谱法（GBZ/T 160.71—2004）

1）原理。空气中的肼、甲基肼和偏二甲基肼用酸性硅胶管采集，氢氧化钠溶液解吸、衍生剂（用0.5 mol/L乙酸钠溶液稀释1 mL经重蒸馏糠醛至25 mL，临用前配制用于肼和偏二甲基肼样品）或2，4-戊二酮（用于甲基肼样品）衍生和乙酸乙酯萃取后，经OV-17色谱柱分离，氢焰离子化检测器检测，以保留时间定性，峰高或峰面积定量。

2）样品的采集、运输和保存。现场采样按照国家标准执行。短时间采样：在采样点，打开酸性硅胶管两端，以1 L/min的流量采集空气样品15 min。长时间采样：在采样点，打开酸性硅胶管两端，以50 mL/min的流量采集空气样品1～4 h。个体采样：在采样点，打开酸性硅胶管两端，佩戴在采样对象的前胸上部，进气口尽量接近呼吸带，以50 mL/min的流量采集空气样品1～4 h。采样后，立即封闭硅胶管两端，置清洁容器内运输和保存。在室温下可保存7天。

3）注意事项。本法的检出限：肼为0.05 μg/mL，甲基肼为0.01 μg/mL，偏二甲基肼为1 μg/mL。最低检出浓度：肼为0.007 mg/m^3，甲基肼为0.001 mg/m^3，偏二甲基肼为0.13 mg/m^3（以采集15 L空气样品计）。测定范围：肼为0.05～0.25 μg/mL，甲基肼为0.01～0.125 μg/mL，偏二甲基肼为1～75 μg/mL。相对标准偏差：肼为3.7%，偏二甲基肼为<3%。200 mg硅胶的穿透容量>4.8 mg，平均解吸效率>90%。每批硅胶管应作解吸效率测定。糠醛和乙酸乙酯的纯度影响肼、甲基肼和偏二甲基肼的衍生效果。本法可分离测定肼、甲基肼和偏二甲基肼。本法可使用相应的毛细管色谱柱。甲基肼也可采用肼和偏二甲基肼的样品处理方法，即用硫酸溶液解吸、糠醛衍生，但灵敏度低。

（77）工作场所空气中芳香族胺类化合物的苯胺、N-甲基苯胺、N，N-二甲基苯胺和苄基氰的溶剂解吸-气相色谱法（GBZ/T 160.72—2004）

1）原理。空气中的苯胺、N-甲基苯胺、N，N-二甲基苯胺用硅胶管采集，苄基氰用活性炭管采集，无水乙醇（用于苯胺、N-甲基苯胺或N，N-二甲基苯胺）或丙酮-二硫化碳（1+3，用于苄基氰）溶剂解吸后进样，经FFAP色谱柱分离，氢焰离子化检测器检测，以保留时间定性，峰高或峰面积定量。

2）样品的采集、运输和保存。现场采样按照国家标准执行。短时间采样：在采样点，

打开硅胶管或活性炭管两端，以 200 mL/min 的流量采集空气样品 15 min。长时间采样：在采样点，打开硅胶管或活性炭管两端，以 50 mL/min 的流量采集空气样品 1～4 h（硅胶管）或 2～8 h（活性炭管）。个体采样：打开硅胶管或活性炭管两端，佩戴在采样对象的前胸上部，进气口尽量接近呼吸带，以 50 mL/min 的流量采集空气样品 1～4 h（硅胶管）或 2～8 h（活性炭管）。采样后，封闭硅胶管或活性炭管两端，置清洁容器内运输和保存。样品在室温下至少可保存 7 天。

3）注意事项。本法的检出限：苯胺为 1.0 μg/mL，N-甲基苯胺为 0.12 μg/mL，N，N-二甲基苯胺为 0.8 μg/mL，苄基氰为 0.44 μg/mL。最低检出浓度：苯胺为 0.3 mg/m^3，N-甲基苯胺为 0.04 mg/m^3，N，N-二甲基苯胺为 0.03 mg/m^3，苄基氰为 1.3 mg/m^3（以采集 3 L 空气样品计）。测定范围：苯胺为 1.0～500 μg/mL，N-甲基苯胺为 0.12～500 μg/mL，N，N-二甲基苯胺为 0.8～500 μg/mL，苄基氰为 0.44～200 μg/mL。相对标准偏差均＜5%。200 mg 硅胶的穿透容量：苯胺为 10 mg，N-甲基苯胺为 1.2 mg，N，N-二甲基苯胺为 3.15 mg。本法的平均解吸效率均＞95%。每批硅胶管或活性炭管应测定解吸效率。本法只适用于蒸气态的芳香族胺的测定；若空气中存在气溶胶态的芳香族胺时，应增加玻璃纤维滤纸采样，用解吸液洗脱后，同本法测定。本法可使用相应的毛细管色谱柱。

（78）工作场所空气中芳香族胺化合物三氯苯胺的吸收液采集-气相色谱法（GBZ/T 160.72—2004）

1）原理。空气中的三氯苯胺用环已烷吸收采集，直接进样，经色谱柱分离，电子捕获检测器检测，以保留时间定性，峰高或峰面积定量。

色谱柱：2 m×3 mm，OV-17：OV-210：Chromosorb WAW DMCS＝2：5：100。

2）样品的采集、运输和保存。现场采样按照国家标准执行。在采样点，将一只装有 10.0 mL 吸收液的冲击式吸收管，放置冰浴中，以 3 L/min 的流量采集空气样品 15 min。采样后，封闭吸收管的进出气口，直立置于清洁容器内运输和保存，尽快测定。

3）注意事项。本法的检出限为 0.01 μg/mL，最低检出浓度为 0.002 mg/m^3（以采集 45 L 空气样品计），测定范围为 0.01～10 μg/mL，相对标准偏差为 3.7%～4.3%。本法的平均采样效率为 99.8%。若采样点气温较高，有吸收液蒸发，采样后应补充至 10 mL。若工作场所空气中三氯苯胺以气溶胶态存在时，可用玻璃纤维滤纸采样，环已烷洗脱后测定。本法可用相应的毛细管色谱柱。

（79）工作场所空气中芳香族硝基化合物的硝基苯、二硝基苯、一硝基氯苯、二硝基氯苯、一硝基甲苯、二硝基甲苯、三硝基甲苯的毛细管柱-气相色谱法（GBZ/T 160.73—2004）

1）原理。空气中蒸气态硝基苯、二硝基苯、一硝基氯苯、二硝基氯苯、一硝基甲苯、二硝基甲苯、三硝基甲苯用硅胶管采集，气溶胶态用玻璃纤维滤纸采集，甲醇苯溶液解吸或洗脱后进样，经 FFAP 色谱柱分离，电子捕获检测器检测，以保留时间定性，峰高或峰面积定量。

2）样品的采集、运输和保存。现场采样按照国家标准执行。蒸气态样品采集有短时间采样、长时间采样、个体采样。短时间采样：在采样点，打开硅胶管两端，以 200 mL/min

的流量采集空气样品 15 min。长时间采样：在采样点，打开硅胶管两端，以 50 mL/min 的流量采集空气样品 1～4 h。个体采样：在采样点，打开硅胶管两端，佩戴在采样对象的前胸上部，进气口尽量接近呼吸带，以 50 mL/min 的流量采集空气样品 1～4 h。采样后，立即封闭硅胶管两端，置清洁容器内运输和保存。样品在室温下至少可保存 7 天。气溶胶样品的采集有短时间采样、长时间采样、个体采样。短时间采样：在采样点，将装好玻璃纤维滤纸的采样夹以 3 L/min 的流量采集空气样品 15 min。长时间采样：在采样点，将装好玻璃纤维滤纸的小型塑料采样夹，以 1 L/min 的流量采集空气样品 2～8 h。个体采样：在采样点，将装好玻璃纤维滤纸的小型塑料采样夹佩戴在采样对象的前胸上部，进气口尽量接近呼吸带，以 1 L/min 的流量采集空气样品 2～8 h。采样后，将滤膜的接尘面朝里对折两次，放入清洁塑料袋或纸袋内，置于清洁的容器内运输和保存。样品在室温下至少可保存 7 天。

3）注意事项。本法的检出限：硝基苯为 5×10^{-3} μg/mL，二硝基苯为 4×10^{-2} μg/mL，二硝基甲苯为 3×10^{-2} μg/mL，三硝基甲苯为 3×10^{-3} μg/mL。最低检出浓度：硝基苯为 3.3×10^{-3} mg/m^3，二硝基苯为 2.7×10^{-2} mg/m^3，二硝基甲苯为 2×10^{-2} mg/m^3，三硝基甲苯为 2×10^{-3} mg/m^3（以采集 3 L 空气样品计）。测定范围：硝基苯为 5×10^{-3}～2 μg/mL，二硝基苯为 4×10^{-2}～2 μg/mL，二硝基甲苯为 3×10^{-2}～2 μg/mL，三硝基甲苯为 3×10^{-3}～2 μg/mL。相对标准偏差分别为 5.6%～7.0%。本法的采样效率为 99%。当空气中待测物以蒸气态和气溶胶态共存的情况下，应采用滤料和硅胶管串联采样，采样流量可用 1 L/min。本法的解吸效率和洗脱效率为 96%～98%。当样品中仅有 1～2 个化合物时，可不用程序升温，在 100～120℃柱温下测定硝基甲苯和硝基氯苯，在 200℃柱温下测定二硝基甲苯、二硝基氯苯和三硝基甲苯，可以节省测定时间。

（80）工作场所空气中芳香族硝基化合物的硝基苯、二硝基苯和三硝基甲苯的填充柱-气相色谱法（GBZ/T 160.74—2004）

1）原理。空气中的硝基苯和二硝基苯用装有甲苯的冲击式吸收管采集，直接进样；三硝基甲苯用玻璃纤维滤纸采集，甲苯洗脱后进样；经色谱柱分离，电子捕获检测器检测，以保留时间定性，峰高或峰面积定量。

色谱柱：2 m×3 mm，OV-17：QF-1：Chromosorb WAW DMCS＝2∶1.5∶100。

2）样品的采集、运输和保存。现场采样按照国家标准执行。短时间采样：硝基苯和二硝基苯的采集，在采样点，将一只装有 10.0 mL 甲苯的冲击式吸收管，以 3.0 L/min 的流量采集空气样品 15 min；三硝基甲苯的采集，在采样点，将装有玻璃纤维滤纸的采样夹，以 3.0 L/min 的流量采集空气样品 15 min。长时间采样：在采样点，将装有玻璃纤维滤纸的小塑料采样夹，以 1.0 L/min 的流量采集空气样品 2～8 h。个体采样：在采样点，将装有玻璃纤维滤纸的小塑料采样夹，佩戴在采样对象的前胸上部，进气口尽量接近呼吸带，以 1.0 L/min的流量采集空气样品 2～8 h。采样后，立即封闭吸收管的进出气口；玻璃纤维滤纸采尘面朝里对折两次后，置具塞刻度试管中；置清洁容器中运输和保存。甲苯溶液采集的样品应尽快测定。滤纸样品在室温下可保存 7 天。

3）注意事项。本法的检出限：硝基苯为 5×10^{-3} μg/mL，二硝基苯为 4×10^{-2} μg/mL，

三硝基甲苯为 3×10^{-3} μg/mL。最低检出浓度：硝基苯为 1.1×10^{-3} mg/m³，二硝基苯为 0.9×10^{-2} mg/m³，三硝基甲苯为 0.67×10^{-3} mg/m³（以采集 45L 空气样品计）。测定范围：硝基苯为 0.005～0.5 μg/mL，二硝基苯为 0.04～2 μg/mL，三硝基甲苯为 0.003～2 μg/mL。相对标准偏差：硝基苯为 2.3%～11.2%，二硝基苯为 1.3%～7.4%，三硝基甲苯为 3.2%～7.9%。若用氚源电子捕获检测器，检测室温度应为 190～200℃。二硝基苯有三种异构体，应根据现场存在何种异构体，配制标准溶液。在常温下，硝基苯和二硝基苯主要以蒸气态存在，用本法采样有较好的采样效率。三硝基甲苯则主要以气溶胶态存在，用玻璃纤维滤纸采样，采样效率可达 98%以上。若现场温度较高，三硝基甲苯会有一定量的蒸气态存在，用本法采样将不能采集蒸气态，造成结果偏低。这种情况下，应在采样夹后面串连一只溶剂解吸型硅胶管（100 mg/50 mg 硅胶），采样后用甲醇苯溶液解吸和测定。

（81）工作场所空气中杂环化合物的四氢呋喃和吡啶的溶剂解吸-气相色谱法（GBZ/T 160.75—2004）

1）原理。空气中的四氢呋喃用 401 有机担体管采集，吡啶用活性炭管采集，二硫化碳（用于四氢呋喃解吸）或二氯甲烷（用于吡啶解吸）溶剂解吸后进样，经 FFAP 色谱柱分离，氢焰离子化检测器检测，以保留时间定性，峰高或峰面积定量。

2）样品的采集、运输和保存。现场采样按照国家标准执行。短时间采样：在采样点，打开固体吸附剂管两端，以 100 mL/min 的流量采集空气样品 15 min。长时间采样：在采样点，打开固体吸附剂管两端，以 50 mL/min 的流量采集空气样品 2～8 h。个体采样：在采样点，打开固体吸附剂管两端，佩戴在采样对象的前胸上部，进气口向上，尽量接近呼吸带，以 50 mL/min 的流量采集空气样品 2～8 h。采样后，立即封闭固体吸附剂管两端，置清洁容器内运输和保存。四氢呋喃在冰箱内可保存 7 天。吡啶在室温下可保存 7 天。

3）注意事项。本法的检出限：四氢呋喃为 5.1 μg/mL，吡啶为 0.5 μg/mL。最低检出浓度：四氢呋喃为 3.4 mg/m³，吡啶为 0.3 mg/m³（以采集 1.5L 空气样品计）。测定范围：四氢呋喃为 5.1～250 μg/mL，吡啶为 0.5～40 μg/mL。相对标准偏差：吡啶为 2.5%～5.9%。100 mg 吸附剂的穿透容量：四氢呋喃为 2.64 mg，吡啶为 21 mg。平均采样效率为 100%，平均解吸效率为 82.5%。每批固体吸附剂管应测定其解吸效率。现场空气中可能共存的甲苯、氯苯、糠醛和呋喃不干扰四氢呋喃的测定；对二氯苯不干扰吡啶的测定。本法可采用相应的毛细管色谱柱。

（82）工作场所空气中杂环化合物的呋喃和四氢呋喃的热解吸-气相色谱法（GBZ/T 160.72—2004）

1）原理。空气中的呋喃和四氢呋喃用活性炭管采集，250℃热解吸后进样，经 FFAP 色谱柱分离，氢焰离子化检测器检测，以保留时间定性，峰高或峰面积定量。

2）样品的采集、运输和保存。现场采样按照国家标准执行。短时间采样：在采样点，打开活性炭管两端，以 100 mL/min 的流量采集空气样品 15 min。长时间采样：在采样点，打开活性炭管两端，以 50 mL/min 的流量采集空气样品 2～8 h。个体采样：在采样点，打开活性炭管两端，佩戴在采样对象的前胸上部，尽量接近呼吸带，以 50 mL/min 的流量采集空气样品 2～8 h。采样后，立即封闭活性炭管两端，置清洁容器内运输和保存。样品在室温下可保存 7 天。

3）注意事项。本法的检出限：呋喃为 1.0×10^{-4} μg/mL，四氢呋喃为 2.3×10^{-3} μg/mL。最低检出浓度：呋喃为 0.006 7 mg/m^3，四氢呋喃为 0.15 mg/m^3（以采 1.5 L 空气计）。测定范围：呋喃为 $1.0\times10^{-4}\sim25\times10^{-4}$ μg/mL，四氢呋喃为 $2.3\times10^{-3}\sim1.5$ μg/mL。相对标准偏差：呋喃为 1.2%～1.6%，四氢呋喃为 0.9%～1.5%。100 mg 活性炭的穿透容量：呋喃为 2.64 mg，四氢呋喃为 9.36 mg。本法的平均采样效率：呋喃为 99.8%，四氢呋喃为 100%。本法的解吸效率：呋喃为 99.5%，四氢呋喃为 97.4%。每批活性炭管应测定解吸效率。本法可同时测定呋喃和四氢呋喃。现场空气中共存的甲醇、乙醇、丙酮、异丁醇、正丁醇不干扰测定。本法可使用相应的毛细管色谱柱。

（83）工作场所空气中有机磷农药的久效磷、甲拌磷、对硫磷、亚胺硫磷、甲基对硫磷、倍硫磷、敌敌畏、乐果、氧化乐果、杀螟松、异稻瘟净的溶剂解吸-气相色谱法（GBZ/T 160.76—2004）

1）原理。空气中的有机磷农药（包括久效磷、甲拌磷、对硫磷、亚胺硫磷、甲基对硫磷、倍硫磷、敌敌畏（DDV）、乐果、氧化乐果、杀螟松、异稻瘟净）用硅胶管或聚氨酯泡沫塑料管采集，硅胶管用丙酮（用于氧化乐果、杀螟松、甲基对硫磷、亚胺硫磷、久效磷、异稻瘟净、倍硫磷等）或丙酮-苯混合液（用于乐果）溶剂解吸后进样；聚氨酯泡沫塑料管用无水甲醇溶剂解吸后进样，经色谱柱分离，火焰光度检测器检测，以保留时间定性，峰高或峰面积定量。

色谱柱 1（杀螟松、甲基对硫磷、亚胺硫磷、敌敌畏、对硫磷、甲拌磷、乐果和倍硫磷）：1.5 m×3 mm，SE-30∶QF-1∶Chromosorb WAW DMCS=3∶2∶100。

色谱柱 2：EGA（氧化乐果）。

色谱柱 3：OV-17（异稻瘟净）或色谱柱 4 为 OV-210（久效磷）。

2）样品的采集、运输和保存。现场采样按照 GBZ159 执行。短时间采样：硅胶管采样（用于乐果、氧化乐果、杀螟松、甲基对硫磷、亚胺硫磷、久效磷、异稻瘟净和倍硫磷等）：在采样点，打开硅胶管两端，以 300 mL/min 的流量采集空气样品 15 min；聚氨酯泡沫塑料管采样（用于敌敌畏、对硫磷和甲拌磷等）：在采样点，打开聚氨酯泡沫塑料管，以 1 L/min的流量采集空气样品15 min。长时间采样：在采样点，打开硅胶管或聚氨酯泡沫塑料管两端，分别以 50 mL/min 或 200 mL/min 的流量采集空气样品 1～4 h。个体采样：在采样点，打开硅胶管或聚氨酯泡沫塑料管两端，佩戴在采样对象的前胸上部，进气口向上，尽量接近呼吸带，分别以 50 mL/min 或 200 mL/min 的流量采集空气样品 1～4 h。采样后，立即封闭硅胶管和聚氨酯泡沫塑料管两端，置清洁的容器内运输和保存。样品置冰箱内可保存 7 天。

3）注意事项。本法的检出限、最低检出浓度、相对标准偏差、解吸效率和样品保存时间见表 5—17。穿透容量：久效磷为 6.23 g，氧化乐果>2 mg，倍硫磷>0.113 mg。每批硅胶管应测定其解吸效率。本法可采用相应的毛细管色谱柱。

表 5—17　　　　性能指标

有机磷农药	检出限（μg/mL）	最低检出浓度（mg/m³）	测定范围（μg/mL）	相对标准偏差（%）	解吸效率（%）
对硫磷	0.014	0.002×	0.014～4	1.9～5.1	100.2
敌敌畏	0.03	0.004×	0.03～40	1.3～9.2	97.2
甲拌磷	0.01	0.001 3×	0.01～4	3.5～4.7	96.1
乐果	0.025	0.01＊	0.025～0.4	0.3～2.8	79.1～99
甲基对硫磷	1.5	1＊	1.5～0.2	3.2～4.3	99～105
亚胺硫磷	0.15	0.07＊	0.15～0.2	2.8～3.7	76.7～88
杀螟松	0.25	0.11＊	0.25～10.0	1.1～6.9	96.5
久效磷	0.2	0.88＊	0.2～10.0	12～13	91～99
异稻瘟净	0.1	0.04＊	0.1～10.0	2.9～5.6	95.2
氧化乐果	0.25	0.11＊	0.25～25.0	3.1～3.9	94
倍硫磷	1.3	0.58＊	1.3～25.0	3.4～6.4	98

注：×以采集 15 L 空气样品计；＊以采集 4.5 L 空气样品计。

（84）工作场所空气中有机氯农药的六六六和滴滴涕的溶剂洗脱-气相色谱法（GBZ/T 160.77—2004）

1）原理。空气中气溶胶态的六六六和滴滴涕用玻璃纤维滤纸采集，正已烷洗脱后进样，经色谱柱分离，电子捕获检测器检测，以保留时间定性，峰高或峰面积定量。

色谱柱：2 m×3 mm 玻璃柱，OV-17：QF-1：Chromosorb WAW DMCS＝2：1.5：100。

2）样品的采集、运输和保存。现场采样按照国家标准执行。短时间采样：在采样点，将装有玻璃纤维滤纸的采样夹，以 5 L/min 的流量采集空气样品 15 min。长时间采样：在采样点，将装有玻璃纤维滤纸的小型塑料采样夹，以 1 L/min 的流量采集空气样品 2～8 h。个体采样：在采样点，将装有玻璃纤维滤纸的小型塑料采样夹，佩戴在采样对象的前胸上部，尽量接近呼吸带，以 1 L/min 的流量采集空气样品 2～8 h。采样后，将滤纸的接尘面朝里对折两次，置具塞刻度试管内运输和保存。样品在室温下可长期保存。

3）注意事项。本法的检出限：六六六为 0.002 μg/mL，滴滴涕为 0.03 μg/mL。最低检出浓度：六六六为 0.000 3 mg/m³，滴滴涕为 0.004 mg/m³（以采集 75 L 空气样品计）。测定范围：六六六为 0.002～0.1 μg/mL，滴滴涕为 0.03～7.5 μg/mL。相对标准偏差：六六六为 0.7%～9.0%，滴滴涕为 1.1%～3.5%。本法的洗脱效率：六六六为 97.9%，滴滴涕为 99.8%。平均采样效率＞95%。本法可采用相应的毛细管色谱柱。

（85）工作场所空气中有机氮农药的溴氰菊酯和氰戊菊酯的溶剂解吸-气相色谱法（GBZ/T 160.78—2004）

1）原理。空气中的溴氰菊酯和氰戊菊酯用聚氨酯泡沫塑料采集，正已烷解吸后进样，经 OV-101 色谱柱分离，电子捕获检测器检测，以保留时间定性，峰高或峰面积定量。

2）样品的采集、运输和保存。现场采样按照国家标准执行。短时间采样：在采样点，用采样管以 3 L/min 的流量采集空气样品 15 min。长时间采样：在采样点，用采样管以 1 L/min的流量采集空气样品 2～8 h。个体采样：在采样点，将采样管佩戴在采样对象的前胸上部，尽量接近呼吸带，以 1 L/min 的流量采集空气样品 2～8 h。样品空白：将采样管带至采样点，除不连接空气采样器采集空气样品外，其余操作同样品。采样后，封闭采样管的进出气口，置清洁容器内运输和保存。在室温下可保存 7 天。

3）注意事项。本法的检出限：溴氰菊酯为 0.002 μg/mL，氰戊菊酯为 0.01 μg/mL。最低检出浓度：溴氰菊酯为 8×10^{-5} mg/m^3，氰戊菊酯为 4.4×10^{-4} mg/m^3（以采集 45 L 空气样品计）。测定范围：溴氰菊酯为 0.002～0.1 μg/mL，氰戊菊酯为 0.01～0.08 μg/mL。本法可采用相应的毛细管色谱柱。

(86）工作场所空气中炸药类化合物的硝化甘油的溶剂解吸-气相色谱法（GBZ/T 160.80—2004）

1）原理。空气中的硝化甘油用 GDX-103 管采集，无水乙醇解吸后进样，经 OV-17 色谱柱分离，电子捕获检测器检测，以保留时间定性，峰高或峰面积定量。

2）样品的采集、运输和保存。现场采样按照国家标准执行。在采样点，打开 GDX-103 管两端，以 200 mL/min 的流量采集空气样品 15 min。采样后，封闭 GDX-103 管两端，置清洁容器内运输和保存。样品在室温下可保存 7 天。

3）注意事项。本法的检出限为 0.1 μg/mL，最低检出浓度为 0.033 mg/m^3（以采集3 L 空气样品计）。测定范围为 0.1～20 μg/mL，相对标准偏差为 2.7%～5.8%。100 mgGDX-103 的穿透容量>0.6 mg。解吸效率为 96.6%～104.2%。每批 GDX-103 应测定解吸效率。本法可采用相应的毛细管色谱柱。硝化甘油是烈性炸药，应用防爆的空气采样器。配制标准溶液时要严格按照防爆操作。

(87）呼出气中二硫化碳的气相色谱测定方法（WS/T 41—1996）

1）原理。将终末呼出气采集在玻璃采气管中，直接取样后进样，经 OV-17 色谱柱分离，用火焰光度检测器检测。当呼出气中二硫化碳浓度低于仪器检测限时，将样品富集在高分子微球吸附剂上，热解吸后进 GC 分析。以保留时间定性，峰高定量。

2）样品的采集、运输和保存。用采气管采集接触二硫化碳者终末呼出气为呼气样品。运输时应防震防碎，呼出气样品室温存放，采样后 24 h 内分析完毕。

3）注意事项。本法检测限为 1.5 ng，测量范围为 0～400 mg/m^3，精密度 CV＝3.2%～6.8%（二硫化碳浓度 4.8～28.7 mg/m^3，n＝6）。准确度：现场样品加标回收率＝81.4%～90.8%（二硫化碳本底浓度为 0～8.5 mg/m^3，加标浓度为 8.7～17.4 mg/m^3，n＝6），TenaxGC 富集解吸率＝95.0%～103.9%（二硫化碳浓度 0.16～2.0 mg/m^3，富集体积30 mL，n＝6）。采集班后呼出气样品时，工人要脱离生产场所，以免环境空气浓度影响呼出气二硫化碳浓度。采样后应在 24 h 内分析完毕。采集不同阶段的呼出气会得到不同的结果，为保证分析结果的准确性，应采集肺泡气，即收集每次呼出气最后的 200 mL。低浓度呼出气样品进行富集分析时，应注意：冲洗用气体的体积不小于容器体积的 6 倍；冲洗用气体温度不大于室温；热解吸时间不小于 3 min，以保证样品完全转移和完成样品瞬间释放。由于二硫化碳沸点低，挥发性大及在水中溶解度小等特性，不同湿度及储存温度对呼出气中二硫化碳的分析无明显影响。样品通过富集测定所得值必须减去样品富集时冲洗用气体所含二硫化碳值。

（88）尿中苯酚的气相色谱测定方法（一）液晶柱法（WS/T 49—1996）

1）原理。尿样经加热酸解，乙醚萃取出苯酚，经液晶 PBOB 柱将苯酚及邻、间、对位甲酚分离后，用氢焰离子化检测器检测，以保留时间定性，内标法峰高比定量。

2）样品的采集、运输和保存。用聚乙烯塑料瓶收集约 50 mL 班末尿，尽快测定比重，于室温下运输，夏季运输时最好冷藏，置 4℃冰箱中存放可保存两周。

3）注意事项。本标准尿液中最低检测浓度为 0.1 mg/L（检测限为 1.25 ng），标准曲线线性范围为 0～60 mg/L（苯酚量 0～1 000 mg），精密度 CV=1.0%～3.1%（酚浓度为 5～40 mg/L，$n=6$），加标回收率为 77.5%～81.0%（尿样本底浓度为 6.9～34.0 mg/L，加标量 10～40 mg/L，$n=6$）。对正常人，一般都取晨尿分析。对接触者因开始接触苯后尿酚浓度迅速上升，脱离接触后又很快下降，故取班末尿为宜。采集尿样时应注意防止污染。采样后测量比重，尽快运回实验室，如暂不进行分析须存放在 4℃冰箱中。本法采用酸解法处理样品，同美国 NIOSH 采用的方法一致。德国用水蒸气蒸馏法处理样品，二法相比，测得结果相同，但酸解法更为简便实用。乙醚与异丙醚都可作萃取剂。异丙醚不与水互溶，沸点高，色谱峰窄，但价格较贵。故推荐乙醚为萃取剂，但乙醚在水中有一定溶解度，且易挥发，萃取前后的样品及接触乙醚的器皿要放在冰瓶中，并尽快进行分析。本法苯酚储备液和标准应用液均配制在水溶液中，可于 4℃冰箱中保存备用。标准管与尿样采用相同萃取步骤和操作，可补偿因乙醚在水中有一定溶解度所引起的测定误差。亦可采用外标法定量，对标准系列和样品管中都不用加内标液，直接以峰高定量。但在萃取和进样时须仔细操作。液晶柱可分离苯酚及邻、间、对位甲酚，不仅适用于接触苯者的生物监测，且适用于接触甲苯者的生物监测。质控样用加标的模拟尿时可考察准确度和精确度。用接触者尿或加标的正常尿时可考察精密度。但人尿不易久存。模拟尿只含人尿中大量成分。

（89）尿中苯酚的气相色谱测定方法（二）FFAP 柱法（WS/T 50—1996）

1）原理。尿样加盐酸加热，使结合态的酚水解，乙醚萃取，经 FFAP 柱将尿中苯酚及人体正常代谢物对甲酚分离。用氢焰离子化检测器检测。以保留时间定性，外标法峰高定量。

2）样品的采集、运输和保存。用聚乙烯塑料瓶收集班末尿约 50 mL，尽快测定比重，于室温下运输，但夏季运输需要冷藏，于−8℃下可保存一周。

3）注意事项。本法最低检测浓度为 1.5 mg/L（取尿样 5 mL），标准曲线线性范围为 0～50 mg/L，精密度 CV=3.3%～5.4%（酚浓度为 15～50 kg/mL，$n=6$），加标回收率为 82.8%～87.0%（尿样本底浓度为 25.2～116.4 μg/mL，加标量为 34.5～69 mg/L，$n=2$）。一般对正常人取晨尿分析，对接触者取班末尿分析。采样时应注意防止污染。采样后须将塑料瓶盖旋紧，并尽快运输，以避免苯酚的挥发及氧化。样品酸解后加入乙醚提取，乙醚在水中有一定的溶解度，并可能有挥发损失，所以提取后须将乙醚层定容。实验过程中，为尽量避免乙醚的挥发损失，应特别注意冷操作，凡接触乙醚的实验器具应预先在冰箱或冰壶中存放。本法采用峰高、外标法定量，气相色谱操作条件对测定的影响较大。柱温、载气流速均影响峰高，操作时应注意保持恒定。由于使用外标法定量，进样量的准确性也是保证本法准确度的一个重要因素。对甲酚为人尿中的正常成分，可与被检物苯酚共存。采用 FFAP 柱在本法设定的条件下可将苯酚与对甲酚分离，分离度为 1.25。质控样用加标的模拟尿时，可考察准确度和精确度，用加标的正常人尿或接触者尿时只能考察精密度。人尿不易保存。模拟尿只含人尿的大量成分。

（90）呼出气中苯的气相色谱测定方法（WS/T 51—1996）

1）原理。将终末呼出气样品（肺泡气）收集在 50 mL 玻璃采集管内，然后用氮气将样品吹入冷至-78℃的活性炭管内，使苯吸附在活性炭上，于 280～300℃条件下热解吸。载气将释出的苯带入 FFAP 柱中，氢火焰离子化检测器检测。以保留时间定性，峰高定量。

2）样品的采集、运输和保存。用呼出气玻璃采集管（内径 1.5 cm，长 30.5 cm，体积约 50 mL）收集接触苯工人次日班前呼出气。具活塞玻璃三通管的两端分别连接呼出气采集管和塑料薄膜袋，连接处尽量使两者玻璃管相对吻合，用乳胶管作为外套接管，另一端为呼出气入口。接触者呼气先进入塑料袋内 1 000 mL（排出无效腔气体），然后旋转三通管活塞，使呼气进入呼出气采集管，继续呼气，充分置换管中气体。呼气毕，采集管两端用塑料塞塞紧，于室温下运输、保存，6 h 内分析。

3）注意事项。本法的最低检测浓度为 0.06 mg/m^3，测量范围为 0～0.73 mg/m^3。当呼出气采集管中苯的浓度为 0.183，0.366，0.732 mg/m^3 时，变异系数分别为 5.79%，5.84%及 4.82%（$n=6$）。采集呼出气时，工人要脱离生产现场 16 h（次日班前），在无苯污染的室内进行。根据苯工作场所与苯可能共存的化学物质，在上述色谱条件下测定了正己烷、乙醚、丙酮、乙酸乙酯、乙醇、甲苯、乙酸丁酯、二甲苯、环己酮的保留时间，其中仅乙醇干扰苯的测定。采集呼出气时需避免这一因素的干扰。本实验条件下，由于乙醇有干扰，虽然苯与乙醇共存的工作场所并不多见，但应更多考虑采样对象的饮酒情况，尤其要注意被检者在接触当天和采样当天是否饮酒。由于呼出气中含有一定量的水蒸气，当室温低时可凝结在采集管内壁，影响样品中苯的回收率。采用分析前将呼出气采集管置于 37℃环境中恒温 2 h，可消除呼出气中水蒸气对测定的影响。预浓缩管中的吸附剂（活性炭）可吸附其他有机溶剂，非实验期间应将预浓缩管密闭在气路中，分析前需吹扫吸附剂（套上加热套并通 N_2）。当预浓缩管的解吸率下降（<75%）时，应检查六通阀及与之相连的导气管是否漏气或更换吸附剂。

（91）尿中 4-氨基-2，6-二硝基甲苯的气相色谱测定方法（WS/T 59—1996）

1）原理。尿样加盐酸加热水解后，在 pH7～8 条件下用甲苯萃取尿样中 4-氨基-2，6-二硝基甲苯（4-A），进气相色谱仪测定。采用 OV-17 柱分离，电子捕获检测器检测，以保留时间定性，峰面积定量。

2）样品的采集、运输和保存。用聚乙烯塑料瓶收集约 100 mL 接触 TNT 工人的班后尿，尽快测量比重，每 100 mL 尿加 10 mL 盐酸（$\rho_{20}=1.19$ g/mL），夏季运输时最好冷藏。分析前放普通冰箱内，可保存两周。

3）注意事项。本法的检出限为 7.2×10^{-12} g。4-A 浓度在 0～50 mg/L 范围内进样

2 μL，浓度与峰面积（或峰面积之比）呈线性关系。在应用中，标准曲线的上限为 20 mg/L，已能满足分析要求。当尿中 4-A 浓度为 0.90、2.71、5.42 mg/L 时，批内变异系数分别为 2.0%、2.2%和 1.3%，批间变异系数分别为 4.1%、3.7%和 3.40%（$n=6$）。尿中 4-A 浓度为 0.94～5.41 mg/L 时，加标回收率为 85%～100%。采集班后尿样时，工人要脱离生产场所，换下工作服，洗净手、臂及面部，以防 TNT 的污染。采样后应尽早加酸在冰箱中保存。1 mL 尿样加 0.1 mL 盐酸，在 100℃条件下加热 1 h 时，4-A 水解量最大。乙醚、苯和甲苯对 4-A 的萃取效果均佳，但乙醚易挥发，精密度较差，苯的毒性较大，本法采用沸点较高、毒性较小的甲苯为 4-A 的萃取剂，对 4-A 的一次萃取率为 94%～100%。萃取后放置 1～2 min，甲苯萃取液轻度乳化，取上清液三日内分析。OV-17 固定液的分离效果好，峰形好，且不会污染检测器。同类型国产担体亦适用。色谱柱加温方式确定为等温和程序升温两种，以利应用，两者分离效果均佳，但程序升温所得的峰形更好。如仪器不稳定，应采用内标法定量。测定空气中 TNT 的 OV-17＋QF-1 通用柱亦可使用，但 QF-1 的最高使用温度为 250℃，柱温须严格控制，谨防污染检测器。尿样加酸在 100℃下水解 1 h 后，产生的极性化合物，不干扰测定。职业接触 TNT 工人班后尿在 OV-17 色谱柱上分离得 TNT、4-A、2-A（2-氨基-4，6-二硝基甲苯）和 5 种未知物。本方法亦适用于测定职业接触 TNT 工人尿中 TNT 及其他代谢物 2-A。质控样使用加标的模拟尿时可考察准确度和精密度。使用接触者尿或加标的正常尿时可考察精密度。但人尿不易久存。模拟尿只含人尿的大量成分。

(92) 尿中甲醇的顶空气相色谱测定方法（WS/T62-1996）

1）原理。密闭的瓶内，甲醇分子从液相中逸出液面至气相中，在一定温度下，甲醇分子在气液两相之间达到动态平衡，此时甲醇在气相中的浓度和在液相中的浓度成正比，气相中的甲醇经 GDX-102 柱分离，氢焰离子化检测器检测，以保留时间定性，峰高（或峰面积）定量。

2）样品的采集、运输和保存。用磨口玻璃比色管或磨口玻璃瓶（10 mL）收集接触者班后尿样，尿样不少于 50 mL，混匀后，尽快测量比重，迅速送实验室，于 4℃冰箱中可保存三天。

3）注意事项。本法的检测限为 0.5 mg/L，测量范围 0～20 mg/L。当尿中甲醇浓度为 1.0～20.0 mg/L 时，变异系数为 4.6%～9.3%；尿中甲醇浓度为 1.0～20.0 mg/L 时，加标回收率为 88.6%～95.0%。采集尿样时，工人要脱离生产场所，换下工作服，洗净手、臂及面部，以防甲醇污染。采样后应尽早送实验室。于 4℃冰箱中可保存三天。乙醇和尿中杂质能分离，不干扰测定。尿中甲醇测定时加入无水硫酸钠可以减少蒸气压力，提高方法灵敏度。甲醇分子易挥发，顶空瓶的气密性要良好，以防止水浴加温挥发损失。质控样使用加标的模拟尿时可考察准确度和精密度。使用接触者尿和加标的正常尿时，可考察精密度。但人尿不易久存。模拟人尿只含人尿中大量成分。甲醇易挥发，要注意质控样本身的稳定性。

(93) 尿中亚硫基二乙酸的气相色谱测定方法（WS/T 63—1996）

1）原理。尿样经酸化后蒸至近干，放冷后用甲醇-乙醚混合液溶解亚硫基二乙酸，将溶剂浓缩后，用重氮甲烷甲酯化后进样，经聚乙二醇 20M 色谱柱分离，火焰光度检测器检测，以保留时间定性，峰高定量。

2）样品的采集、运输和保存。用聚乙烯塑料瓶收集接触氯乙烯的工人班后尿或班前尿样，测比重后按约 99：1 的比例加入盐酸酸化混匀，于 4℃冰箱中可保存两周，分析前将尿液彻底混匀。

3）注意事项。本法的最低检测浓度为 0.25 mg/L，线性范围为 0.1～10 mg/L，精密度为 10%～5.9%（亚硫基二乙酸浓度 2～6 mg/L，n=12），加标回收率为 88%～103%（尿中亚硫基二乙酸浓度为 2～8 mg/L，n=6）。火焰光度检测器的响应值的对数值与样品浓度的对数值呈直线关系，所以要用双对数坐标纸或将数值先经过处理后用直角坐标纸作标准曲线图。火焰光度检测器开机后需要较长时间才能稳定，所以仪器最好 24 h 连续运转，同时每天需要作标准曲线和每测定 10 次样品加一次质控样或标准管进行检查。样品不宜完全蒸干；乙醚的转移、浓缩，离心管的刻度准确与否以及定容时样液的温度所造成的体积影响都是测定误差的重要来源。尿样的采集时间最好是采班后 2～10 h，或下一个班前。因其代谢产物在一般环境中不存在，故样品受污染的可能性很小。重氮甲烷气体有剧毒，因此一定要在通风柜内操作；重氮甲烷容易爆炸，应严格按操作步骤进行。实验时应戴防护眼镜。质控样使用加标的模拟尿时可考察准确度和精密度。使用接触者尿和加标的正常尿时可考察精密度。但人尿不易久存。模拟尿只含人尿中的部分主要成分。

(94) 尿中三氯乙酸顶空气相色谱测定方法（WS/T 96—1996）

1）原理。三氯乙酸加热脱羧生成三氯甲烷，在密闭的顶空瓶内，在一定温度下，三氯甲烷分子在气液两相之间的分配达到动态平衡，此时三氯甲烷在气相中的浓度和在液相中的浓度成正比，也即和液相中三氯乙酸的浓度成正比。气相中的三氯甲烷经聚乙二醇 6 000 柱分离，氢焰离子化检测器检测，以保留时间定性，以正丁醇作内标物，峰高比（或峰面积比）定量。

2）样品的采集、运输和保存。用聚乙烯塑料瓶收集接触者班后尿样，尿样不少于 50 mL，混匀后，尽快测量尿比重，迅速送至实验室。放入 4℃冰箱中保存，10 天之内分析测定。

3）注意事项。本法的最低检出浓度为 0.2 mg/L（取尿样 5 mL），线性范围为 0～80 mL/L，相对标准偏差 RSD=4.7%～9.6%，加标回收率为 78.0%～105%。三氯乙酸热脱羧的环境条件是 90℃，90 min；若温度降至 80℃，则需要 120 min，分析时间加长。热脱羧生成的三氯甲烷易挥发，顶空瓶的气密性要良好，以防止挥发损失。顶空瓶在取样之后，其中的气液平衡被破坏。因此，顶空分析一般取样一次，若有必要取第二次样，也要待新的平衡建立之后再取样。

(95) 呼出气中丙酮的气相色谱测定方法（WS/T 175—1999）

1）原理。将终末呼出气收集在 100 mL 呼出气采集管中，直接取 1 mL 气进样，或用纯氮气以 120 mL/min 的流量吹入炭管富集，于 250℃条件下解吸后进样，经 FFAP 柱分离，氢焰离子化检测器检测，以保留时间定性，峰高定量。

2）样品的采集、运输和保存。直接进样：将具活塞玻璃三通管的三端分别与采集管、塑料袋和呼出气入口相连；呼气者先向塑料袋内呼气约 800 mL，以排出无效腔气体，然后将活塞转向采集管，继续呼气至完毕，立即封闭采集管的两端，带回实验室于室温保存，

6 h内分析完毕。热解吸进样：若需远距离运输或需较长时间保存，可将样品吹入活性炭管，采样完毕在 4 h 内于室温下用乳胶管将呼出气采集管进气端与活性炭管相连接，另一端与氮气装置连接，用氮气以 120 mL/min 的流量将管内气体吹入活性炭管，吹 5 min。取下活性炭管，将两端套上塑料帽装入塑料袋，带回实验室，于室温下运输和保存，可以保存 3 天。

3）注意事项。本法的最低检出浓度为 0.48 mg/m^3，线性范围为 0～800 mg/m^3，相对标准偏差为 5.7%～3.2%（丙酮浓度为 20～100 mg/m^3，n=6），加标回收率为 92.4%～96.2%（呼出气丙酮本底浓度为 15～100 mg/m^3，加标浓度为 20～100 mg/m^3，n=6），活性炭管解吸效率为 82.1%～88.0%（加标浓度为 20～100 mg/m^3，n=6）。在空气相对湿度大于 85%，0.71 mg/L 丙酮浓度下，以 0.1 L/min 的流量通气，对 50 mg 酸洗活性炭的穿透容量为 2.13 mg。采集样品时工人要脱离生产现场，在无污染的室内进行，并注意观察呼气者呼出情况，排除腔体气后立即转换三通开关，让肺泡气能充分冲洗采气管。样品在采集管中于室温可保存 6 h；在 4 h 内将样品从采集管吹入活性炭管内，于室温下至少保存三天。排除腔体气后呼气中的水对测定无明显影响，氯乙烯、乙醇、醋酸乙酯、苯等均不干扰测定。

五、高效液相色谱法

1. 概述

高效液相色谱法（HPLC）是在经典液相色谱基础上，引入了气相色谱的理论，在技术上采用了高压泵、高效固定相和高灵敏度检测器，因而具备速度快、效率高、灵敏度高、操作自动化的特点。为了更好地了解高效液相色谱法的优越性，现从两方面进行比较：

（1）高效液相色谱法与经典液相色谱法

高效液相色谱法比起经典液相色谱法的最大优点在于高速、高效、高灵敏度、高自动化。高速是指在分析速度上比经典液相色谱法快数百倍。由于经典色谱是重力加样，流出速度极慢；而高效液相色谱配备了高压输液设备，流速最高可达 10^3 cm/ min。

（2）高效液相色谱法与气相色谱法

液相色谱所用基本概念和基本理论与气相色谱基本一致。但流动相的不同液相色谱与气相色谱有一定差别，主要有以下几方面：

1）应用范围不同。气相色谱仅能分析在操作温度下能汽化而不分解的物质。对高沸点化合物、非挥发性物质、热不稳定化合物、离子型化合物及高聚物的分离和分析较为困难，致使其应用受到一定程度的限制。据统计只有大约 20%的有机物能用气相色谱分析；而液相色谱则不受样品挥发度和热稳定性的限制，它非常适合分子量较大、难汽化、不易挥发或对热敏感的物质、离子型化合物及高聚物的分离分析，占有机物的 70%～80%。

2）液相色谱能完成难度较高的分离工作。气相色谱的流动相载气是色谱惰性的，不参与分配平衡过程，与样品分子无亲和作用，样品分子只与固定相相互作用。而在液相色谱中流动相液体也与固定相争夺样品分子，为提高选择性增加了一个因素。也可选用不同比例的两种或两种以上的液体作流动相，增大分离的选择性。

综上所述，高效液相色谱法具有高柱效、高选择性、分析速度快、灵敏度高、重复性好、应用范围广等优点。

2. 高效液相色谱法的主要类型和原理

根据固定相的不同，液相色谱分为液固色谱、液液色谱和键合相色谱。应用最广的是以硅胶为填料的液固色谱和以微硅胶为基质的键合相色谱。根据固定相的形式，液相色谱法可以分为柱色谱法、纸色谱法及薄层色谱法。按吸附力可分为吸附色谱、分配色谱、离子交换色谱、体积排阻色谱和亲和色谱。

常见的液相色谱类型有：

(1) 液固吸附色谱

分离原理：固定相是固体吸附剂，各组分的吸附能力不同，使组分在固定相中产生保留时间不同和实现分离。

固定相：固定相可分为极性和非极性两大类。极性吸附剂如硅胶、氧化铝、氧化镁等，非极性吸附剂如活性炭。

流动相：弱极性有机溶剂或非极性溶剂与极性溶剂的混合物，如正构烷烃（己烷、戊烷、庚烷等)、二氯甲烷/甲醇、乙酸乙酯/乙腈等。流动相的选择原则是极性大的试样选用极性较强的流动相，极性小的则选用低极性流动相。必要时可采用混合溶剂法及梯度洗脱。

应用：适于分离具有不同基团或不同基团数目的化合物和异构体，如农药异构体分离，石油中烷、烯、芳烃的分离；不适于分离同系物（烃烷化合物)。缺点是容易产生不对称峰和拖尾现象。

(2) 分配色谱

分离原理：一个液相作为流动相，另一个液相则机械地吸附在惰性载体上作为固定相，此固定相的液相应与流动相不相溶。根据组分在两相中分配系数的差别而实现分离。

固定相：将一种极性或非极性固定液吸附在惰性固相载体上。

根据极性不同分类：

正相分配色谱——固定相载体上涂布的是极性固定液；流动相是非极性溶剂；可分离极性较强的水溶性样品；弱极性组分先洗脱出来。

反相分配色谱——固定相载体上涂布的是非极性或弱极性固定液；流动相是极性溶剂；强极性组分先洗脱出来。

液-液分配色谱固定相中的固定液体往往容易溶解到流动相中去，所以重现性很差，且不能进行梯度洗脱，已经不大为人们所采用。近年来发展了一种新型的化学键合固定相，它是用化学方法把有机分子键合到载体表面上。键合固定相优点：对极性有机溶剂有良好的化学稳定性；色谱柱的柱效高、寿命长；实验重现性好；几乎适于各种类相的有机化合物的分离，尤其是可以梯度洗脱。

(3) 离子交换色谱

离子交换色谱以离子交换树脂为固定相，树脂上具有固定离子基团及可交换的离子基团。当流动相带着组分电离生成的离子通过固定相时，组分离子与树脂上可交换的离子基团进行可逆交换，根据组分离子对树脂亲和力不同而得到分离。

离子交换色谱常用的固定相为离子交换树脂。

（4）体积排阻色谱

原理：按照试样中组分分子大小的顺序进行分离的色谱分析法。

体积排阻色谱是以多孔凝胶（如葡萄糖、琼脂糖、硅胶、聚丙烯酰胺等）作固定相，依据样品分子量大小达到分离目的。大分子不进入凝胶孔洞，沿多孔凝胶胶粒间隙流出，先被洗脱；小分子进入大部分凝胶孔洞，在柱中被强滞留，后被洗脱。

根据所用流动相不同凝胶色谱分为：

1）凝胶过滤色谱。凝胶过滤色谱是用水溶液作流动相的，用于分析水溶性样品，如多肽、蛋白、生物酶、寡聚核苷酸、多聚核苷酸、多糖等。

2）凝胶渗透色谱。凝胶渗透色谱是用有机溶剂作流动相的。用于分析脂溶性样品，如测定高聚物的分子量。

（5）亲和色谱（AC）

亲和色谱是利用生物大分子和固定相表面存在的某种特异性亲和力，进行选择性分离。先在载体表面键合上一种具有一般反应性能的所谓间隔臂（环氧、联胺等），再连接上配基（酶、抗原等），这种固载化的配基将只能和具有亲和力特性吸附的生物大分子作用而被保留。改变淋洗液后洗脱。

3. 高效液相色谱仪

高效液相色谱仪的工作流程：分析前，选择适当的色谱柱和流动相，开泵，冲洗柱子，待柱子达到平衡而且基线平直后，用微量注射器把样品注入进样口，由流动相把试样带入色谱柱进行分离，分离后的组分依次流入检测器的流通池，最后和洗脱液一起排入流出物收集器。当有样品组分进入流通池时，检测器把组分浓度转变成电信号，经过放大，用记录器记录下来就得到色谱图。色谱图是定性、定量和评价柱效高低的依据。高效液相色谱仪的工作流程如图 5—16 所示。

常见的高效液相色谱仪分为模块设计和整体设计，都是由高压输液系统、进样系统、分离系统、检测系统和色谱数据处理系统（色谱工作站）五个基本部分和相关辅助部件构成。

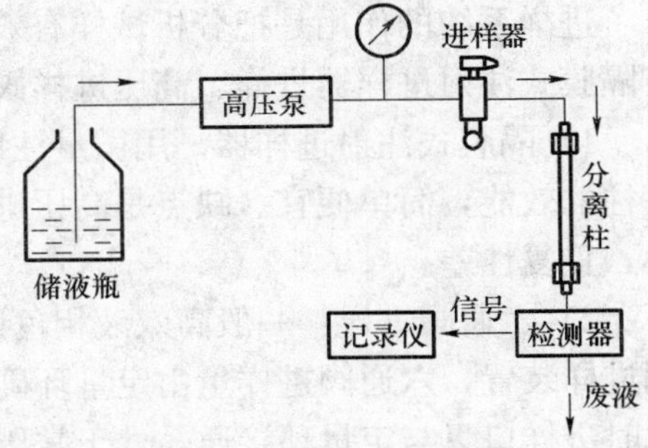

图 5—16　高效液相色谱的流程示意图

（1）高压输液系统

高压输液系统由储液罐、脱气装置、高压输液泵、过滤器、梯度洗脱装置等组成。

1）储液罐。储液罐为不锈钢、玻璃或氟塑料制成的容器，容量为 1～2 L，用来储存足够数量、符合要求的流动相。储液罐一般采用耐腐蚀的玻璃瓶或聚四氟乙烯瓶。储液罐的放置位置要高于泵体，以保持输液静压差，使用过程应密闭，以防止因蒸发引起流动相组成改变，还可防止气体进入。

2）高压输液泵。高压输液泵是高效液相色谱仪中的关键部件之一。液相色谱为了获得高柱效，所用色谱柱径较细，所填固定相粒度很小，因此，对流动相的阻力较大，为了使流动相能较快地流过色谱柱，就需要高压输液泵。高压输液泵功能是将溶剂储存器中的流动相以高压形式连续不断地送入液路系统，使样品在色谱柱中完成分离过程。

高压泵需要满足以下条件：能在高压下连续工作，一般要求耐压 40～50 MPa，能在8～24 h 连续工作；输出流量范围宽，分析型填充柱在 0.1～10 mL/min 内连续调节，输出流量稳定，要求无脉冲，流量精度和重复性为 0.5%左右；耐腐蚀，能适合各种有机溶剂、水和缓冲溶液；密封性好；泵体易于清洗和维修；能提供 15～45 MPa 的压强；流速稳定，流量可以调节。

3）输液系统的辅助装置。

① 过滤器：除掉机械杂质及固体颗粒。由于液相色谱柱、进样器等都很精密，微小的机械杂质将导致这些部件的损害，而不能正常工作，同时机械杂质在柱头的积累还影响柱子的使用，因此，溶剂需要过滤。

② 脱气装置：除掉溶于流动相中的各类气体，以保证柱效能。可采用通氮脱气、超声波脱气、自动脱气机脱气等方法。

4）梯度洗脱装置。在液相色谱中，当样品组成复杂时，有时会出现先出的峰分不开，后面的峰保留值又太大的现象。这时，可以采用梯度洗脱来调整混合溶剂的组成，改变溶剂强度或选择性。

梯度洗脱就是在分离过程中使两种或两种以上不同极性的溶剂按一定程序连续改变它们之间的比例，从而使流动相的强度、极性、pH 值或离子强度相应地变化，达到提高分离效果，缩短分析时间的目的。梯度洗脱的实质是通过不断地变化流动相的强度，来调整混合样品中各组分的 k 值，使所有谱带都以最佳平均 k 值通过色谱柱。它在液相色谱中所起的作用相当于气相色谱中的程序升温，所不同的是，在梯度洗脱中溶质 k 值的变化是通过流动相的极性、pH 值和离子强度来实现的，而不是借改变温度（温度程序）来达到。

（2）进样系统

进样系统的作用是把分析试样有效地送入色谱柱上进行分离。在液相色谱中，进样方式有隔膜式注射进样器进样、高压进样阀进样、自动进样装置等。

1）隔膜式注射进样器。用微量注射器进样的优点是可柱头进样，减小死体积，充分发挥柱的效能，简单便宜。缺点是高压进样时漏液，会产生误差，隔垫使用次数有限，进样量小，重复性差。

2）六通阀进样。一般高效液相色谱流路中为高压力工作状态，通常使用耐高压的六通阀进样装置，六通阀进样量由定量环确定。操作时先将进样器手柄置于采样位置（LOAD），此时进样口只与定量环接通，处于常压状态，用微量注射器（体积应大于定量环体积）注入样品溶液，样品停留在定量环中。然后转动手柄至进样位置（INJECT），使定量环接入输液管路，由高压泵输送的流动相将样品送入色谱柱中。样品定量管的容积是固定的，因此进样重复性好。缺点是不能注入小体积样品，改变注入量时要更换定量管。

（3）分离系统

分离系统包括色谱柱、恒温器和连接管等部件。

1）色谱柱。进行色谱分离的首要工作是选择性能良好的色谱柱，即选择在确定的分离条件下分离效率高和分析时间短的色谱柱。色谱柱的发展趋势是减小填料粒度和柱径以提高柱效。

① 柱材料及规格。柱管材料有玻璃、不锈钢、铝、铜及内衬光滑的聚合材料的其他金属。一般色谱柱长5～40 cm，内径为1～6 mm；凝胶色谱柱内径为3～12 mm；制备柱内径较大，可达25 mm以上。

② 柱的填料。固定液涂在担体上而成。担体有两类：一类是表面多孔型担体；另一类是全多孔型担体。近年来又出现了全多孔型微粒担体，这种担体粒度为5～10 μm，是由10 nm级的硅胶微粒堆积而成，又叫堆积硅珠。由于颗粒小，所以柱效高，是目前使用最广泛的一种担体。

③ 保护柱。一般在分离柱前有一个前置柱，前置柱内填充物和分离柱一样，安装在分析柱前。其作用是收集、阻断来自进样器的机械和化学杂质，以保护和延长分析柱的使用寿命。保护柱也可装填和分析柱不同的填料，如较粗颗粒的硅胶（10～15 μm）。保护柱装填的填料较少，价格较低，为消耗品，通常分析50～100次样品，柱压力呈增大趋向时就是需要更换保护柱的信号。目前市场上供应的结构新颖的可更换芯式保护柱，是由保护套和可更换式保护芯两部分组成。

2）柱连接方式。柱出口和入口的连接管的死体积越小越好，一般常用窄孔（内径为0.13 mm）的厚壁（1.5～2.0 mm）不锈钢管，以减少柱外死体积。

3）柱温控制。在高效液相色谱分析中，柱温一般为室温或接近室温。适当提高柱温可改善传质，提高柱效，缩短分析时间。因此，在分析时可以采用带有恒温加热系统的金属夹套来保持色谱柱的温度。温度可以在室温到60℃之间调节。对凝胶渗透色谱仪，其柱温可从室温至150℃实现精确控制。

（4）检测系统

检测器的作用是将流动相中组分含量的变化，变成可测量的电信号（通常是电压），然后输入记录器。高效液相色谱的检测器很多，有光学类（紫外、荧光、折光检测器）、电化学类（极谱、电导、库仑、离子选择电极）等。用得最多的是紫外检测器。检测器是液相色谱仪的关键部件之一。对检测器的要求是：灵敏度高，重复性好，线性范围宽，死体积小以及对温度和流量的变化不敏感等。

1）紫外-可见光检测器（ultraviolet visible detector，UV-VIS）。

① 工作原理与结构。紫外-可见光检测器（UV-VIS）又称紫外检测器。约有80％的样品可以使用这种检测器，是HPLC中应用最广泛的检测器。它可分为固定波长、可变波长和二极管阵列检测器三种类型。

紫外检测器由光源、流通池和记录器组成，其工作原理是进入检测器的组分对特定波长的紫外光能产生选择性吸收，其吸收度与浓度的关系符合光吸收定律。

② 特点。紫外检测器灵敏度高，检测下限约为10^{-10} g/mL；而且线性范围广，对温度和流速不敏感，可用于梯度洗脱；不破坏样品，可用于制备。紫外检测器缺点是只对具有π—π或P—π共轭结构的化合物才能检测，属选择性检测器，对无紫外吸收的物质如饱和烃及有关衍生物无响应。需选用无紫外吸收特性的溶剂作流动相。

③ 二极管阵列检测器。普通UV-VIS检测器是先用单色器分光，只让特定波长的光进

入流动池。而二极管阵列 UV-VIS 检测器是先让所有波长的光都通过流动池，然后通过一系列分光技术，使所有波长的光在接受器上被检测。能以实际的时间瞬时测定在所有波长上的吸光度，可得到立体的光谱-色谱图，为分析工作者提供了十分丰富的定性定量信息。

2）示差折光检测器（differential refractive index detector，RID）。示差折光检测器是除紫外检测器之外应用最多的检测器。

① 工作原理。示差折光检测器是通过连续测定色谱柱流出液折光率的变化来检测样品浓度的。当参比池与测量池充满流动相时，它们的折光率相等，此时，光强相抵消，当测量池有组分时，因折光率与流动相不同，则折光发生一个距离的偏转，偏转程度与组分的性质，浓度有关。

② 特点。示差折光检测器是根据不同物质具有不同折射率来进行组分检测的。凡是与流动相折射率不同的组分，均可以使用这种检测器进行检测。它对没有紫外吸收的物质，如高分子化合物、糖类、脂肪烷烃等都能检测。示差折光检测器还适用于流动相紫外吸收本底大，不适合用紫外检测器的体系。在凝胶色谱中示差折光检测器是必不可少的，尤其是对聚合物，如聚乙烯、聚乙二醇、丁苯橡胶等的分子量分布的测定。

示差折光检测器属于中等灵敏度检测器，灵敏度不高是差折光检测器的最大缺点。最小检测浓度达 10^{-6}～10^{-7} g/mL，不能作痕量分析。线性范围宽小于 10^{5}。示差折光检测器对压力和温度变化敏感。

示差折光检测器最大的优点是其通用性，但这同时也是它的缺点。由于溶剂之间的折射率只相差零点几个折光单位，因此溶剂组成的任何变化对测定都有明显影响，如二元、三元溶剂混合不完全，色谱柱漏液，溶剂中有气泡等。一般空气饱和溶剂的折射率较稳定，故常采用空气饱和溶剂作流动相。此外，由于洗脱液组成的变化会使折射率变化很大，因此，这种检测器不适用于梯度洗脱。

3）荧光检测器（fluorescence detector，FD）。荧光检测器适用于本身具有荧光的物质，或将无荧光物质衍生成荧光物质的检测。

① 工作原理。物质的分子或原子经光照射后，有些电子被激发至较高的能级，这些电子从高能级跃至低能级时，物质会发出比入射光波长较长的光，这种光称为荧光。在其他条件一定的情况下，荧光强度与物质的浓度成正比。许多有机化合物具有天然荧光活性，另外，有些化合物可以利用柱后反应法或柱前反应法加入荧光化试剂，使其转化为具有荧光活性的衍生物。在紫外光激发下，荧光活性物质产生荧光，由光电倍增管转变为电信号。

② 特点。检测器灵敏度非常高，其检出量可达 10^{-13} g，荧光检测器灵敏度比紫外检测器高出 2～3 个数量级，适合于痕量分析。荧光检测器的高选择性能够避免不发荧光分子的干扰，这是其独特的优点。它适合于稠环芳烃、甾族化合物、酶、氨基酸、胺类、维生素、蛋白质等荧光物质的测定。线性范围较宽，约为 10^{4}～10^{5}。受外界条件的影响较小。只要选择作流动相的溶剂不发荧光，荧光检测器就能用于梯度洗脱。其缺点是应用范围较窄。

4）电化学检测器（electro-chemical Detector，ED)。电化学检测器主要有安培检测器、电导检测器、库仑检测器、极谱检测器等。

① 安培检测器。安培检测器要求在电解池内有电解反应发生，即在外加电压作用下，利用被测物质在电极上发生氧化还原反应引起电流变化来进行测定的一种方法。原则上凡是具有电活性的化合物都可用安培检测器来检测。安培检测器的特点是灵敏度高，选择性好，线性范围宽，结构简单，检测池体积小，柱外效应较小，噪声低，响应速度快。电化学检测器所使用的流动相必须具有导电性。安培检测器采用的流动相中必须有浓度为0.01～0.1 mol/L的电介质存在。

② 电导检测器。电导检测器已成为离子色谱最常用的检测器。与安培检测器不同，电导检测池内没有化学反应发生，电导检测器是通过测量溶液中离子的电导变化来测定样品浓度的。电导检测器结构简单，成本低，线性范围宽，死体积小。原则上离子状态的物质都可以用电导检测器检测。电导检测器是一种通用型的电化学检测器。

5）蒸发光散射质量检测器（Evaporative Light-Scatting Mass Detector，ELSD)。蒸发光散射检测器是一种通用型的检测器，可检测挥发性低于流动相的任何样品，而不需要样品含有发色基团。蒸发发散射质量检测器的工作原理为经色谱柱分离的组分随流动相进入雾化器，被高速的载气流（氦气、氮气或空气）喷成一种薄雾。这些雾粒子进入可控制温度的蒸发器（漂移管）中，使流动相汽化蒸发，溶剂蒸发后剩下的不挥发组分成为微小的雾状颗粒，进入光散射池进行检测。在光散射池中溶质被光源照射而产生光散射，根据散射光强度正比于溶质粒子数目及粒子的大小，确定组分的含量。蒸发光散射检测器灵敏度比示差折光检测器高，对温度变化不敏感，基线稳定，适合与梯度洗脱液相色谱联用。

6）化学发光检测器（chemiluminescence detector，CL)。化学发光检测器具有灵敏度高、线性范围宽、仪器简单的优点，但选择性较差。而高效液相色谱是非常有效的分离手段，将两者联用，可克服化学发光分析选择性差的缺点。而化学发光检测器又为高效液相色谱提供了高灵敏度的检测手段。

① 原理。化学发光检测器和荧光检测器有相似之处，两者都是发光检测法，但激发态中间体的产生方式不同，化学发光检测法由化学反应产生激发态中间体，而荧光检测法基于对光源光能的吸收。化学发光检测器不需要激发光源，而来自激发光源的背景噪声影响了荧光检测法的灵敏度。因此化学发光检测法灵敏度要比荧光检测法高两个数量级，化学发光检测法的检测限可达10^{-15}～10^{-18} moL。

② 特点。与荧光检测法相比，化学发光检测通常可使灵敏度提高30%～100%，在酶参加的反应中该方法的选择性也大为提高。与激光诱导的荧光检测法相比，化学发光检测器对衍生试剂有较宽的选择范围。化学发光强度对各种环境因素是敏感的，如温度、溶剂、离子强度、pH和其他物质的存在。

4. 液相色谱分离方法的选择

要正确地选择色谱分离方法，首先必须尽可能多地了解样品的有关性质，其次必须熟悉各种色谱方法的主要特点及其应用范围。选择色谱分离方法的主要根据是样品相对分子质量的大小，在水中和有机溶剂中的溶解度，极性和稳定程度以及化学结构等物理、化学性质。

图 5—17 所示为液相色谱分离类型选择参考表。

5. 应用

目前，在我国工作场所中职业危害因素的标准检测方法中有多种化合物使用液相色谱法。

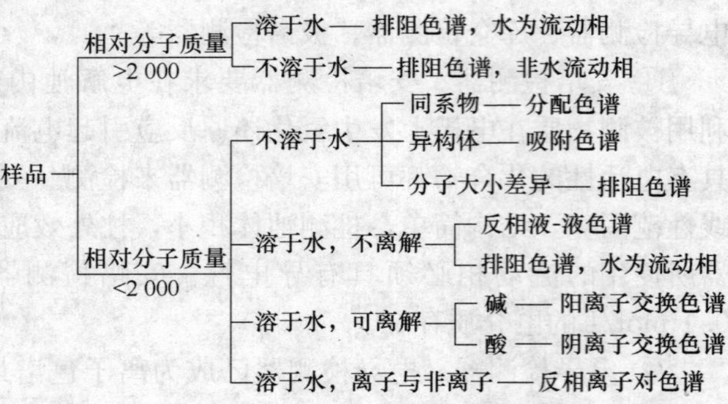

图 5—17　液相色谱分离类型选择参考表

（1）工作场所空气中多环芳烃类化合物的蒽、菲和 3，4-苯并（a）芘的高效液相色谱法（GBZ/T 160.4—2004）

1）原理。空气中气溶胶态的蒽、菲和 3，4-苯并（a）芘用玻璃纤维滤纸采集，二氯甲烷（用于蒽和菲）或环已烷（用于 3，4-苯并（a）芘）溶剂洗脱后进样，经 ODS 色谱柱分离，紫外光或荧光检测器（紫外检测器：波长254 nm。荧光检测器：激发波长为 365 nm，发射波长为 405 nm）检测，以保留时间定性，峰高或峰面积定量。

2）样品的采集、运输和保存。现场采样按照国家标准执行。短时间采样：在采样点，打开装好玻璃纤维滤纸的采样夹，以 25 L/min 的流量采集空气样品 15 min。长时间采样：在采样点，打开装好玻璃纤维滤纸的采样夹，以 1 L/min 的流量采集空气样品 4～8 h。个体采样：在采样点，打开装好玻璃纤维滤纸的采样夹，佩戴在采样对象的前胸上部，尽量接近呼吸带，以 1 L/min 的流量采集空气样品 4～8 h。采样后，立即封闭采样夹进出气口，置清洁容器内运输和保存。样品在冰箱内可保存 7 天。

3）注意事项。本法的检出限：蒽和菲为 0.5 μg/mL，3，4-苯并（a）芘为 0.01 μg/mL。最低检出浓度：蒽和菲为 0.01 mg/m^3，3，4-苯并（a）芘为 5×10^{-5} mg/m^3（以采集 375 L 空气样品计）。测定范围：蒽和菲为 0.5～100 μg/mL，3，4-苯并（a）芘为 0.01～1 μg/mL。相对标准偏差：蒽和菲为 0.5%～4.9%，3，4-苯并（a）芘为 3.1%～9.5%。平均洗脱效率＞93%。当现场存在蒸气态的蒽、菲或 3，4-苯并（a）芘时，应用玻璃纤维滤纸和 GDX-101 串联采样。蒽和菲是同分异构体，本法可以将它们分离。

（2）工作场所空气中酚类化合物的β-萘酚和三硝基苯酚的高效液相色谱法（GBZ/T 160.51—2004）

1）原理。空气中的β-萘酚和三硝基苯酚用微孔滤膜采集，甲醇（用于β-萘酚）或甲醇溶液（70%，用于三硝基苯酚）洗脱后进样，经 ODS 色谱柱分离，紫外检测器，波长 254 nm检测，以保留时间定性，峰高或峰面积定量。

2）样品的采集、运输和保存。现场采样按照国家标准执行。短时间采样：在采样点，将装有微孔滤膜的采样夹，以 5 L/min 的流量采集空气样品 15 min。长时间采样：在采样点，将装有微孔滤膜的小型塑料采样夹，以 1 L/min 的流量采集空气样品 2～8 h。个体采样：在采样点，将装有微孔滤膜的小型塑料采样夹，佩戴在采样对象的前胸上部，以 1 L/min的流量采集空气样品 2～8 h。样品空白：将装有微孔滤膜的采样夹带至采样点，除不连接采样器采集空气样品外，其余操作同样品。采样后，将滤料的接尘面朝里对折两次，置清洁容器内运输和保存。室温下可保存 7 天。

3）注意事项。本法的检出限：β-萘酚为 0.03 μg/mL，三硝基苯酚为 0.06 μg/mL。最低检出浓度：β-萘酚为 0.002 mg/m^3，三硝基苯酚为 0.004 mg/m^3（以采集 75L 空气样品计）。测定范围：β-萘酚为 0.03～10 μg/mL，三硝基苯酚为 0.06～20 μg/mL。相对标准偏差：β-萘酚为 1.6%～5.0%，三硝基苯酚为 0.8%～3.4%。本法的平均采样效率：β-萘酚为 95.9%，三硝基苯酚为 97.5%。平均洗脱效率：β-萘酚为 98.3%，三硝基苯酚为 97.9%。本法不受萘、间苯二酚、邻苯二甲酸酐的干扰。

（3）工作场所空气中酚类化合物的五氯酚及其钠盐的高效液相色谱法（GBZ/T 160.51—2004）

1）原理。空气中的五氯酚和五氯酚钠用微孔滤膜与乙二醇吸收液串联采样，经 C_{18} 色谱柱分离，紫外检测器，波长 300 nm 检测，以保留时间定性，峰高或峰面积定量。

2）样品的采集、运输和保存。现场采样按照国家标准执行。短时间采样：在采样点，将小型塑料采样夹（在前）和大型气泡吸收管（内装 5.0 mL 吸收液，在后）串联，以 1 L/min的流量采集空气样品 15 min。长时间采样：在采样点，将小型塑料采样夹（在前）和大型气泡吸收管（内装 5.0 mL 吸收液，在后）串联，以 0.5 L/min～1.0 L/min 的流量采集空气样品 2～8 h。样品空白：将小型塑料采样夹（在前）和大型气泡吸收管（内装 5.0 mL吸收液，在后）带至采样点，除不连接采样器采集空气样品外，其余操作同样品。采样后，立即将微孔滤膜放入大型气泡吸收管的乙二醇中，密封进出气口，置清洁容器内运输和保存。室温下可保存 8 天。

3）注意事项。本法的检出限为 0.04 μg/mL，最低检出浓度为 0.03 mg/m^3（以采集 15 L空气样品计），测定范围为 0.04～40.0 μg/mL。当样品浓度分别为 3.0 μg/m、20.0 μg/mL、40.0 μg/mL 时，相对标准偏差分别为 3.2%、1.0%、0.1%。本法的采样效率≥97%。现场空气中可能共存的六六六、3-氯酚等化合物不干扰测定。

（4）工作场所空气中脂肪族醛类化合物的三氯乙醛的溶剂解吸-高效液相色谱法（GBZ/T 160.54—2004）

1）原理。空气中的三氯乙醛用装有 GDX-502 吸附剂的采样管采集，2，4-二硝基苯肼（DNPH）乙腈溶液解吸，三氯乙醛与 DNPH 在常温下迅速反应，生成淡黄色的 2，4-二硝基苯腙，经高效液相色谱 C_{18} 柱分离，紫外检测器，波长 364 nm 检测，以保留时间定性，峰高或峰面积定量。

2）样品的采集、运输和保存。现场采样按照国家标准执行。样品采样：在采样点，打开采样管两端，以 200 mL/min 的流量采集空气样品 10 min。样品空白：将采样管带至采样点，除不连接采样器采集空气样品外，其余操作同样品。采样后，立即封闭采样管两端，置清洁容器中运输和保存。在室温下可保存 7 天。

3）注意事项。本法的检出限为 0.022 μg/mL，最低检出浓度为 0.022 mg/m^3（以采集 2 L 空气样品计），测定范围为 0.022～25 μg/mL，相对标准偏差为 0.61%～1.49%，加标回收率为 98%～105%。100 mgGDX-502 的穿透容量为 0.191 mg，平均解吸效率为 95%～101%。每批采样管应测定解吸效率。本法采样效率为 100%。解吸后，反应生成 2，4-二硝基苯腙，在酸性条件下可以稳定 24 h，所以应在 24 h 内分析完毕。样品解吸测定方法：先将溶剂解吸型吸附剂管的前端倒入解吸瓶中解吸并测定，如果测定结果显示未超出吸附剂的穿透容量时，后段可以不用解吸和测定；当测定结果显示超出吸附剂的穿透容量时再将后段吸附剂解吸并测定。现场共存的甲醛、乙醛、丁醛、丁酮、己醛、庚醛、乙二醛、戊二醛均不干扰三氯乙醛的测定。

（5）工作场所空气中醌类化合物的氢醌的高效液相色谱法（GBZ/T 160.57—2004）

1）原理。空气中气溶胶态的氢醌用微孔滤膜采集，1%乙酸溶液洗脱后进样，经 ODS 色谱柱分离，紫外检测器，波长 254 nm 检测，以保留时间定性，峰面积或峰高定量。

2）样品的采集、运输和保存。现场采样按照国家标准执行。短时间采样：在采样点，将装有微孔滤膜的采样夹，以 5 L/min 的流量采集空气样品 15 min。长时间采样：在采样点，将装有微孔滤膜的小型塑料采样夹，以 1 L/min 的流量采集空气样品 2～8 h。个体采样：在采样点，将装有微孔滤膜的小型塑料采样夹，佩戴在采样对象的前胸上部，进气口尽量接近呼吸带，以 1 L/min 的流量采集空气样品 2～8 h。采样后，将滤膜接尘面朝里对折两次，置清洁容器内运输和保存。样品在室温下可保存 7 天。

3）注意事项。本法的检出限为 0.09 μg/mL，最低检出浓度为 0.006 mg/m³（以采集 75 L 空气样品计），测定范围为 0.09～40 μg/mL。本法的平均采样效率和平均洗脱效率≥90%。

（6）工作场所空气中酸酐类化合物的马来酸酐的高效液相色谱法（GBZ/T 160.60—2004）

1）原理。空气中的马来酸酐用磷酸溶液采集，直接进样，经 C_{18} 色谱柱分离，紫外检测器，波长 254 nm 检测，以保留时间定性，峰高或峰面积定量。

2）样品的采集、运输和保存。现场采样按照国家标准执行。在采样点，将装有 10 mL 吸收液的多孔玻板吸收管，以 1 L/min 的流量采集空气样品 15 min。采样后，立即封闭吸收管进出气口，置清洁容器内运输和保存。样品在室温下可保存 3 天。

3）注意事项。本法的检出限为 0.13 μg/mL，最低检出浓度为 0.09 mg/m³（以采集 15 L空气样品计），测定范围为 0.13～15 μg/mL，相对标准偏差为 0.8%～3.4%，平均采样效率为 99.9%。流动相的 pH 值对测定有影响，应使用同一批配制的吸收液（流动相）。现场空气中可能共存的化合物不干扰测定。

（7）工作场所空气中饱和脂肪族酯类化合物的硫酸二甲酯的高效液相色谱法（GBZ/T 160.63—2004）

1）原理。空气中硫酸二甲酯经硅胶吸附，丙酮解吸后，在碱性加热的条件下与对硝基苯酚反应生成对硝基茴香醚。经 C_{18} 色谱柱分离，用紫外检测器，波长 305 nm 检测。以保留时间定性，峰面积定量。

2）样品的采集、运输和保存。现场采样按照国家标准执行。样品采集：在采样点，打开硅胶管两端，以 300 mL/min 的流量采集空气样品 15 min。样品空白：将硅胶管带至采样点，除不连接采样器采集空气外，其余操作同样品。采样后，封闭进出气口，置清洁容器内运输和保存。样品在常温下可稳定 2 天。

3）注意事项。本法的检出限为 0.2 μg/mL，最低检出浓度为 0.09 mg/m³（以采集

4.5 L空气样品计），测定范围为0.2～150 μg/mL，相对标准偏差<5.2%。100 mg硅胶的穿透容量为0.63 mg。解吸效率≥85.0%。每批硅胶管应测定其解吸效率。样品解吸测定方法：先将溶剂解吸型吸附剂管的前端倒入解吸瓶中解吸并测定，如果测定结果显示未超出吸附剂的穿透容量时，后段可以不用解吸和测定；当测定结果显示超出吸附剂的穿透容量时再将后段吸附剂解吸并测定。

（8）工作场所空气中芳香族酯类化合物的邻苯二甲酸二丁酯和邻苯二甲酸二辛酯的高效液相色谱法（GBZ/T 160.66—2004）

1）原理。空气中的蒸气态邻苯二甲酸二丁酯和邻苯二甲酸二辛酯用硅胶管采集，甲醇解吸后进样，经ODS色谱柱分离，紫外检测器，波长242 nm检测，以保留时间定性，峰高或峰面积定量。

2）样品的采集、运输和保存。现场采样按照国家标准执行。短时间采样：在采样点，打开硅胶管两端，以200 mL/min的流量采集空气样品15 min。长时间采样：在采样点，打开硅胶管两端，以50 mL/min的流量采集空气样品1～4 h。个体采样：打开硅胶管两端，佩戴在采样对象的前胸上部，尽量接近呼吸带，以50 mL/min的流量采集空气样品1～4 h。采样后，立即封闭硅胶管两端，置清洁容器中运输和保存。在室温下可保存15天。

3）注意事项。本法的检出限为0.07 μg/mL，最低检出浓度为0.05 mg/m^3（以采集3 L空气样品计），测定范围为0.07～10 μg/mL。相对标准偏差：邻苯二甲酸二丁酯为1.8%～7%，邻苯二甲酸二辛酯为4.4%～7.2%。平均采样效率>99%。200 mg硅胶的穿透容量：邻苯二甲酸二丁酯为1.4 mg，邻苯二甲酸二辛酯为0.7 mg。平均解吸效率：邻苯二甲酸二丁酯为97.5%，邻苯二甲酸二辛酯为98.2%。每批硅胶管应测定解吸效率。本法用于以蒸气态为主存在的情况，若以气溶胶态为主存在的情况，应使用微孔滤膜采样。

（9）工作场所空气中异氰酸酯类化合物的异佛尔酮二异氰酸酯（IPDI）的高效液相色谱法（GBZ/T 160.67—2004）

1）原理。空气中的IPDI用浸渍滤纸采集，与吡啶哌嗪反应生成IPDI-脲，甲醇-乙酸铵溶液洗脱后，经C_{18}色谱柱分离，紫外检测器，波长310 nm或254 nm检测，以保留时间定性，峰高或峰面积定量。

2）样品的采集、运输和保存。现场采样按照国家标准执行。短时间采样：在采样点，将装好浸渍滤纸的采样夹，以1 L/min的流量采集空气样品15 min。长时间采样：在采样点，将装好浸渍滤纸的小型塑料采样夹，以1 L/min的流量采集空气样品2～8 h。个体采样：在采样点，将装好浸渍滤纸的小型塑料采样夹，佩戴在采样对象的前胸上部，进气口向上，尽量接近呼吸带，以1 L/min的流量采集空气样品2～8 h。采样后，将滤纸的接尘面朝里对折两次，置清洁容器中运输和保存。样品在室温可保存7天。

3）注意事项。本法的检出限为0.013 μg/mL，最低检出浓度为0.004 mg/m^3（以采集15 L空气样品计），测定范围为0.013～0.4 μg/mL，相对标准偏差为1.4%～9.0%，平均采样效率为98.8%，平均洗脱效率为98.3%。

（10）工作场所空气中芳香族胺类化合物的苯胺和对硝基苯胺的高效液相色谱法（GBZ/T 160.72—2004）

1）原理。空气中的苯胺和对硝基苯胺用硅胶管采集，甲醇解吸后进样，经 ODS 色谱柱分离，紫外检测器，波长 250 nm 检测，以保留时间定性，峰高或峰面积定量。

2）样品的采集、运输和保存。现场采样按照国家标准执行。短时间采样：在采样点，打开硅胶管两端，以 200 mL/min 的流量采集空气样品 15 min。长时间采样：在采样点，打开硅胶管两端，以 50 mL/min 的流量采集空气样品 1～4 h。个体采样：在采样点，打开硅胶管两端，佩戴在采样对象的前胸上部，进气口尽量接近呼吸带，以 50 mL/min 的流量采集空气样品 1～4 h。采样后，密封硅胶管两端，置清洁容器内运输和保存。样品在室温下至少可保存 7 天。

3）注意事项。本法的检出限：苯胺为 1.8 μg/mL，对硝基苯胺为 1 μg/mL。最低检出浓度：苯胺为 1.2 mg/m^3，对硝基苯胺为 0.7 mg/m^3（以采集 3L 空气样品计）。测定范围：苯胺为 1.8～200 μg/mL，对硝基苯胺为 1～20 μg/mL。相对标准偏差＜5%。200 mg 硅胶的穿透容量：苯胺为 10 mg，对硝基苯胺为 22.2 mg。本法的平均解吸效率＞95%。每批硅胶管应测定解吸效率。

（11）工作场所空气中有机氮农药化合物的溴氰菊酯和氯氰菊酯的高效液相色谱法（GBZ/T 160.78—2007）

1）原理。空气中的溴氰菊酯或氯氰菊酯用玻璃纤维滤纸采集，甲醇洗脱后进样，经 ODS 色谱柱分离，紫外检测器，波长 254 nm 检测，以保留时间定性，峰面积定量。

2）样品的采集、运输和保存。现场采样按照国家标准执行。短时间采样：在采样点，用装有玻璃纤维滤纸的采样夹，以 3 L/min 的流量采集空气样品 15 min。长时间采样：在采样点，用装有玻璃纤维滤纸的小型塑料采样夹，以 1 L/min 的流量采集空气样品 2～8 h。个体采样：在采样点，将装有玻璃纤维滤纸的小型塑料采样夹佩戴在采样对象的前胸上部，尽量接近呼吸带，以 1 L/mi 的流量采集空气样品 2～8 h。样品空白：将装好玻璃纤维滤纸的采样夹带至采样点，除不连接空气采样器采集空气样品外，其余操作同样品，作为样品的空白对照。采样后，将滤膜的接尘面朝里对折两次，放入清洁的具塞离心管中，置清洁容器内运输和保存。样品可保存 7 天。

3）注意事项。本法的检出限：溴氰菊酯为 0.2 μg/mL，氯氰菊酯为 0.11 μg/mL。最低检出浓度：溴氰菊酯为 0.013 mg/m^3，氯氰菊酯为 0.007 mg/m^3（以采集 45 L 空气样品计）。测定范围：溴氰菊酯为 0.2～20 μg/mL，氯氰菊酯为 0.11～25 μg/mL。相对标准偏差：溴氰菊酯为 3.8%～5.9%，氯氰菊酯为 2.4%～8.4%。本法的采样效率均为 100%。平均洗脱效率为 97.9%。

（12）工作场所空气中有机氮农药化合物的氰戊菊酯的高效液相色谱法（GBZ/T 160.78—2007）

1）原理。空气中的氰戊菊酯用玻璃纤维滤纸采集，甲醇洗脱，经 DS-C_{18} 柱分离，紫外检测器，波长 220 nm 检测，以保留时间定性，峰面积定量。

2）样品的采集、运输和保存。现场采样按照国家标准执行。短时间采样：在采样点，

用装有玻璃纤维滤纸的采样夹，以 5 L/min 的流量采集空气样品 15 min。长时间采样：在采样点，用装有玻璃纤维滤纸的小型塑料采样夹，以 1 L/min 的流量采集空气样品 2～8 h。个体采样：在采样点，将装有玻璃纤维滤纸的小型塑料采样夹佩戴在采样对象的前胸上部，尽量接近呼吸带，以 1 L/min 的流量采集空气样品 2～8 h。样品空白：将装好玻璃纤维滤纸的采样夹带至采样点，除不连接空气采样器采集空气样品外，其余操作同样品，作为样品的空白对照。采样后，将滤膜的接尘面朝里对折两次，放入清洁的具塞离心管中，置清洁容器内运输和保存。样品可保存 7 天。

3）注意事项。本法的检出限为 0.06 μg/mL，最低检出浓度为 0.004 mg/m^3（以采集 75 L 空气样品计），线性范围为 0.06～50 μg/mL。当浓度为 5.0 μg/mL、10.0 μg/mL、25.0 μg/mL 和 50.0 μg/mL 时，本法的相对标准偏差分别为 3.3%、0.9%、1.7%和 1.5%。本法的平均采样效率均为 100%（氰戊菊酯的浓度 0.006～2.690 mg/m^3）。氰戊菊酯的浓度为 3.0～20 μg/mL，平均洗脱效率为 92.6～95.0%，空气样品在室温下可保存 7 天。

（13）工作场所空气中药物类化合物的考的松和炔诺孕酮的溶剂解吸-高效液相色谱法（GBZ/T 160.79—2004）

1）原理。空气中气溶胶态的考的松和炔诺孕酮用微孔滤膜采集，甲醇洗脱后进样，经 C_{18} 色谱柱分离，紫外检测器，波长 240 nm 检测，以保留时间定性，峰高或峰面积定量。

2）样品的采集、运输和保存。现场采样按照国家标准执行。短时间采样：在采样点，将装有微孔滤膜的采样夹，以 2 L/min 的流量（用于采集烟雾状态的考的松）或 10 L/min 的流量（用于采集粉尘状态的考的松或炔诺孕酮）采集空气样品 15 min。长时间采样：在采样点，将装有微孔滤膜的小型塑料采样夹，以 1 L/min 的流量采集空气样品 2～8 h。个体采样：在采样点，将装有微孔滤膜的小型塑料采样夹佩戴在采样对象的前胸上部，尽量接近呼吸带，以 1 L/min 的流量采集空气样品 2～8 h。采样后，将滤膜的接尘面朝里对折两次，置具塞试管内运输和保存。样品在室温下至少可保存 7 天。

3）注意事项。本法的检出限：考的松为 0.3 μg/mL，炔诺孕酮为 1.0 μg/mL。最低检出浓度：考的松烟雾为 0.02 mg/m^3（以采集 30 L 空气样品计），粉尘为 0.008 mg/m^3（以采集 75L 空气样品计）；炔诺孕酮为 0.027 mg/m^3（以采集 75 L 空气样品计）。测定范围：考的松为 0.3～50 μg/mL，炔诺孕酮为 1～1000 μg/mL。相对标准偏差为 2.1%～3.5%。本法的平均采样效率：考的松为 97.6%，炔诺孕酮为 98.3%。平均洗脱效率：考的松为 94.0%，炔诺孕酮为 95%。

（14）工作场所空气中炸药类化合物的硝基胍的高效液相色谱法（GBZ/T 160.80—2004）

1）原理。空气中的硝基胍用微孔滤膜采集，水洗脱后进样，经 C_{18} 色谱柱分离，紫外检测器，波长 264 nm 检测，以保留时间定性，峰面积定量。

2）样品的采集、运输和保存。现场采样按照国家标准执行。短时间采样：在采样点，用装有微孔滤膜的采样夹，以 3 L/min 的流量采集空气样品 15 min。长时间采样：在采样点，将装有微孔滤膜的小型塑料采样夹，以 1 L/min 的流量采集空气样品 2～8 h。个体采样：在采样点，将装有微孔滤膜的小型塑料采样夹，佩戴在采样对象的前胸上部，进气口向上，尽量接近呼吸带，以1 L/min的流量采集空气样品2～8 h。采样后，将滤膜的接尘面朝里对折两次，放入清洁塑料袋或纸袋内，置于清洁的容器内运输和保存。样品在室温下可保存7天。

3）注意事项。本法的检出限为0.15 μg/mL，最低检出浓度为0.007 mg/m^3（以采集45 L空气样品计），测定范围为0.15～40 μg/mL，相对标准偏差为0.4%～6.3%，平均采样效率为98%，平均洗脱效率为99.9%。

（15）尿中2-硫代噻唑烷-4-羧酸的高效液相色谱测定方法（WS/T 40—1996）

1）原理。尿样经盐酸酸化后，TTCA被乙醚萃取，经高效液相色谱反相C_{18}柱分离，紫外检测器，波长273 nm检测，以保留时间定性，峰高定量。

2）样品的采集、运输和保存。用聚乙烯塑料瓶采集约50 mL工人班末尿，尽快测定比重后，于常温下运输，但夏季运输需要冷藏，于−8℃下可保存1周。

3）注意事项。本法检测限0.8 ng，取尿样1 mL时，最低检测浓度为8 μg/L，线性范围为0～8 mg/L，精密度CV=0.52%～3.3%（TTCA含量0～0.8 μg，n=12）。准确度：现场样品加标回收率为78.0%～91.0%（TTCA本底浓度为1.73～2.84 mg/L，加标浓度为2～16 mg/L，n=2）。对接触者应取班末尿分析。取样前工人须脱离工作场所，洗净手，以防样品污染。本法将离心的尿样经乙醚提取后再次离心，使乙醚层便于分离、转移，从而保证了分析的准确度。本法将国外文献的梯度洗脱条件改为等度洗脱，在色谱仪只有一个泵的情况下亦可使用，便于在国内推广。也可以采用两种流动相切换洗脱（A液：甲酸+冰乙酸+水=0.5+95+4.5；B液：甲酸+冰乙酸+水=95+0.5+4.5），洗脱顺序为0～3.5 min，A洗脱；3.5～6.5 min，B洗脱，6.5～10 min，A洗脱。切换洗脱可使尿中杂质较快流出，同时亦适于单泵操作。色谱柱亦可采用径向加压柱Radial-PAK C_{18}，分离效果良好。质控样用加标的模拟尿和加标的正常人混合尿时，可考察测定的准确度及精密度。用接触者混合尿时则只能考察精密度。但人尿样品不能久存。模拟尿则只含人尿的大量成分。

（16）尿中马尿酸、甲基马尿酸的高效液相色谱测定方法（WS/T 53—1996）

1）原理。尿液经酸化后用乙酸乙酯萃取其中的马尿酸（HA）和甲基马尿酸（MHA），反相C_{18}液相色谱柱分离，紫外检测器，波长254 nm检测，以保留时间定性，峰面积定量。

2）样品的采集、运输和保存。用聚乙烯塑料瓶收集接触甲苯或二甲苯工人的班末尿，尽快测量比重，按0.1%（V/V）的比例加入盐酸，室温下运输。于4℃冰箱中可保存两周，也可将样品提取、蒸干，于常温保存。

3）注意事项。本法的检测下限HA为0.015 mg/L，MHA为0.03 mg/L。精密度：当HA和MHA的浓度为0.1，0.2，0.5μg时，HA的变异系数分别为1.5%，2.4%和1.1%，MHA的变异系数分别为1.5%，3.7%和1.7%。接触者尿加标平均回收率HA为99.05%，MHA为104.3%。尿样中按0.1%（V/V）比例加入盐酸，也可以按0.1%（m/m）的比例加入百里酚，于4℃保存，至少可以稳定15天。尿样酸化，用乙酸乙酯提取，提取液蒸干保存，至少可以稳定半年。质控样如用加标的模拟尿时可以考察准确度和精密度。用接触者尿和正常尿时可考察精密度。但人尿不易久存，模拟尿只含人尿中大量成分。

（17）尿中苯乙醛酸和苯乙醇酸的高效液相色谱测定方法（WS/T 54—1996）

1）原理。尿样加盐酸酸化后，用二氯甲烷与异丙醇的混合溶剂萃取，浓缩进样后，由高效液相反相 C_{18} 柱分离，紫外检测器于波长 225 nm、254 nm 处检测。用保留时间定性，内标法峰面积比定量。

2）样品的采集、运输和保存。用聚乙烯瓶收集接触苯乙烯工人班后尿 80～100 mL，在低于 10℃下运输，测比重。于 4℃冰箱可保存 1 周，于－20℃冰箱可保存 2 周。

3）注意事项。本法的各项性能指标见表 5—18。采集尿样时，工人须脱离工作场所。尿量不少于 50 mL。标准应用液置棕色试剂瓶，于 4℃冰箱可存放两周。二氯甲烷沸点低，易被氮气吹干，酸性条件下对尿中杂质萃取也较少，但它对 MA 的萃取率很低。MA 极易溶解在异丙醇中，但异丙醇沸点高，与水不能分层，集两种溶剂的优点为一体，组成混合萃取溶剂既提高了萃取率，又使杂质干扰大为减少。混合萃取溶剂在室温较高时容易挥发，故标准曲线应定期核对。流动相中的磷酸能有效抑制 PGA 和 MA 的电离，改善峰形，有利于色谱分离，且比磷酸盐更容易冲洗色谱柱和管道。质控样如使用加标的模拟尿时可考察准确度及精密度，加标的人尿或接触者尿只能考察精密度，但人尿不易保存，模拟尿只含人尿的大量成分。

表 5—18　　**性能指标**

指标	PGA	MA
检测限，ng	2	20
测量范围，mg/L	0～400	0～1 000
精密度 CV，%	1.5～6.3	2.1～7.4
准确度：加标回收率，%	106	103

（18）尿中对氨基酚的高效液相色谱测定方法（WS/T 55—1996）

1）原理。尿样加盐酸加热水解后，酸性下用乙酸乙酯萃取，除去部分干扰物，然后在中性溶液中，用乙酸乙酯萃取尿样中对氨基酚，反相 C_{18} 柱分离，在 254 nm 波长下测定。以保留时间定性，峰高定量。

2）样品的采集、运输和保存。使用硬质玻璃瓶，收集接触苯胺工人的班末或班后 2 h 内的尿。尽快测定比重后，按 100 mL 尿样 4～5 滴的比例加入盐酸，4℃下可保存 4 天。

3）注意事项。本法的最低检测浓度为 0.5 mg/L（空白值的 3 倍标准差），测量范围为 0～20 mg/L（乙酸乙酯萃取后的浓度），当尿中对氨基酚浓度为 4.0～40.0 mg/L 时，变异系数为 CV＝3.7%～6.9%；尿中对氨基酚浓度为 3.0～10.7 mg/L 时，加标回收率为 95.0%～103.8%。苯胺在体内的代谢速度快，所以要在班末或班后 2 h 内采样，以正确地反映接触剂量。采样后应尽早加酸，低温保存。尿中对氨基酚部分以结合态存在，为测得对氨基酚总浓度，须将结合态对氨基酚水解。尿样加酸后，于沸水浴中加热 1 h，可完全水解。水解后的尿样中有一未知组分，在中性条件下能与对氨基酚一起被萃取出来，干扰测定。因此必须先在酸性条件下，用乙酸乙酯预萃取，除掉干扰物。然后再于中性条件下萃取对氨基酚。预萃取过程中对氨基酚基本无损失。用碱溶液调节溶液 pH 值不易控制。而用固体磷酸氢二钾调节，操作简单。但加入量要足够，否则影响萃取率。质控样用加标的模拟尿时可考察准确度和精密度。用接触者尿或加标的正常尿时，可考察精密度。但人尿不宜久存。模拟尿只含人尿的大量成分。

（19）尿中对硝基酚的高效液相色谱测定方法（WS/T 58—1996）

1）原理。尿样加酸加热水解后，用二氯甲烷萃取对硝基酚，反相 C_{18} 柱分离，紫外检测器，波长 318nm 检测，以保留时间定性，峰高定量。

2）样品的采集、运输和保存。用聚乙烯瓶收集接触硝基苯工人的班后尿，在 10℃以下运输。测量比重后，按 100 mL 尿样 3～4 滴的比例加盐酸，在 4℃下可保存 2 周。

3）注意事项。本法的最低检测浓度为 0.13 mg/L（空白值的 3 倍标准差），测定范围为 0～10 mg/L。精密度：当尿中对硝基酚的浓度为 0.9～2.0 mg/L 时，变异系数为 4.0%～5.8%；加标回收率为 87.0%～91.7%（$n=6$）。采集尿样时，工人要脱离生产现场，脱下工作服，洗净手、臂及面部，以防硝基酚类的污染。采样后应尽早加酸低温保存。测定尿中对硝基酚总量时，必须将结合态的对硝基酚水解，尿样加酸后，于沸水浴中加热 1 h 即可水解完全。流动相的配比及流速可根据各自的仪器条件选择。质控样如使用标准尿样或加标的模拟尿时，可考察准确度和精密度。如使用接触者尿或加标的正常尿时，可考察精密度。但人尿不宜久存。模拟尿只含人尿的大量成分。

（20）尿中肌酐的反相高效液相色谱测定方法（WS/T 98—1996）

1）原理。尿样采集后，以双蒸水稀释，直接进高效液相色谱，在反相 C_{18} 柱上将肌酐同其他杂质分离，然后在紫外检测器 254 nm 波长下定量测定。

2）样品的采集、运输和保存。用聚乙烯塑料瓶或硬质玻璃瓶收集人尿，4℃保存，两周内分析完毕。

3）注意事项。以基线噪声 3 倍计，本方法的最低检出浓度为 0.1 μg/mL，线性范围为 0～10 μg/mL。当肌酐浓度为 400～800 μg/mL 时，加标回收率为 93.0%～97.0%，相对标准偏差为 1.6%～5.7%。尿样在 4℃下保存两周，相对偏差为+5%。应用本方法测定尿中肌酐时，尿酚、马尿酸、甲基马尿酸、苯甲酸、苯乙醇酸、苯乙醛酸、对硝基酚、对氨基酚、2，6-二硝基-4-氨基甲苯、4，6-二硝基-2-氨基甲苯、2-硫代噻唑烷 4-羧酸、丁酮、2，5-己二酮、五氯酚、N-甲基甲酰氨、三氯乙酸、三氯乙醇、2-苯基丙醇等不产生干扰。为保护色谱柱，延长其使用寿命，每次工作结束后，必须用双蒸水冲洗色谱柱，再以甲醇冲洗。如有可变波长检测器时，可用肌酐的最大吸收波长 230 nm 进行检测，从而提高本方法的灵敏度。色谱柱可使用任何厂牌的反相 C_{18} 柱，流动相配比及流速可根据各自的仪器条件进行适当选择。尿样稀释倍数一般为 200～500 倍，以稀释后肌酐峰高或峰面积在标准曲线范围内为准。

六、离子色谱法

1. 概述

离子色谱法是高效液相色谱（简称 HPLC）的一种，是分析离子的一种液相色谱方法。离子色谱与传统的 HPLC 方法的不同点在于检测原理。传统的高效液相色谱分析方法主要采用紫外及可见光检测器，大多数有机化合物有一定的紫外吸收，因此高效液相色谱可以对大多数有机化合物进行分析。但是对于大多数无机离子没有紫外吸收和合适的检测手段，无法用高效液相色谱（HPLC）进行分析。由于在溶液中不同离子都不同程度地表现出一定的电导，所以离子色谱以电导检测器测定待测溶液电导。但不仅被测离子具有电导，而且一般淋洗液本身也是一种电离物质，因此采用电导检测时，被测离子的电导会被湮没在淋洗液电导之中，以致无法对低含量被测离子进行检测。在分离柱和检测器之间加入抑制柱（或抑制器）来降低背景电导值而提高检测灵敏度的装置，扩大了离子色谱的应用范围。

（1）离子色谱法的特点

1）快速、方便。对 7 种常见阴离子（F^-、Cl^-、Br^-、NO_2^-、NO_3^-、SO_4^{2-}、PO_4^{3-}）和 6 种常见阳离子（Li^+、Na^+、NH_4^+、K^+、Mg^{2+}、Ca^{2+}）的平均分析时间已分别小于 8 min。用高效快速分离柱对上述 7 种最重要的常见阴离子达基线分离只需 3 min。

2）灵敏度高。直接进样（25 μL），电导检测，对常见阴离子的检出限小于 10 μg/L。用浓缩柱可达 ng/L 级。

3）选择性好。可通过选择恰当的分离方式、分离柱和选择性的检测器实现多种无机和有机阴、阳离子的分离。

4）可同时分析多种离子化合物。与分光光度法、原子吸收法相比，IC 的主要优点是可同时检测样品中的多种成分。只需很短的时间就可得到阴、阳离子以及样品组成的全部信息。

5）分离柱的稳定性好、容量高。与 HPLC 中所用的硅胶填料不同，IC 柱填料的高 pH 值稳定性允许用强酸或强碱作淋洗液，扩大了其应用范围。

（2）离子色谱法的类型

根据三种不同分离机理，离子色谱法可分为高效离子交换色谱（简 HPIC）、离子排斥色谱（简称 HPIEC）和离子对色谱（简称 MPIC）。用于 3 种分离方式的柱填料的树脂骨架基本都是苯乙烯-二乙烯基苯的共聚物，但树脂的离子交换功能基和容量各不相同。HPIC 用低容量的离子交换树脂，HPIEC 用高容量的树脂，MPIC 用不含离子交换基团的多孔树脂。3 种分离方式各基于不同的分离机理。HPIC 的分离机理主要是离子交换，HPIEC 主要为离子排斥，而 MPIC 则是主要基于吸附和离子对的形成。下面分别详细介绍。

1）离子交换色谱（HPIC）。HPIC 是离子色谱最主要的一种模式，其仍可用色谱的理论进行描述，常用术语的定义与高效液相色谱相同。

HPIC 的分离机理主要是离子交换，是基于离子交换树脂上可离解的离子与流动相中具有相同电荷的溶质离子之间进行的可逆交换，依据这些离子对交换剂有不同的亲和力而被分离。它是离子色谱的主要分离方式，用于亲水性阴、阳离子的分离。

主要填料类型为有机离子交换树脂，以苯乙烯-二乙烯苯共聚体为骨架，在苯环上引入磺酸基，形成强酸型阳离子交换树脂；引入叔胺基而成季胺型强碱性阴离子交换树脂。离子交换树脂耐酸碱，可在任何 pH 范围内使用，易再生处理，使用寿命长；缺点是机械强度差，易溶胀，易受有机物污染。硅质键合离子交换剂以硅胶为载体，将与离子交换基的有机硅烷基表面的硅醇基发生反应，形成化学键合型离子交换剂。其优点是柱效高，交换平衡快，机械强度高；缺点是不耐酸碱，只宜在 pH2～8 范围内使用。

2）离子排斥色谱（PEHIC）。离子排斥色谱的分离机理包括 Donnan 排斥、空间排阻和吸附过程。固定相主要是高容量的总体磺化的聚苯乙烯/二乙烯基苯阳离子交换树脂。离子排斥色谱主要用于有机酸、无机弱酸和醇类的分离。HPIEC 的一个优点是可用于弱的无机酸和有机酸与在高的酸性介质中完全离解的强酸的分离。这是因为带有负电荷的 Donnan 膜允许未解离的化合物通过，而不允许完全解离的酸如盐酸通过，因为氯离子带负电荷不被保留，在死体积被洗脱。一元羧酸的分离主要由发生在固定相表面的 Donnan 排斥和吸附决定。而对于二元、三元羧酸的分离，空间排斥则起主要作用。在这种情况下，保留主要取决于样品分子的大小。

3）离子对色谱（MPIC）。无机离子以及离解很强的有机离子通常可以采用离子交换色谱或离子排斥色谱进行分离。很多大分子或离解较弱的有机离子需要采用通常用于中性有机化合物分离的反相（或正相）色谱。然而，直接采用正相或反相色谱又存在困难，因为大多数可离解的有机化合物在正相色谱的硅胶固定相上吸附太强，致使被测物质保留值太大、出现拖尾峰，有时甚至不能被洗脱；在反相色谱的非极性（或弱极性）固定相中的保留又太小。在这种情况下，就可采用离子对色谱。

其原理是将一种（或多种）与溶质离子电荷相反的离子（对离子或反离子）加到流动相中使其与溶质离子结合形成疏水性离子对化合物，使其能够在两相之间进行分配。其固定相主要是弱极性和高表面积的中性多孔聚苯乙烯—二乙烯基苯树脂和弱极性的辛烷或十八烷基键合的硅胶两类。分离的选择性主要由流动相决定。有机改进剂和离子对试剂的选择取决于待测离子的性质。

2. 离子色谱仪

离子色谱仪的构成与高效液相色谱仪相同，常见的离子色谱仪也分为模块设计和整体设计。一般由流动相输运系统、进样系统、分离系统、抑制或衍生系统、检测系统及数据处理系统等几部分组成。其工作流程与液相色谱仪相似，只是在淋洗液通过分离柱后，先通过抑制柱（或抑制器）来降低淋洗液背景电导值，后再进入检测器，如图 5—18 所示。

(1) 离子色谱流动相输运系统

离子色谱仪器的输液系统包括储液罐、高压输液泵、梯度淋洗装置等，与高效液相色谱的输液系统基本相似。其主要不同之处是离子色谱的流动相要求耐酸碱腐蚀以及在可与水互溶的有机溶剂（如乙腈、甲醇和丙酮等）中不溶胀的系统。因此，凡是流动相通过的管道、阀门、泵、柱子及接头等均不宜用不锈钢材料，而是用耐酸碱腐蚀的聚醚醚酮（PEEK）材料的全塑离子色谱系统。

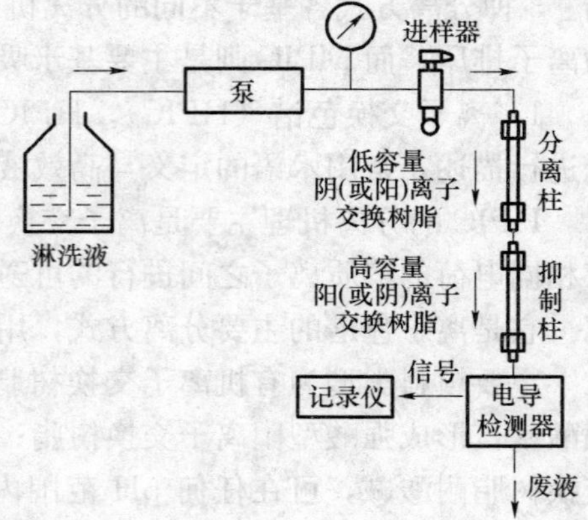

图 5—18　离子色谱仪的工作流程示意图

1）储液罐。溶剂储存主要用来供给足够数量并符合要求的流动相。由于离子的流动相一般是酸碱盐或络合物的水溶液，因此储液系统一般是以玻璃或聚四氟乙烯为材料的容器。溶剂使用前必须脱气，因为色谱柱是带压力操作的，在流路中易释放气泡，造成检测器噪声增大，使基线不稳，仪器不能正常工作。这在流动相含有有机溶剂时更为突出。脱气方法有多种，在离子色谱中应用比较多的有如下方法。

① 低压脱气法：通过水泵、真空泵抽真空，可同时加温或向溶剂吹氮。此法特别适用纯水溶剂配制的淋洗液。

② 吹氦气或氮气脱气法：氦气或氮气经减压通入淋洗液，在一定压力下可将淋洗液的空气排出。

③ 超声波脱气法：将冲洗剂置于超声波清洗槽中，以水为介质超声脱气。一般超声30 min左右，可以达到脱气目的。新型的离子色谱仪在高压泵上带有在线脱气装置，可自动对淋洗液进行在线自动脱气。

2）高压输液泵。高压输液泵是离子色谱仪的重要部件。它将流动相输入到分离系统，使样品在柱系统中完成分离过程。离子色谱一般在20 MPa状态下工作，比高效液相色谱略低；离子色谱所有淋洗液含有酸或碱，泵应采用全塑Peek材料制作。

3）梯度淋洗装置，梯度淋洗和气相色谱中的程序升温相似。

（2）离子色谱的进样系统

离子色谱的进样主要分为3种类型，即气动、手动和自动进样方式。

1）手动进样阀。手动进样采用六通阀，其工作原理与HPLC相同。

2）气动进样阀。气动阀采用一定氦气或氮气气压作动力，通过两路四通加载定量管后进行取样和进样。它有效地减少了手动进样因动作不同所带来的误差。

3）自动进样。自动进样器是在色谱工作站控制下，自动进行取样、进样、清洗等一系列操作。操作者只需将样品按顺序装入样品盘中。

（3）离子色谱的分离系统

与HPLC一样，分离柱是离子色谱仪最重要的组成部分。离子色谱中使用得最广泛的填料是聚苯乙烯二乙烯苯共聚物。其中阳离子交换柱一般采用磺酸或羧酸功能基；阴离子交换柱填料则采用季胺功能基或叔胺功能基；离子排斥柱填料主要为全磺化的聚苯乙烯二乙烯苯共聚物。

（4）离子色谱的检测系统

离子色谱的检测器分为两大类，即电化学检测器和光学检测器。电化学检测器包括电导、安培检测器。其中，电导检测器应用得最广泛。电导检测器又可分为抑制型（两柱型）和非抑制型（单柱型）两种。由于抑制型能够显著提高电导检测器的灵敏度和选择性已逐渐成为电导检测器的主流。而光学法主要是紫外-可见光和荧光检测器。

1）电导检测器。电导检测器是IC中使用最广泛的检测器。其作用原理是用两组电极测量水溶液中离子型溶质的电导，由电导的变化确定洗脱液中被分离组分的浓度。

电导检测器分为抑制电导检测器（双柱法）和非抑制电导检测器（单柱法）。非抑制电导检测器的结构比较简单，但灵敏度较低，对流动相的要求比较苛刻。抑制电导检测器在灵敏度和线性范围都优于非抑制电导检测器。

在抑制型电导检测器中抑制器发挥着重要的作用。抑制器的作用是降低流动相背景电导，同时增加被测物的电导，从而提高电导检测器的灵敏度。抑制器大致可以分为四种类型：

① 树脂填充抑制柱。该抑制系统采用高交换容量的阳离子树脂填充柱（阴离子抑制），

通过硫酸将树脂转化为氢型。它抑制容量不高，需要定期再生，而且死体积比较大，对弱酸根离子由于离子排斥的作用往往无法准确定量。这类抑制器目前已经基本不用，但有仪器公司将这类抑制器加以改进，使填充柱需要再生时会变色，并采用电化学法再生，大大改进了传统的方法，提高了抑制器的性能。阳离子抑制的情况与此正好相反，它采用高交换容量的阴离子树脂作填充柱。

② 纤维抑制器。这种抑制系统采用阳离子交换的中空纤维作为抑制器，外通硫酸作为再生液，可连续对淋洗液进行再生，这种抑制器的死体积比较大，抑制容量也不高。

③ 微膜抑制器。这种抑制系统采用阳离子交换平板薄膜中间通过淋洗液，而外面两侧通硫酸再生液，这种抑制器的交换容量比较高，死体积很小，可进行梯度淋洗。

④ 电解抑制器。这种抑制系统采用阳离子交换平板薄膜，通过电解产生的 H^+ 对淋洗液进行再生，只要用淋洗液自循环或去离子水电解就可能实现再生，抑制容量可以通过改变电流的大小加以控制，而且死体积小。

2）安培检测器。安培检测用于测定在一个施加电位下能够进行电化学反应的电活性物质。在单电位安培法中，一个固定电位连续施加到电化学检测池上。测量样品物质在工作电极表面的氧化或还原作用所产生的电流。产生电流的大小与进行电化学反应的被测物浓度成正比。该法主要用于测定易氧化还原的物质，具有灵敏度高，选择性好的特点。可以分为直流安培检测器和脉冲安培检测器，直流安培检测可以用于测定氰、硫离子和有机芳香胺、酚等化合物，而脉冲安培检测器（包括脉冲安培和积分脉冲安培）主要用于分离和检测糖类、氨基酸和脂肪胺类化合物及有机含硫化合物。

3）紫外-可见分光光度检测器。紫外可见光检测器在 IC 中是仅次于电导检测器的重要检测方法。该检测器对环境温度、流动相组成、流速等的变化不敏感，可以用于梯度淋洗，这些特点正是电导检测器所欠缺的。紫外可见光检测器主要有三种检测方式：直接紫外检测、间接紫外检测、衍生化紫外/可见光检测。

（5）离子色谱的数据处理系统

离子色谱一般柱效不高，与气相色谱和高效液相色谱相比，一般情况下离子色谱分离度不高，它对数据采集的速度要求不高。因此能够用于其他类型的数据处理系统同样也可用于离子色谱中，而且在常规离子分析中，色谱峰的峰形比较理想，可以采用峰高或峰面积定量分析法进行分析。

3. 应用

（1）工作场所空气中硫化物的三氧化硫和硫酸的离子色谱法（GBZ/T 160.33—2004）

1）原理。空气中的三氧化硫和硫酸用装有碱性溶液的多孔玻板吸收管采集，经 Ionpac AS 4A 阴离子色谱柱分离，电导检测器检测，以保留时间定性，峰高或峰面积定量。

2）样品的采集、运输和保存。现场采样按照国家标准执行。在采样点，用一只装有 5.0 mL 吸收液的多孔玻板吸收管，以 1 L/min 的流量采集空气样品 15 min。采样后，封闭吸收管的进出气口，在清洁的容器中运输和保存。在室温下样品可保存 7 天。

3）注意事项。本法的检出限为 0.46 μg/mL，最低检出浓度为 0.15 mg/m³（以采集

15 L空气样品计），测定范围为0.46～4 μg/mL，相对标准偏差为2.6%～5.5%，采样效率为92%～99%。本法可以同时测定空气中的HF、HCl和H_2SO_4。若单独检测硫酸雾时，用微孔滤膜采样，用5.0 mL水洗脱，过滤后测定。色谱柱可用同类型的柱。

（2）工作场所空气中氟化物的氟化氢的离子色谱法（GBZ/T 160.36—2004）

1）原理。空气中的氟化氢用装有碱性溶液的多孔玻板吸收管采集，经Ionpac AS 4A阴离子色谱柱分离，电导检测器检测，以保留时间定性，峰高或峰面积定量。

2）样品的采集、运输和保存。现场采样按照国家标准执行。在采样点，用一只装有5.0 mL吸收液的多孔玻板吸收管，以1 L/min的流量采集空气样品15 min。采样后，立即封闭吸收管的进出气口；置清洁容器内运输和保存，在室温下样品可保存7天。

3）注意事项。本法的检出限为0.05 μg/mL，最低检出浓度为0.017 mg/m^3（以采集15 L空气样品计），测定范围为0.05～2 μg/mL，相对标准偏差为3.0%～6.1%，采样效率为94%～99%。本法可以同时测定空气中的HF、HCl和H_2SO_4。

（3）工作场所空气中氯化物的氯化氢和盐酸的离子色谱法（GBZ/T 160.37—2004）

1）原理。空气中氯化氢和盐酸用装有碱性溶液的多孔玻板吸收管采集，经Ionpac AS 4A阴离子色谱柱分离，电导检测器检测，以保留时间定性，峰高或峰面积定量。

2）样品的采集、运输和保存。现场采样按照国家标准执行。在采样点，用一只装有5.0 mL吸收液的多孔玻板吸收管，以1 L/min的流量采集空气样品15 min。采样后，立即封闭吸收管的进出气口；置清洁容器内运输和保存，在室温下样品可保存7天。

3）注意事项。本法的检出限为0.08 μg/mL，最低检出浓度为0.027 mg/m^3（以采集15 L空气样品计），测定范围为0.08～2.5 μg/mL，相对标准偏差为3.0%～3.3%，采样效率为93%～100%。本法可以同时测定空气中的HF、HCl和H_2SO_4。

（4）工作场所空气中羧酸类化合物的草酸的离子色谱法（GBZ/T 160.59—2004）

1）原理。空气中的草酸用水采集，经IC-AI色谱柱分离，电导检测器检测，保留时间定性，峰高或峰面积定量。

2）样品的采集、运输和保存。现场采样按照国家标准执行。在采样点，将1只装有5.0 mL吸收液的多孔玻板吸收管，以500 mL/min流量采集空气样品15 min。采样后，立即封闭吸收管的进出气口，置清洁容器内运输和保存。

3）注意事项。本法的检出限为0.04 μg/mL，最低检出浓度为0.03 mg/m^3（以采集7.5 L空气样品计），测定范围为0.04～10 μg/mL，相对标准偏差为1.6%～3.8%，平均采样效率为100%。共存的无机和有机酸不干扰测定。

第四节　仪器联用技术

一、质谱分析法概述

质谱分析法（Mass Spectrometry）是通过对被测样品离子的质荷比的测定来进行分析的一种方法。被分析的样品首先要离子化，然后利用不同离子在电场或磁场的运动行为的不同，把离子按质荷比（m/z）分开而得到质谱。利用样品的质谱和相关信息，可以得到样品的定性定量结果。质谱仪按应用范围分为同位素质谱仪、无机质谱仪和有机质谱仪；按分辨本领分为高分辨质谱仪、中分辨质谱仪和低分辨质谱仪；按工作原理分为静态仪器和动态仪器。最常使用的有有机质谱仪和无机质谱仪。

1. 有机质谱仪

有机质谱仪主要用于有机化合物的结构鉴定，它能提供化合物的分子量、元素组成以及官能团等结构信息。常见的有四极杆质谱仪、离子阱质谱仪、飞行时间质谱仪和磁质谱仪等。

有机质谱仪的发展很重要的方面是与各种仪器（气相色谱、液相色谱、热分析等）的联用。其基本工作原理是利用一种具有分离功能的仪器，作为质谱仪的"进样器"，将有机混合物分离成纯组分进入质谱仪，充分发挥质谱仪的定性分析特长，为每个组分提供相对分子质量和分子结构信息。

2. 无机质谱仪

无机质谱仪与有机质谱仪工作原理不同的是物质离子化的方式。无机质谱仪是以电感耦合高频放电或其他的方式使被测物质离子化。

无机质谱仪主要用于无机元素微量分析和同位素分析等方面，可分为火花源质谱仪、离子探针质谱仪、激光探针质谱仪、辉光放电质谱仪、电感耦合等离子体质谱仪。火花源质谱仪不仅可以进行固体样品的整体分析，而且可以进行表面和逐层分析甚至液体分析；激光探针质谱仪可进行表面和纵深分析；辉光放电质谱仪分辨率高，可进行高灵敏度、高精度分析，适用范围包括元素周期表中绝大多数元素，分析速度快，便于进行固体分析；电感耦合等离子体质谱仪谱线简单易认，灵敏度与测量精度很高。

质谱分析法的特点是测试速度快、结果精确、广泛用于各种分析。在职业卫生的检测中使用最多的是有机质谱仪中的气相色谱—质谱仪、液相色谱—质谱仪和无机质谱的等离子体发射光谱—质谱仪，因此，本章主要介绍的是这三种质谱仪。

二、常用质谱仪结构与工作原理

质谱分析法主要是通过对样品的离子的质荷比的分析而实现对样品进行定性和定量分析的一种方法。因此，质谱仪包括有电离装置把样品电离为离子，有质量分析装置把不同质荷比的离子分开，经检测器检测之后可以得到样品的质谱图。其基本组成是相同的，都包括离子源、质量分析器、检测器和真空系统。由于有机样品、无机样品和同位素样品等具有不同形态、性质和不同的分析要求，所以，所用的电离装置、质量分析装置和检测装置有所不同。

1. 离子源（Ion Source）

离子源的作用是将欲分析的样品电离，得到带有样品信息的离子。质谱仪的离子源种类很多，下面主要介绍常用的离子源。

（1）电子电离源（Electron Ionization，EI）

电子电离源又称 EI 源，是应用最为广泛的离子源。它主要用于挥发性样品的电离。由

GC或直接由样杆进入的样品，以气体形式进入离子源，由灯丝F发出的电子与样品分子发生碰撞，使样品分子电离。一般情况下，灯丝F与接收极T之间的电压为70 eV，所有的标准质谱图都是在这个条件下作出的。在70 eV电子碰撞作用下，有机物分子可能被打掉一个电子形成分子离子，也可能会发生化学键的断裂形成碎片离子。由分子离子可以确定化合物相对分子质量；由碎片离子可以得到化合物的结构。对于一些不稳定的化合物，在70 eV的电子轰击下很难得到分子离子。为了得到相对分子质量，可以采用10～20 eV的电子能量，不过此时仪器灵敏度将大大降低，需要加大样品的进样量，而且得到的质谱图不再是标准质谱图。

电子电离源主要适用于易挥发有机样品的电离，GC-MS联用仪中都有这种离子源。其优点是工作稳定可靠，结构信息丰富，有标准质谱图可以检索。缺点是只适用于易汽化的有机物样品的分析，并且，对于有些化合物得不到分子离子。

（2）化学电离源（Chemical Ionization，CI）

有些化合物稳定性差，用EI方式不易得到分子离子，因而也就得不到分子量，为了得到分子量可以采用CI电离方式。CI和EI在结构上没有多大差别，或者说主体部件是共用的，主要差别是CI源工作过程中要引进一种反应气体。反应气体可以是甲烷、异丁烷、氨等。灯丝发出的电子首先将反应气体电离，然后反应气体离子与样品分子进行离子—分子反应，并使样品电离。

化学电离源是一种软电离方式。有些用EI方式得不到分子离子的样品，改用CI后可以得到准分子离子，因而可以求得相对分子质量。由于CI得到的质谱不是标准质谱，所以不能进行谱库检索。EI和CI源主要用于气相色谱—质谱联用仪，适用于易汽化的有机物样品分析。

（3）快原子轰击源（Fast Atomic Bombardment，FAB）

快原子轰击源是另一种常用的离子源，主要用于极性强、相对分子质量大的样品分析，例如肽类、低聚糖、天然抗生素、有机金属络合物等。FAB源得到的质谱不仅有较强的准分子离子峰，而且有较丰富的结构信息。但是，它与EI源得到的质谱图很不相同：一是它的相对分子质量信息不是分子离子峰M，而往往是 $(M+H)^+$ 或 $(M+Na)^+$ 等准分子离子峰；二是碎片峰比EI谱要少。FAB源主要用于磁式双聚焦质谱仪。

（4）电喷雾源（Electron Spray Ionization，ESI）

ESI是近年来出现的一种新的电离方式。它主要应用于液相色谱-质谱联用仪。它既作为液相色谱和质谱仪之间的接口装置，同时又是电离装置。

电喷雾电离源是一种软电离方式，即便是相对分子质量大，稳定性差的化合物，也不会在电离过程中发生分解。它适合于分析极性强的大分子有机化合物，如蛋白质、肽、糖等。电喷雾电离源的最大特点是容易形成多电荷离子。这样，一个相对分子质量为10 000 Da的分子若带有10个电荷，则其质荷比只有1 000 Da，进入了一般质谱仪可以分析的范围之内。根据这一特点，目前采用电喷雾电离，可以测量相对分子质量在300 000 Da以上的蛋白质。

（5）大气压化学电离源（Atmospheric Pressure Chemical Ionization，APCI）

它的结构与电喷雾源大致相同，不同之处在于APCI喷嘴的下游会放置一个针状放电电极，通过放电电极的高压放电，使空气中某些中性分子电离，产生 H_3O^+、N_2^+、O_2^+ 和 O^+ 等离子，溶剂分子也会被电离，这些离子与分析物分子进行离子—分子反应，使分析物分子离子化。这些反应过程包括由质子转移和电荷交换产生正离子、质子脱离和电子捕获产生负离子等。

大气压化学电离源主要用来分析中等极性的化合物。有些分析物由于结构和极性方面的原因，用 ESI 不能产生足够强的离子，可以采用 APCI 方式增加离子产率，可以认为 APCI 是 ESI 的补充。APCI 主要产生的是单电荷离子，所以分析的化合物相对分子质量一般小于 1 000 Da。用这种电离源得到的质谱很少有碎片离子，主要是准分子离子。

以上两种电离源主要用于液相色谱-质谱联用仪。

（6）激光解吸源（Laser Description，LD）

激光解吸源是利用一定波长的脉冲式激光照射样品，使样品电离的一种电离方式。被分析的样品置于涂有基质的样品靶上，激光照射到样品靶上，基质分子吸收激光能量，与样品分子一起蒸发成气相并使样品分子电离。激光电离源需要有合适的基质才能得到较好的离子产率，因此，这种电离源通常称为基质辅助激光解吸电离（Matrix Assisted Laser Description Ionization，MALDI）。MALDI 特别适合于飞行时间质谱仪（TOF），组成 MALDI-TOF。MALDI 属于软电离技术，比较适合于分析生物大分子，如肽、蛋白质、核酸等，得到的质谱主要是分子离子和准分子离子；碎片离子和多电荷离子较少。MALDI 常用的基质有 2，5-二羟基苯甲酸、芥子酸、烟酸、α-氰基-4-羟基肉桂酸等。

2. 质量分析器（Mass analyzer）

质量分析器的作用是将离子源产生的离子按 m/z 顺序分开并排列成谱。常用的质量分析器有磁式双聚焦分析器、四极杆分析器、离子阱分析器、飞行时间分析器、回旋共振分析器等。

（1）双聚焦分析器（ double focusing analyzer）

双聚焦分析器是在单聚焦分析器的基础上发展起来的。因此，首先简单介绍一下单聚焦分析器。单聚焦分析器的主体是处在磁场中的扇形真空腔体。离子进入分析器后，由于磁场的作用，其运动轨道发生偏转改作圆周运动。其运动轨道半径 R 可由下式表示：

$$R=\frac{1.44\times10^{-2}}{B}\times\sqrt{\frac{m}{z}V} \tag{5—30}$$

式中 m——离子质量，amu；

z——离子电荷量，以电子的电荷量为单位；

V——离子加速电压，V。

由式（5-30）可知，在一定的 B、V 条件下，不同 m/z 的离子其运动半径不同，这样，由离子源产生的离子，经过分析器后可实现质量分离，如果检测器位置不变（即 R 不变），连续改变 V 或 B 可以使不同 m/z 的离子顺序进入检测器，实现质量扫描，得到样品的质谱。单聚焦分析器可以是 180°的，也可以是 90°或其他角度的，其形状像一把扇子，因此又称为磁扇形分析器。

为了消除离子能量分散对分辨率的影响，通常在扇形磁场前加一扇形电场。扇形电场是一个能量分析器，不起质量分离作用。质量相同而能量不同的离子经过静电电场后会彼此分开，即静电场有能量色散作用。如果设法使静电场的能量色散作用和磁场的能量色散作用大小相等、方向相反，就可以消除能量分散对分辨率的影响。只要是质量相同的离子，经过电场和磁场后可以会聚在一起，另外质量的离子会聚在另一点，改变离子加速电压可以实现质量扫描。这种由电场和磁场共同作用实现质量分离的分析器，同时具有方向聚焦和能量聚焦作用，叫双聚焦质量分析器。双聚焦分析器的优点是分辨率高，缺点是扫描速度慢，操作、调整比较困难，而且仪器造价也比较昂贵。

(2) 四极杆分析器（Quadrupole analyzer）

四极杆分析器由四根棒状电极组成。理想的四极为双曲线，但常用的是四支圆柱形金属杆，被加速的离子束穿过对准四根极杆之间空间的准直小孔。其中一对电极加上直流电压 V_{dc}，另一对电极加上射频电压 $V_0\cos\omega t$（V_0 为射频电压的振幅，ω 为射频振荡频率，t 为时间)，即加在两个极杆之间的总电压为（$V_{dc}+V_0\cos\omega t$）。由于射频电压大于直流电压，所以在四极之间的空间处于射频电压和直流电压两种力作用下的射频场中，离子进入此射频场时，只有合适 m/z 的离子才能通过稳定的振荡穿过电极间隙而进入控制器，其他 m/z 的离子则与极杆相撞而被滤去。只要保持 m/z 值及射频频率不变，改变 V_{dc} 和 V_0 就可以实现对 m/z 的扫描。

四极杆分析器的分辨率和 m/z 范围与磁分析器大体相同，其极限分辨率可达 2 000，典型的约为 700。其主要优点是可以快速地进行全扫描，而且制作工艺简单，仪器紧凑，常用于需要快速扫描的 GC-MS 联用分析。

(3) 飞行时间质量分析器（Time of flight analyzer)

飞行时间质量分析器的主要部分是一个离子漂移管。离子在加速电压 V 作用下得到动能，则有：

$$\frac{1}{2}mv^2=eV \text{ 或 } v=\sqrt{\frac{2eV}{m}} \tag{5—31}$$

式中　m——离子的质量；

e——离子的电荷量。

离子以速度 v 进入自由空间（漂移区），假定离子在漂移区飞行的时间为 T，漂移区长度为 L，则：

$$T=L\sqrt{\frac{m}{2eV}} \tag{5—32}$$

由式（5—32）可以看出，离子在漂移管中飞行的时间与离子质量的平方根成正比。也即，对于能量相同的离子，离子的质量越大，到达接收器所用的时间越长；质量越小，所用时间越短。根据这一原理，可以把不同质量的离子分开。适当增加漂移管的长度可以增加分辨率。

飞行时间质量分析器的特点是质量范围宽，扫描速度快，既不需电场也不需磁场，但是，存在分辨率低这一缺点。可通过采取激光脉冲电离方式、离子延迟引出技术和离子反射技术改善分辨率。现在飞行时间质谱仪的分辨率可达 20 000 以上。最高可检质量超过

300 000 Da，并且具有很高的灵敏度。目前，这种分析器已广泛应用于气相色谱-质谱联用仪、液相色谱-质谱联用仪和基质辅助激光解吸飞行时间质谱仪中。

（4）离子阱质量分析器

离子阱是一种通过电场或磁场将气相离子控制并储存一段时间的装置。离子阱的主体是由一环形电极再加上上下各一的端罩电极构成的。以端罩电极接地，在环电极上施以变化的射频电压，此时处于阱中具有合适质荷比的离子将在环中指定的轨道上稳定旋转。若增加该电压，则较重离子转至指定稳定轨道，而轻些的离子将偏出轨道并与环电极发生碰撞。当一组由电离源（化学电离源或电子轰击源）产生的离子由上端小孔进入阱中后，射频电压开始扫描，陷入阱中的离子轨道则会依次发生变化而从底端离开环电极腔，从而被检测器检测。离子阱的特点是结构小巧、质量轻、灵敏度高，而且还有多级质谱功能。

3. 检测器

质谱仪的检测主要使用电子倍增器，也有的使用光电倍增管。由质量分析器出来的离子打到高能打拿极产生电子，电子经电子倍增器产生电信号，由倍增器出来的电信号被送入计算机储存，这些信号经计算机处理后可以得到色谱图、质谱图及其他各种信息。

4. 真空系统（Vacuum system）

为了保证离子源中灯丝的正常工作，保证离子在离子源和分析器中正常运行，消减不必要的离子碰撞、散射效应、复合反应和离子—分子反应、减小本底与记忆效应，质谱仪的离子源和分析器都必须处在优于 1×10^{-3} Pa 的真空中才能工作，也就是说，质谱仪都必须有真空系统。一般真空系统由机械真空泵和扩散泵或涡输分子泵组成。机械真空泵能达到的极限真空度为 0.1 Pa，不能满足要求，必须依靠高真空泵。

以上是一般质谱仪的主要组成部分。质谱仪还包括供电系统、数据处理系统等。

三、质谱联用技术

质谱仪是一种很好的定性鉴定用仪器，但对混合物的分离能力差；色谱仪是一种很好的分离用仪器，但定性能力很差。二者结合起来，则能发挥各自专长，使分离和鉴定同时进行。因此，本节将介绍在职业卫生检测工作中最常用的质谱联用技术。联用技术的主要问题是如何解决与质谱相连的接口及相关信息的高速获取与储存等。

1. 气相色谱-质谱联用仪（Gas Chromatography-Mass Spectrometer，GC-MS）

（1）仪器

GC-MS 主要由三部分组成：色谱部分、质谱部分和数据处理系统。色谱部分和一般的色谱仪基本相同，包括气路系统、进样系统、分离系统、控温系统，一般不再有色谱检测器，而是利用质谱仪作为色谱的检测器。在色谱部分，混合样品在合适的色谱条件下被分离成单个组分，然后进入质谱仪进行鉴定。

色谱仪是在常压下工作，而质谱仪需要高真空。因此，如果色谱仪使用填充柱，必须经过一种接口装置——分子分离器，将色谱载气去除，使样品气进入质谱仪。如果色谱仪使用毛细管柱，则可以将毛细管直接插入质谱仪离子源，因为毛细管载气流量比填充柱小得多，不会破坏质谱仪真空。

GC-MS 的质谱仪部分可以是磁式质谱仪、四极杆质谱仪，也可以是飞行时间质谱仪和离子阱，目前使用最多的是四极杆质谱仪，离子源主要是 EI 源和 CI 源。

GC-MS 的另外一个组成部分是计算机系统。GC-MS 的主要操作都由计算机控制进行，这些操作包括利用标准样品校准质谱仪、设置色谱和质谱的工作条件、数据的收集和处理以及库检索等。

一个混合物样品进入色谱仪后，在合适的色谱条件下，被分离成单一组分并逐一进入质谱仪，经离子源电离得到具有样品信息的离子，再经分析器、检测器即得每个化合物的质谱。这些信息都由计算机储存，根据需要，可以得到混合物的色谱图、单一组分的质谱图和质谱的检索结果等信息。根据色谱图还可以进行定量分析。因此，GC-MS 是有机物定性、定量分析的有力工具。

（2）分析方法

1）GC-MS 分析条件的选择。在 GC-MS 分析中，色谱的分离和质谱数据的采集是同时进行的。为了使每个组分都得到分离和鉴定，必须设置合适的色谱和质谱分析条件。

色谱条件包括色谱柱类型（填充柱或毛细管柱）、固定液种类、汽化温度、载气流量、分流比、温升程序等。设置的原则是：一般情况下均使用毛细管柱，极性样品使用极性毛细管柱，非极性样品采用非极性毛细管柱，对未知样品如果有文献就可以参考文献所用条件，如果没有可先用中等极性的毛细管柱，试用后再调整。

质谱条件包括电离电压、电子电流、扫描速度和质量范围，这些都要根据样品情况进行设定。为了保护灯丝和倍增器，在设定质谱条件时，还要设置溶剂去除时间，使溶剂峰通过离子源之后再打开灯丝和倍增器。

在所有的条件确定之后，将样品用微量注射器注入进样口，同时启动色谱和质谱，进行 GC-MS 分析。

2）GC-MS 数据的采集。有机混合物样品用微量注射器由色谱仪进样口注入，经色谱柱分离后进入质谱仪离子源，在离子源被电离成离子；离子经质量分析器，检测器之后即成为质谱仪信号并输入计算机；只要设定好分析器扫描的质量范围和扫描时间，计算机就可以采集到一个个的质谱。如果没有样品进入离子源，计算机采集到的质谱各离子强度均为 0。当有样品进入离子源时，计算机就采集到具有一定离子强度的质谱。并且计算机可以自动将每个质谱的所有离子强度相加。显示出总离子强度，总离子强度随时间变化的曲线就是总离子色谱图，总离子色谱图的形状和普通的色谱图是相一致的。它可以认为是用质谱作为检测器得到的色谱图。

质谱仪扫描方式有两种：全扫描和选择离子检测。

① 全扫描。是对指定质量范围内的离子全部扫描并记录，得到的是正常的质谱图，这种质谱图可以提供未知物的分子量和结构信息，可以进行库检索。

② 选择离子检测。质谱仪还有另外一种扫描方式，称为选择离子检测（select ion monitoring，SIM）。这种扫描方式是只对选定的离子进行检测，而其他离子不被记录。它的最大优点一是对离子进行选择性检测，只记录特征的、感兴趣的离子，不相关的、干扰离子统统被排除；二是选定离子的检测灵敏度大大提高。在正常扫描情况下，假定一秒钟扫描 500

个质量单位，那么扫过每个质量所花的时间大约 2 ms，也就是说，在每次扫描中，有 2 ms 的时间是在接收某一质量的离子。在选择离子扫描的情况下，假定只检测 5 个质量的离子，同样也用 1 s，那么，扫过一个质量所花的时间大约是 0.2 s，也就是说，在每次扫描中，有 0.2 s 的时间是在接收某一质量的离子。因此，采用选择离子扫描方式比正常扫描方式灵敏度可提高大约 100 倍。由于选择离子扫描只能检测有限的几个离子，不能得到完整的质谱图，因此不能用来进行未知物定性分析。选择离子扫描方式最主要的用途是定量分析，由于它的选择性好，可以把由全扫描方式得到的非常复杂的总离子色谱图变得十分简单。消除其他组分造成的干扰。

3）GC-MS 得到的信息

① 总离子色谱图。计算机可以把采集到的每个质谱的所有离子相加得到总离子强度，总离子强度随时间变化的曲线就是总离子色谱图（图 5—19），总离子色谱图的横坐标是出峰时间，纵坐标是峰高。图中每个峰表示样品的一个组分，由每个峰可以得到相应化合物的质谱图；峰面积和该组分含量成正比，可用于定量分析。

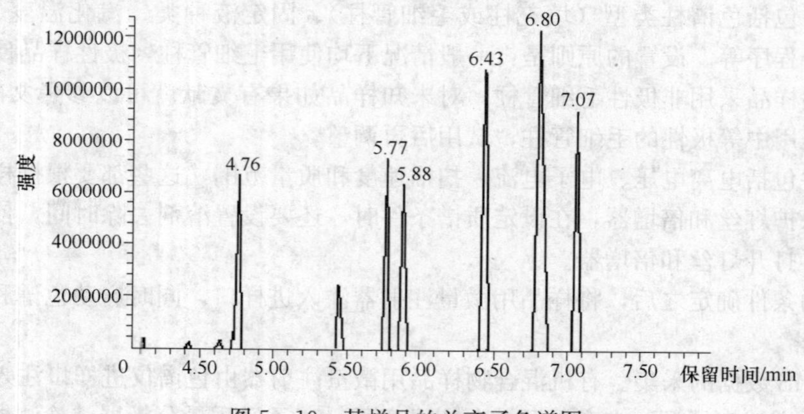

图 5—19 某样品的总离子色谱图

② 质谱图。由总离子色谱图可以得到任何一个组分的质谱图。一般情况下，为了提高信噪比，通常由色谱峰峰顶处得到相应质谱图，但如果两个色谱峰有相互干扰，应尽量选择不发生干扰的位置得到质谱，或通过扣本底消除其他组分的影响。

③ 质量色谱图（或提取离子色谱图）。总离子色谱图是将每个质谱的所有离子加和得到的。同样，用质谱中任何一个质量的离子也可以得到色谱图，即质量色谱图。质量色谱图是从全扫描质谱中提取一种质量的离子得到的色谱图，因此又称为提取离子色谱图。

4）GC-MS 定性分析。GC-MS 最主要的定性分析方式是库检索。得到质谱图后可以通过计算机检索对未知化合物进行定性。检索结果可以给出几个可能的化合物，并以匹配度大小顺序排列出这些化合物的名称、分子式、相对分子质量和结构式等信息。使用者可以根据检索结果和其他的信息，对未知物进行定性分析。目前的 GC-MS 联用仪有几种数据库，应用最为广泛的有 NIST 库和 Willey 库，前者目前有标准化合物谱图 13 万张，后者有近 30 万张，此外还有毒品库、农药库等专用谱库。

利用计算机进行库检索是一种快速、方便的定性方法，但是在利用计算机检索时应注意以下三个问题：

① 数据库中所存质谱图有限，如果未知物是数据库中没有的化合物，检索结果也给出几个相近的化合物。显然，这种结果是错误的。

② 由于质谱法本身的局限性，一些结构相近的化合物其质谱图也相似。这种情况也可能造成检索结果的不可靠。

③ 由于色谱峰分离不好以及本底和噪声影响，得到的质谱图质量不高，这样所得到的检索结果也会很差。

因此，在利用数据库检索之前，应首先得到一张好的质谱图，并利用质量色谱图等技术判断质谱中有没有杂质峰；得到检索结果之后，还应根据未知物的物理、化学性质以及色谱保留值、红外、核磁谱等因素综合考虑，才能给出定性结果。

5）GC-MS 定量分析。GC-MS 定量分析方法类似于色谱法定量分析。由 GC-MS 得到的总离子色谱图或质量色谱图，其色谱峰面积与相应组分的含量成正比，若对某一组分进行定量测定，可以采用色谱分析法中的归一化法、外标法、内标法等进行。与色谱法定量不同的是，GC-MS 法可以利用总离子色谱图进行定量之外，还可以利用质量色谱图进行定量。对于待测组分，可以选择一个或几个特征离子，而相邻组分不存在这些离子，这样得到的色谱图，待测组分就不存在干扰，同时有很高的灵敏度。用选择离子得到的色谱图进行定量分析，具体分析方法与质量色谱图类似，但其灵敏度比用质量色谱图会高一些，这是 GC-MS 定量分析中常采用的方法。

2. 液相色谱-质谱联用仪（Liquid Chromatography-Mass Spectrometer，LC-MS）

（1）仪器

LC-MS 联用仪主要由高效液相色谱、接口装置（同时也是电离源）和质谱仪组成。高效液相色谱的作用是将混合物样品分离后进入质谱仪，此处从略，仅介绍接口装置和质谱仪部分。

1）LC-MS 接口装置。LC-MS 联用的关键是 LC 和 MS 之间的接口装置。接口装置的主要作用是去除溶剂并使样品离子化。目前，几乎所有的 LC-MS 联用仪都使用大气压电离源作为接口装置和离子源。大气压电离源（Atmospheric Pressure Ionization，API）包括电喷雾电离源（Electrospray Ionization，ESI）和大气压化学电离源（Atmospheric Pressure Chemical Ionization，APCI）两种，两者之中电喷雾电离源应用最为广泛。

2）质谱仪部分。由于接口装置同时就是离子源，因此质谱仪部分只介绍质量分析器。作为 LC-MS 联用仪的质量分析器种类很多，最常用的是四极杆分析器，其次是离子阱分析器和飞行时间分析器（TOF）。因为 LC-MS 主要提供分子量信息，为了增加结构信息，LC-MS大多采用具有串联质谱功能的质量分析器，串联方式很多。

（2）分析方法

1）LC 分析条件的选择。LC 分析条件的选择要考虑两个因素：使分析样品得到最佳分离条件并得到最佳电离条件。如果二者发生矛盾，则要寻求折中条件。

LC 可选择的条件主要有流动相的组成和流速。在 LC 和 MS 联用的情况下，由于要考虑喷雾雾化和电离，因此，有些溶剂不适合用作流动相。不适合的溶剂和缓冲液包括无机酸、不挥发性的盐（如磷酸盐）和表面活性剂。不挥发性的盐会在离子源内析出结晶，而表面活性剂会抑制其他化合物电离。在 LC-MS 分析中常用的溶剂和缓冲液有水、甲醇、甲酸、乙酸、氢氧化铵和乙酸铵等。对于选定的溶剂体系，通过调整溶剂比例和流量以实现更好的分离。

质谱条件的选择主要是为了改善雾化和电离状况，提高灵敏度。调节雾化气流量和干燥气流量可以达到最佳雾化条件，改变喷嘴电压和透镜电压等可以得到最佳灵敏度。对于多级质谱仪，还要调节碰撞气流量和碰撞电压及多级质谱的扫描条件。

在进行 LC-MS 分析时，样品可以利用旋转六通阀通过 LC 进样，也可以利用注射泵直接进样，样品在电喷雾源或大气压化学电离源中被电离，经质谱扫描，由计算机可以采集到总离子色谱和质谱。由于电喷雾是一种软电离源，通常很少或没有碎片，谱图中只有准分子离子，因而只能提供未知化合物的分子量信息，不能提供结构信息，很难用来做定性分析。为了得到未知化合物的结构信息，必须使用串联质谱仪，将准分子离子通过碰撞活化后得到其子离子谱，然后解释子离子谱来推断结构。

2）LC-MS 定性定量分析。LC-MS 分析得到的质谱过于简单，结构信息少，进行定性分析比较困难，主要依靠标准样品定性。对于多数样品而言，保留时间相同，子离子谱也相同，即可定性，少数同分异构体例外。

用 LC-MS 进行定量分析，其基本方法与普通液相色谱法相同，即通过色谱峰面积和校正因子（或标样）进行定量。但由于色谱分离方面的问题，一个色谱峰可能包含几种不同的组分，给定量分析造成误差。因此，对于 LC-MS 定量分析，不采用总离子色谱图，而是采用与待测组分相对应的特征离子得到的质量色谱图或多离子检测色谱图。此时，不相关的组分将不出峰，这样可以减少组分间的互相干扰。LC-MS 所分析的经常是体系十分复杂的样品，比如血液、尿样等，样品中有大量的保留时间相同、相对分子质量也相同的干扰组分存在。为了消除其干扰，LC-MS 定量的最好办法是采用串联质谱的多反应监测（MRM）技术，即对质量为 m_1 的待测组分做子离子谱，从子离子谱中选择一个特征离子 m_2。正式分析样品时，第一级质谱选定 m_1，经碰撞活化后，第二级质谱选定 m_2，只有同时具有 m_1 和 m_2 特征质量的离子才被记录。这样得到的色谱图就进行了三次选择：LC 选择了组分的保留时间；第一级 MS 选择了 m_1；第二级 MS 选择了 m_2，这样得到的色谱峰可以认为不再有任何干扰。然后，根据色谱峰面积，采用外标法或内标法进行定量分析。此方法适用于待测组分含量低，体系组分复杂且干扰严重的样品分析，比如人体药物代谢研究，血样、尿样中违禁药品检验等。

（3）有机质谱的应用

质谱仪种类繁多，不同仪器应用特点也不同。一般来说，在 300℃左右能汽化的样品，可以优先考虑用 GC-MS 进行分析，因为 GC-MS 使用 EI 源，得到的质谱信息多，可以进行库检索，毛细管柱的分离效果也好；如果在 300℃左右不能汽化，则需要用 LC-MS 分析，此时主要得分子量信息，如果是串联质谱，还可以得一些结构信息；如果是生物大分子，主要利用 LC-MS 和 MALDI-TOF 分析，主要得分子量信息。对于蛋白质样品，还可以测定氨基酸序列。

3. 电感耦合等离子体-质谱仪（Inductively Coupled Plasma-Mass Spectrometer，ICP-MS）

电感耦合等离子体质谱仪以独特的接口技术将 ICP 的高温（7000K）电离特性与质谱仪的灵敏快速扫描的优点相结合而形成一种新型的元素和同位素分析技术，可分析几乎地球上所有元素。ICP-MS 技术的分析能力不仅可以取代传统的无机分析技术如电感耦合等离子体光谱技术、石墨炉原子吸收进行定性、半定量、定量分析及同位素比值的准确测量等，还可以与其他技术如 HPLC、HPCE、GC 联用进行元素的形态、分布特性等的分析。

ICP-MS 中所用的质谱仪主要有两种类型：一种为分辨率较低的四极杆质谱仪；另一种是高分辨率扇形磁场双聚焦等离子体质谱仪。样品进入 ICP-MS 中后，在高温离子源 ICP 的通道中进行蒸发、解离、原子化、电离等过程。然后元素的离子将通过样品锥接口和离子传输系统进入高真空的 MS 部分，四极杆快速扫描质谱仪可通过高速顺序扫描分离测定所有离子，扫描元素质量数范围从 6 到 260，并通过高速双通道分离后的离子进行检测。

（1）ICP-MS 仪器

1）电感耦合等离子体。详细内容见前文（第五章第三节中的电感耦合等离子发射光谱）。

2）质谱仪

① 离子的提取-接口。ICP 在大气压下工作，而质量分析器在真空下工作。为了使 ICP 产生的离子能够进入质量分析器而不破坏真空，在 ICP 焰炬和质量分析器之间有一个用于离子引出的接口装置。该装置主要由两个锥体组成，靠近焰炬的称为取样锥，靠近分析器的为分离锥。取样锥装在一个水冷挡板上，锥体材料为镍，取样孔径为 0.5～1 mm；分离锥与取样锥类似，经过两级锥体的阻挡和两级真空泵的抽气，使得分离锥后的压力可以达到 10^{-3} Pa。等离子体的气体以大约 6 000 K 的高温进入取样锥孔，由于气体极迅速的膨胀，等离子体原子碰撞频率下降，气体的温度也迅速下降，使得等离子体的化学成分不再变化。通过分离锥后，依靠一个静电透镜将离子与中性粒子分开，中性粒子被真空系统抽离，离子则被聚焦后进入质量分析器。

② 离子透镜和检出系统。电离气体呈离子束穿过截取锥后，由离子分离系统通过偏转和聚焦将离子限制在通向质量分析器的路径上，传输到质量分析器。离子分离系统有一组透镜和 Bessel 盒（或光子挡板组成），离子透镜的透射和聚焦性质可通过改变施加于透镜元件上的电压而加以改变。离子透镜的功能是把截取锥后面的离子云尽可能多地在四极杆质量分析器的入口处形成圆截面的轴向束。在这里，每个透镜轴上都装有一个光子挡板以阻挡来自等离子体的光子直射到等离子检测器形成背景。这个过程可使离子损失 1/2～1/5，除去光干扰后的离子通过四极杆质量分析器实现质量分辨。

③ 质量分析器。详细说明见前文。

④ ICP-MS 仪器的真空系统。ICP-MS 需要很高的真空度，由于从 ICP 来的是一组高温高速离子流，所以保持离子在高真空系统下良好运行是影响 ICP-MS 质谱灵敏度的关键因素。ICP-MS 通常由三级真空系统工作来实现高真空度：第一级在两锥之间用一个机械泵抽走大部分气体；第二级主要承担几个离子透镜的真空要求，经分离锥进来的离子聚焦成一个

方向进入分离检测系统；第三级真空是离子分离和检出系统。第二、三级真空通常用扩散泵或分子涡轮泵来完成。

（2）干扰及其克服

ICP-MS 的图谱非常简单，容易解析和解释，但是也不可避免地存在相应的干扰问题，主要包括光谱干扰和非质谱干扰（基体效应）两类。

1）光谱干扰是质谱峰间不同程度的重叠引起的。光谱干扰有同质量类型离子干扰，是指两种不同元素有几乎相同质量的同位素。对使用四极杆原子质谱仪来说，同质量类型指的是质量相差小于一个原子质量单位的同位素，使用高分辨率仪器时质量差可以更小些。周期表中多数元素都有同质量类型重叠的一个、两个甚至三个同位素。铟有$^{113}I^{+}n$和$^{115}I^{+}n$两个稳定的同位素，前者与$^{113}Cd^{+}$重叠，后者与$^{115}Sn^{+}$重叠。因为同质量重叠可以从丰度表上精确预计，此干扰的校正可以用适当的计算机软件进行，现在许多仪器已能自动进行这种校正。

多原子离子（或分子离子）是 ICP-MS 中干扰的主要来源。一般认为，多原子离子并不存在于等离子体本身中，而是在离子的引出过程中，由等离子体中的组分与基体或大气中的组分相互作用而形成。氢和氧占等离子体中原子和离子总数的 30%左右，余下的大部分是由 ICP 炬的氩气产生的。ICP-MS 的背景峰主要是由这些多原子离子产生。

在 ICP-MS 中，另一个重要的干扰因素是由分析物、基体组分、溶剂和等离子气体等形成的氧化物和氢氧化物，其中分析物和基体组分的这种干扰更为明显些。它们几乎都会在某种程度上形成 MO^{+} 和 MOH^{+} 离子，M 表示分析物或基体组分元素，进而有可能产生与某些分析物离子峰相重叠的峰。氧化物的形成与许多实验条件有关，例如进样流速、射频能量、取样锥与分离锥间距、取样孔大小、等离子气体成分、氧和溶剂的去除效率等。调节这些条件可以解决一些特定的氧化物和氢氧化物重叠问题。

2）非质谱干扰则是有样品的基体对待测物信号的干扰。当溶液中共存物质量浓度高于500～1 000 μg/mL 时，ICP-MS 分析的基体效应才会显现出来。共存物中含有低电离能元素例如碱金属、碱土金属和镧系元素且超过限度，由它们提供的等离子体的电子数目很多，进而抑制包括分析物元素在内的其他元素的电离，影响分析结果。试样固体含量高会影响雾化和蒸发溶液以及产生和输送等离子体的过程。试样溶液提升量过大或蒸发过快，等离子体炬的温度就会降低，影响分析物的电离，使被分析物的响应下降。基体效应的影响可以采用稀释、基体匹配、标准加入或者同位素稀释法降低至最小。

光谱干扰和基体效应一般来讲可以通过相应的手段加以抑制和降低，但难以完全消除，因而在实际工作中要有针对性的采取方法提高分析准确性。

（3）应用

在 ICP-MS 中，ICP 作为质谱的高温离子源（7 000 K），样品在通道中进行蒸发、解离、原子化、电离等过程。离子通过样品锥接口和离子传输系统进入高真空的 MS 部分，MS 部分为四极杆快速扫描质谱仪，通过高速顺序扫描分离测定所有离子。扫描元素质量数范围从 6 到 260，并通过高速双通道分离后的离子进行检测，浓度线性动态范围达 9 个数量级，从 ppq 到 1×10^{-3}直接测定。因此，与传统无机分析技术相比，ICP-MS 技术提供了最低的检出限、最宽的动态线性范围、干扰最少、分析精密度高、分析速度快、可进行多元素同时测定以及可提供精确的同位素信息等分析特性。ICP-MS 的谱线简单，检测模式灵活多样：通过谱线的质荷之比进行定性分析；通过谱线全扫描测定所有元素的大致浓度范围，即半定量分析，不需要标准溶液，多数元素测定误差小于 20%；用标准溶液校正而进行定量分析，这是在日常分析工作中应用最为广泛的。同位素比测定是 ICP-MS 的一个重要功能，可用于地质学、生物学及中医药学研究上的追踪来源的研究及同位素示踪。目前在我国职业卫生领域没有相关的标准检测方法。

第五节　电化学分析法

一、概述

利用物质的电学及电化学性质来进行分析的方法称为电化学分析法（electro analytical methods)。电化学分析的特点是所使用的仪器较简单、小型、价格较便宜。测量的参数为电信号，传递方便，易实现自动化和连续化；测定快速、简便；某些新方法的灵敏度高，可作痕量或超痕量分析，选择性较好；不仅可以作组分含量分析，还可以进行价态、形态分析。电化学分析法通常划分为三个类型：

(1) 以待测物质的浓度在某一特定实验条件下与某些电化学参数间的直接关系为基础的分析方法。如电导法、电位法、库仑法、极谱与伏安法等。

(2) 以滴定过程中某些电化学参数的突变作为滴定分析中指示终点的方法，如电位滴定、电导滴定、电流滴定等。

(3) 经电子作为“沉淀剂”，使试液中某待测物质通过电极反应转化为固相沉积在电极上，由电极上沉积产物的量进行分析的方法，如电解分析法（也称电重量法)。

在职业病危害因素检测中，常用的电化学分析法有电位分析法、极谱法、电位溶出法等。

二、电位分析法

1. 电位分析法的基本原理

电位分析法是利用电极电位与溶液中待测物质离子的活度（或浓度）的关系进行分析的一种电化学分析法。Nernst 方程式就是表示电极电位与离子的活度（或浓度）的关系式，所以 Nernst 方程式是电位分析法的理论基础。

电位分析法是通过将一支指示电极（对待测离子响应的电极）及一支参比电极构成一个测量电池（是一个原电池)，在溶液平衡体系不发生变化及电池回路零电流条件下，测得电池的电动势（或指示电极的电位)。

$$E=\varphi_{参比}-\varphi_{指示} \qquad (5—33)$$

由于 $\varphi_{参比}$ 不变，$\varphi_{指示}$ 符合 Nernst 方程式，所以 E 的大小取决于待测物质离子的活度（或浓度)，从而达到分析的目的。

（1）电位分析法的分类

1）直接电位法：利用专用的指示电极-离子选择性电极，选择性地把待测离子的活度（或浓度）转化为电极电位加以测量，根据 Nernst 方程式，求出待测离子的活度（或浓度），也称为离子选择电极法。

2）电位滴定法：利用指示电极在滴定过程中电位的变化及化学计量点附近电位的突跃来确定滴定终点的滴定分析方法。电位滴定法与一般的滴定分析法的根本差别在于确定终点的方法不同。

（2）电位分析法的特点

1）直接电位法

① 应用范围广。可用于许多阴离子、阳离子、有机物离子的测定，尤其是一些其他方法较难测定的碱金属、碱土金属离子、一价阴离子及气体。因为测定的是离子活度，所以可以用于化学平衡、动力学、电化学理论的研究及热力学常数的测定。

② 测定速度快，测定的离子浓度范围宽。

③ 可以制成传感器，用于工业生产流程或环境监测的自动检测；可以微型化，做成微电极，用于微区、血液、活体、细胞等对象的分析。

2）电位滴定法

①准确度比指示剂滴定法高，更适合于较稀浓度的溶液的滴定。

②可用于指示剂法难进行的滴定，如极弱酸、碱的滴定，络合物稳定常数较小的滴定，浑浊、有色溶液的滴定等。

③可较好地应用于非水滴定。

2. 电位分析法的基本结构

电极电位的测量需要构成一个化学电池。一个电池有两个电极，在电位分析中，将电极电位随被测物质活度变化的电极称为指示电极；将另一个与被测物质无关的，提供测量电位参考的电极称为参比电极。电解质溶液由被测试样及其他组分组成。图 5—20 是以甘汞电极作为参比电极的电位测量体系，依靠这种体系可以进行电位测量。

（1）参比电极（Reference electrode）

参比电极是决定指示电极电位的重要因素。作为一个理想的参比电极应具备以下条件：能迅速建立热力学平衡电位，这就要求电极反应是可逆的；其电极电位是稳定的，能允许仪器进行测量。常用的参比电极有甘汞电极和银—氯化银电极。

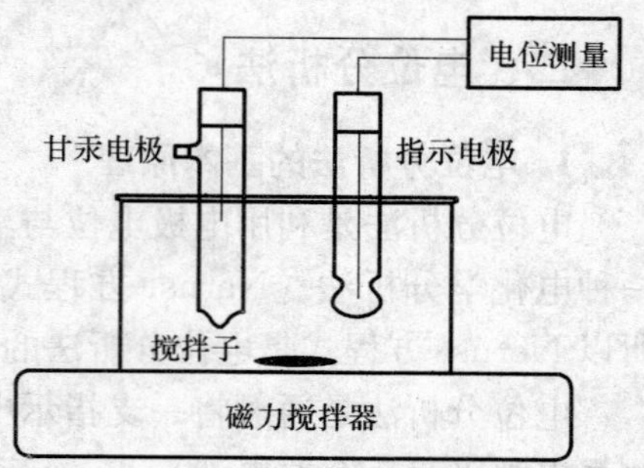

图 5—20　电极电位测量体系

（2）指示电极（Indicator electrode）

指示电极的作用是指示与被测物质的浓度相关的电极电位。指示电极对被测物质的指示是有选择性的，一种指示电极往往只能指示一种物质的浓度，因此，用于电位分析法的指示电极种类很多。常用的指示电极有玻璃膜电极（Glass Membrane Electrode）、离子选择电极（Ion Selective Electrode）、气敏电极（Gas Sensing Electrode）、生物电极（Potentiometric Biosensor）。

3. 电位分析法的测量仪器

电位分析法的测量仪器是将参比电极、指示电极和测量仪器构成回路来进行电极电位的测量。电位测量仪器分为两种类型：直接电位法测量仪器和电位滴定法测量仪器。

直接电位法仪器有利用pH玻璃电极为指示电极测定溶液酸度的pH计和利用离子选择电极为指示电极测定各种离子浓度的离子计。由于许多电极具有很高的电阻，因此，pH计和离子计均需要很高的输入阻抗，而且带有温度自动测定与补偿功能。经过简单的标定，这种仪器可以直接给出酸度或离子浓度。

电位滴定法又分为手动滴定法和自动滴定法。手动滴定法所需仪器为上述pH计或离子计，在滴定过程中测定电极电位变化，然后绘制滴定曲线，这种仪器操作十分不便。随着电子技术与计算机技术的发展，各种自动电位滴定仪相继出现。自动滴定仪有两种工作方式：自动记录滴定曲线方式和自动终点停止方式。自动记录滴定曲线方式是在滴定过程中自动绘制滴定体系中pH值（或电位值）—滴定体积变化曲线，然后由计算机找出滴定终点，给出消耗的滴定体积；自动终点停止方式是预先设置滴定终点的电位值，当电位值到达预定值后，滴定自动停止。

4. 电位分析方法的应用

电位分析法有两种分析方式：直接电位法和电位滴定法。

(1) 直接电位法

从理论上说，将指示电极和参比电极一起浸入待测溶液中组成原电池，测量电池电动势，就可以得到指示电极电位，由电极电位可以计算出待测物质的浓度。但实际上，所测得的电池电动势包括了液体接界电位，这对测量会产生影响；指示电极测定的是活度而不是浓度，活度和浓度有较大的差别；膜电极不对称电位的存在，也限制了直接电位法的应用。因此，直接电位法不是由电池电动势计算溶液浓度，而是依靠标准溶液进行测定。

1）溶液pH测量。未知溶液的pH值与未知溶液的电位值成线性关系。这种测定方法实际上是一种标准曲线法，标定仪器的过程实际上就是用标准缓冲溶液校准标准曲线的截距的过程，温度校准则是调整曲线的斜率。经过校准操作后，pH的刻度就符合标准曲线的要求了，可以对未知溶液进行测定，未知溶液的pH值可以由pH计直接读出。

pH值测定的准确度取决于标准缓冲溶液的准确度，也取决于标准溶液和待测溶液组成接近的程度。此外，玻璃电极一般适用于pH值为1～9，pH＞9时会产生碱误差，读数偏高；pH＜1时会产生酸误差，读数偏低。

2）溶液离子活度测定。测定离子活度是利用离子选择电极与参比电极组成电池，通过测定电池电动势来测定离子的活度，这种测量仪器叫离子计。与pH计测定溶液pH值类似，各种离子计可直读出试液的pM值。不同的是，离子计使用不同的离子选择电极和相应的标准溶液来标定仪器的刻度。此外，利用电极电位和pM的线性关系，也可以采用标准曲线法和标准加入法测定离子活度。

① 标准曲线法。是在同样的条件下用标准物配制一系列不同浓度的标准溶液，由其浓度的对数与电位值作图得到校准曲线，再在同样条件下测定试样溶液的电位值，由校准曲线读取试样中待测离子的含量。该方法的缺点是当试样组成比较复杂时，难以做到与标准曲线

条件一致，需要靠回收率实验对方法的准确性加以验证。

② 标准加入法。是将一定体积和一定浓度的标准溶液加入到已知体积的待测试液中，根据加入前后电位的变化计算待测离子的含量。

值得注意的是，由离子选择性电极测得的物质含量为活度，而分析上常常要求浓度，浓度 c 和活度 a 之间的关系为 $a=fc$。f 随试液中离子强度变化而变化，这样就无法求得溶液的浓度。为了使试液中离子强度保持一致，通常采用的办法是在试液中加入惰性盐，使离子强度恒定，该惰性盐称为离子强度调节剂。由于离子强度调节剂加入量较大，所以试液的离子强度基本上由离子强度调节剂所决定。有时试液中还要加入 pH 缓冲剂、消除干扰的掩蔽络合剂。例如测定水中氟离子时，为了稳定 pH 在一定的范围内并消除铁、铝离子干扰，需要加入 pH 缓冲剂、络合剂、惰性盐的混合溶液，称为总离子强度调节缓冲剂（TISAB）。

（2）电位滴定法

电位滴定法是在滴定过程中通过测量电位变化以确定滴定终点的方法。和直接电位法相比，电位滴定法不需要准确地测量电极电位值，因此，温度、液体接界电位的影响并不重要。其准确度优于直接电位法。普通滴定法是依靠指示剂颜色变化来指示滴定终点的，如果待测溶液有颜色或浑浊时，终点的指示就比较困难，或者根本找不到合适的指示剂；电位滴定法是靠电极电位的突跃来指示滴定终点的。在滴定到达终点前后，滴液中的待测离子浓度往往连续变化 n 个数量级，引起电位的突跃，被测成分的含量仍然通过消耗滴定剂的量来计算。使用不同的指示电极，电位滴定法可以进行酸碱滴定、氧化还原滴定、配合滴定和沉淀滴定。如果使用自动电位滴定仪，在滴定过程中可以自动绘出滴定曲线、自动找出滴定终点、自动给出体积，滴定快捷方便。

三、极谱法

1. 概述

电化学分析法的特点是将待测溶液组成原电池和电解池。电解是指在电解池上施加外加直流电压，使在两电极上发生电极反应而引起物质的分解的过程。把研究电解过程中的电流-电压曲线（伏安曲线）特性而建立起来的一大类电化学分析法称为伏安法。以滴汞电极（DMA）作为工作电极时的伏安法，称为极谱法，它是伏安法的特例。极谱法具有适用范围广、测定范围宽、准确度高、重现性好、选择性好、可实现连续测定等优点。

2. 极谱法的基本原理

极谱法的一般过程如图 5—21 所示，将滴汞电极作为工作电极，与一参比电极一同插入试液中，组成电解池而进行电解。电解是在逐渐增加外加电压的条件下进行的，测量并记录每一外加电压 E 值对应的电解电流 i 值，可绘制电流—电压（i-E）曲线（见图 5—22），根据 i-E 曲线可求得定性和定量的分析结果，i-E 曲线称为极谱图。当外加电压未达到 E 时，只有残余电流存在。外加电压达到 E 后，电流按欧姆定律随外加电压的增大而迅速增大，直到电解完全。

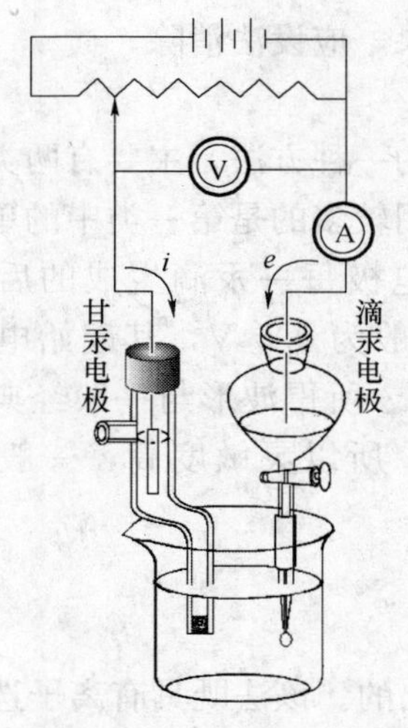

图 5—21　极谱仪的结构示意图

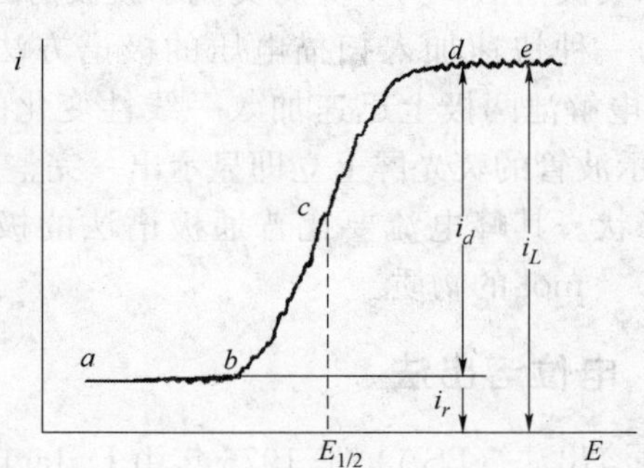

图 5—22　电流-电压（i-E）曲线

3. 极谱定量分析

（1）极谱波高的测量

波高的测定方法很多，最常用的是三切线法（见图 5—23），即分别从残余电流、极限电流和扩散电流的锯齿振荡中心分别做出它们的切线，使它们相交于 O 和 P 点，过 O 和 P 点作为横坐标轴的平行线，平行线间的距离即为波高 h。

（2）极谱定量方法

1）标准曲线法。先配制一系列浓度不同的标准溶液，在相同的实验条件下（相同的底液、毛细管），分别测定各溶液的波高（或扩散电流），绘制波高—浓度曲线，然后在同样的实验条件下测定试样溶液的波高，从标准曲线上查出试样的浓度。本法适用于分析大量的同类样品。

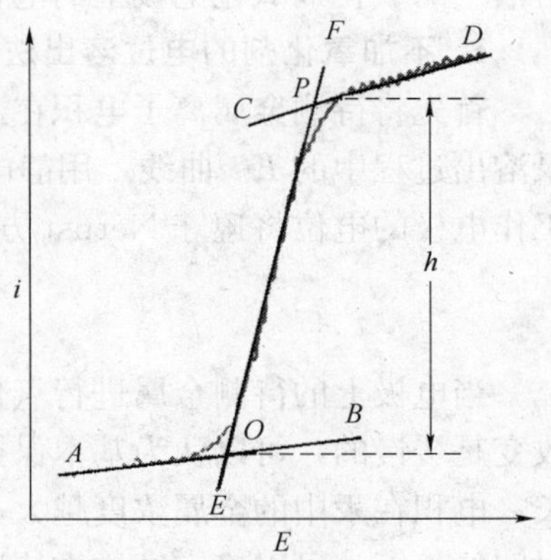

图 5—23　三切线法测量波高

2）标准加入法。首先测量浓度为 c_x、体积为 V_x 的待测液的波高 h_x；然后在同一条件下，测量加入浓度为 c_s、体积为 V_x 的标准液后的波高 h_{x+s}

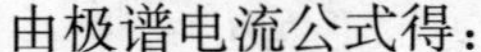

由极谱电流公式得：

$$h = Kc_x \tag{5—34}$$

$$c_x = \frac{c_s V_s h_x}{h_{x+s}\ (V_x + V_s) - h_x V_x} \tag{5—35}$$

此法用于分析个别样品时较方便，特别适合分析组成复杂的试样。

4. 极谱法的干扰电流及其消除方法

上述极谱图是正常的极谱图，是在消除了实际上存在的许多干扰电流后得到的极谱图。除用于测定的扩散电流外，极谱电流还包括残余电流、迁移电流、极谱极大、氧波。这些干扰电流与被测物质的浓度无关，它们的存在影响分析结果，应设法消除。

5. 示波极谱

示波极谱是应用阴极射线示波器作为记录极谱曲线的一种方法。主要有两类：一类为线性扫描示波极谱法，另一类为交流示波极谱法。目前应用较多的是第一类中的单扫描示波极谱法，为一种快速加入扫描电压的极谱方法。在滴汞电极每一汞滴生成的后期（如最后 2 s），于电解池两极上迅速加入一线性变化的电压（一般为 0.5 V，其起始电压可任意调节），在示波管的荧光屏上立即显示出一完整的极谱曲线。所得波形与一般经典极谱曲线不同，呈峰状。其峰电流要比普通极谱法的极限电流大，所以灵敏度高，一般可测量低至 $10^{-6}\sim10^{-7}$ mol 的物质。

四、电位溶出法

电位溶出法（PSA）是 1976 年由 D. Jagner 首先提出的。该法既具有离子选择电极法设备简单的优点，又具有阳极溶出伏安法的灵敏度和选择性。

其基本原理为：在恒电位下，待测金属离子预先电解，富集在汞电极上形成汞齐，然后在阳极发生氧化而溶出，记录溶出过程中的电位—时间曲线，根据溶出时间的长短与待测物含量成正比的关系进行定量测定。

$$M^{n+}+ne+Hg \Longleftrightarrow M(Hg) \tag{5—36}$$

溶出的方式有两种：一种是在恒电流条件下进行溶出，使电积物重新氧化；另一种是用溶液中的氧化剂氧化电极上的电积物，使电积物溶出。现分别讨论如下：

1. 不加氧化剂的电位溶出法

首先将待测金属离子电积在工作电极上，然后在静止条件下以恒电流进行阳极溶出，记录溶出过程中的 E-t 曲线，用静电计测量电极电位的变化，用记录仪记录 E-t 曲线，溶出时工作电极的电位将遵守 Nernst 方程式：

$$E=E^{0}+\frac{0.059}{n}\lg\frac{C_{M^{n+}}}{C_{M}(Hg)} \tag{5—37}$$

当电极上的待测金属进行氧化溶出时，其电极电位随 $C_{M^{n+}}/C_M$（Hg）而改变，但这种改变是缓慢的，可以认为基本保持不变，在 E-t 曲线上出现较平坦部分，这部分延续时间越长，电积在汞中的金属浓度越大，试液中待测金属离子的浓度也越大，因此利用曲线上延续时间的长短，可以确定试样中待测物质的含量。

2. 加氧化剂的电位溶出法

在恒电位下将待测金属离子预先富集在汞电极（或其他电极）上形成汞齐，然后断开恒电位电路，使溶液中的氧化剂氧化电极上电积的金属而溶出，用伏特计或 X-t 函数记录仪记录溶出过程中的 E-t 曲线。通常用汞电极为工作电极，饱和甘汞电极为参比电极，铂电极为辅助电极。将电极置于已除氧而含有氧化剂 Hg^{2+} 的待测金属离子试液中，在一定条件下进行恒电位电解富集，其反应为：

$$Hg^{2+}+2e \longrightarrow Hg \tag{5—38}$$

$$M^{n+}+ne+Hg \longrightarrow M(Hg) \tag{5—39}$$

然后断开恒电位解电路，将工作电极与参比电极连接在高输入阻抗的伏特计上，可以观察到工作电极上相应的电位变化：

$$M^{n+}+\frac{n}{2}Hg^{2+}\longrightarrow M^{2n+}+\frac{n}{2}Hg \qquad (5—40)$$

用记录仪记录 E-t 曲线。曲线中的纵坐标为工作电极的电位，通常在比饱和甘汞电极的电位低 1.2 V 处电解富集试液中的铜、铅、镉、锌。当断开恒电位电路时，根据金属的氧化还原电位不等的特点依次溶出，其溶出电位在一定条件下取决于物质的本性，这是不同金属定性的依据；曲线中的横坐标为电位溶出时间，它与汞膜中待测金属的量成正比，而汞膜中金属的量又与试液中金属离子的浓度与预电解富集条件有关。因此，当预电解富集的条件一定时，溶出时间 t 与试液中待测金属离子浓度 C_{M}^{n+} 成正比，这是电位溶出法定量的依据。

用汞离子作氧化剂常用 1～5 mg/L 的硝酸汞溶液，若浓度低于 0.5 mg/L，残存在溶液中的微量氧对其金属的氧化速度足以引起显著的测定误差。为了保证只有汞离子起氧化作用，实验前需通氮气约 10 min 以除去溶解氧，测试时溶液上方应保持氮气气氛。测定中汞膜电极的汞膜厚度、溶液基底和电积时的搅拌速度均应保持恒定。

除了用汞离子作氧化剂外，也可以用试液中的溶解氧作氧化剂，以测定铅为例，其反应式为：

$$Pb\,(Hg)+\frac{1}{2}O_2+2H^{+}\longrightarrow Pb^{2+}+Hg+H_2O \qquad (5—41)$$

氧化的速度与溶解氧的浓度和汞齐化的金属浓度有关。利用试液中的溶解氧作氧化剂可省略除氧步骤，还可减少所加试剂对试液的污染。其缺点是氧化反应速度过快，通用的 X-t 记录仪对记录电积时间短或试液中待测物浓度低的溶出曲线常常有记录困难。

根据 E-t 曲线上的电位溶出时间 t 来求含量，有时会因 S 形曲线上的 t 难以准确测量而导致结果产生较大的误差。如果以电位 E 对时间 t 进行微分，用 E- dt/dE 曲线代替 E-t 曲线，此时 S 形曲线将变成峰形曲线，不仅峰高容易准确度量，而且灵敏度也有较大提高，这种方法称为微分电位溶出法（简称 DPSA）。

五、应用

在工作场所中职业病危害因素监测中使用的电化学分析法只有 12 种。

1. 工作场所空气中铅及其化合物的微分电位溶出法（GBZ/T 160.10—2004）

（1）原理

空气中铅尘、铅烟用微孔滤膜采集、硝酸溶液洗脱后，铅离子用微分电位溶出法测定。

（2）样品的采集、运输和保存

现场采样按照国家标准执行。短时间采样：在采样点，用装好微孔滤膜的采样夹，以 5 L/min流量采集 15 min 空气样品。长时间采样：在采样点，用装好微孔滤膜的小型塑料采样夹，以 1 L/min 流量采集 2～8 h 空气样品。个体采样：将装好微孔滤膜的小型塑料采样夹佩戴在采样对象的前胸上部，进气口尽量接近呼吸带，以 1 L/min 流量采集 2～8 h 空气样品。采样后，将滤膜的接尘面朝里对折 2 次，放入清洁的容器内运输和保存。室温下，样品可长期保存。

（3）注意事项

本法的检出限为 0.003 8 μg/mL；最低检出浓度为 0.002 5 mg/m³（以采集 75 L 空气样品计）；测定范围为 0.003 8～0.12 μg/mL；相对标准偏差为 0.6%～2.3%；本法的平均采样效率 98.5%。铅尘、铅烟不能分别采集测定。电解液的酸度应在 pH0.8 左右，既能保证体系的氧化剂正常有效，又能保证不产生氢气溢出。酸度太高，汞膜容易溶蚀脱落。清洗电位不能超过＋0.20 V，否则，汞膜开始氧化溶解。在硝酸介质中，Zn^{2+}、Cd^{2+}、Pb^{2+} 不干扰测定；Sn^{2+} 可产生正干扰，加入 Cu^{2+} 可抑制其干扰，0.4 μg/mLPb^{2+} 可消除 1 μg/mL Sn^{2+} 的干扰。

2. 工作场所空气中钒及其化合物的催化极谱法（GBZ/T 160.24—2004）

（1）原理

空气中气溶胶态的钒及其化合物用微孔滤膜采集，高氯酸＋硝酸（1＋9）溶液消解后，在 pH3.7～4.2 范围内，钒离子在铜铁试剂-苦杏仁酸底液中产生一个灵敏的催化极谱波，根据波高测定钒的含量。

（2）样品的采集、运输和保存

现场采样按照国家标准执行。短时间采样：在采样点，将装好微孔滤膜的采样夹，以 5 L/min流量采集 15 min 空气样品。长时间采样：在采样点，将装好微孔滤膜的小型塑料采样夹，以 1 L/min 流量采集 2～8 h 空气样品。个体采样：将装好微孔滤膜的小型塑料采样夹佩戴在采样对象的前胸上部，以 1 L/min 流量采集 2～8 h 空气样品。采样后，将滤膜的接尘面朝里对折 2 次，放入清洁塑料袋或纸袋内，置于清洁的容器内运输和保存。样品在室温下可长期保存。

（3）注意事项

本法的检出限为 0.02 μg/mL；最低检出浓度为 0.007 mg/m³（以采集 75 L 空气样品计）；测定范围为 0.02～0.2 μg/mL。样品消化温度不应太高，否则结果偏低。溶液的 pH 对波高影响较大，应严格控制。铜铁试剂溶液易氧化，氧化产物难溶于水，故放置后会出现少量沉淀，用时可取上清液。样品中 70 倍的铁或铝、30 倍的钛和铬、100 倍的硒不干扰测定。本法可采用微波消解法。

3. 工作场所空气中氟化物的离子选择电极法（GBZ/T 160.36—2004）

（1）原理

空气中氟化氢和氟化物用浸渍玻璃纤维滤纸采集，盐酸溶液洗脱后，用离子选择电极测定氟离子的含量。

（2）样品的采集

现场采样按照国家标准执行。短时间采样：在采样点，用装好 2 张浸渍滤纸的采样夹，以 5 L/min 流量采集 15 min 空气样品。长时间采样：在采样点，用装好 2 张浸渍滤纸的小型塑料采样夹，以 1 L/min 流量采集 2～8 h 空气样品。个体采样：在采样点，将装好 2 张浸渍滤纸的小型塑料采样夹佩戴在采样对象的前胸上部，尽量接近呼吸带，以 1 L/min 流量采集 2～8 h 空气样品。

（3）注意事项

本法的检出限为0.06 μg/mL；最低检出浓度为0.014 mg/m³（以采集75 L空气样品计）；测定范围为0.06～5.5 μg/mL；平均相对标准偏差为4.6%。本法的平均采样效率为96%。溶液的pH应控制在5～8之间。测定要在同一温度下进行。若分别测定氟化氢和氟化物时，采样时，前一张用玻璃纤维滤纸，用于采集氟化物，后一张用浸渍滤纸，用于采集氟化氢。

4. 工作场所空气中炸药类化合物的奥克托今的示波极谱法（GBZ/T 160.80—2004）

（1）原理

空气中的奥克托今（环四甲撑四硝胺，HMX）用玻璃纤维滤纸采集，丙酮洗脱后，在体积分数为0.08%盐酸溶液-体积分数为20%丙酮底液中，进行示波极谱测定。

（2）样品的采集、运输和保存

现场采样按照国家标准执行。短时间采样：在采样点，用装有玻璃纤维滤纸的采样夹，以3 L/min流量采集15 min空气样品。长时间采样：在采样点，用装有玻璃纤维滤纸的小型塑料采样夹，以1 L/min流量采集2～8 h空气样品。个体采样：在采样点，将装有玻璃纤维滤纸的小型塑料采样夹，佩戴在采样对象的前胸上部，进气口向上，尽量接近呼吸带，以1 L/min流量采集2～8 h空气样品。采样后，将滤纸接尘面朝里对折2次，置25 mL具塞试管内密封运输和保存。样品在室温下可保存7天。

（3）注意事项

本法的检出限为0.02 μg/mL；最低检出浓度为0.004 4 mg/m³（以采集45 L空气样品计）；测定范围为0.02～20 μg/mL；平均相对标准偏差为2.3%。本法的平均采样效率为98%；平均洗脱效率为96%。TNT和黑索金浓度为奥克托今的50%时不干扰本法。

5. 尿中铅的微分电位溶出测定方法（WS/T 19—1996）

（1）原理

尿样在电解池中酸化并稀释后，插入三电极系统直接进行电位溶出测定。选定适当的还原电位，将Pb^{2+}电沉积在预镀有汞膜的玻碳电极上，然后断开恒电位电路，靠溶液中的溶解氧使沉积在工作电极上的铅汞齐中的铅重新氧化溶脱下来，根据溶出峰电位定性，溶出峰高定量，采用标准加入法。反应为：

$$\text{电极反应：}Pb^{2+}+2e \longrightarrow Pb(Hg) \quad (5\text{—}42)$$

$$\text{溶出反应：}Pb(Hg)-2e \longrightarrow Pb^{2+} \quad (5\text{—}43)$$

（2）样品的采集、运输和保存

用塑料瓶收集一次尿样约100 mL，夏季运输时最好冷藏，尽快测定相对密度后，按体积的1%加入浓硝酸，于普通冰箱存放，两周内分析。尿样在分析前要彻底摇匀。

（3）注意事项

本法的检测限：取5 mL尿样分析时为2 μg/L。灵敏度为0.01 μg/2格示波器峰高。测定范围0.01～1.25 μg（20 mL电解液）。变异系数为2.8%～5.6%（尿铅浓度41.5 μg/L、102.5 μg/L、438.6 μg/L，$n=6$）。准确度为93.8%～105.6%（尿样加标回收率）。接触者尿样采集时间不限。采尿样时要脱离现场环境，换下工作服，洗手，以防铅尘污染。本法的特点：允许试样中含有大量有机物质及电活性物质存在；尿样不经消化即可直接测定；络合态铅在酸性下能完全解离。由于预镀汞膜的方式属于厚膜，解决了其他方法汞膜电极重现性差的问题。玻碳电极的镀汞条件必须控制一致，当溶出过快呈一直线时，可用 1 mol/L KNO_3 于＋2 V 电解 200 s，再于－1 V 电解 100 s，然后镀汞。电极附着小气泡影响峰高读数，应用水冲洗之。电极一般使用 4 h 时镀汞一次。如溶出峰不正常应及时重新镀汞。电极沾污时，可用氧化铈粉浆抛光。每次测定时须使前次测定的溶出电位降至同一数值（看显示数字）再开始电解，使每次测定的起始条件保持一致。质控样用标准尿样和加标的模拟尿时，可考察准确度和精密度。用接触者混合尿和正常人混合尿时则只能考察精密度，但人尿样品不能久存。模拟尿则只含人尿的大量成分。

6. 血中铅的微分电位溶出测定方法（WS/T 21—1996）

（1）原理

在酸性介质中，选定的电位上，将 Hg^{2+} 和 Pb^{2+} 电沉积在预镀汞膜玻碳工作电极上，断开恒电位电路，利用溶液中溶解氧使沉积在汞齐中的铅氧化溶出，并记录溶出的（dt/dE）-E 曲线，以溶出峰高进行定量测定。

（2）样品的采集、运输和保存

取耳垂血 50 μL，置于盛有 4 mL 水（实验用水：为去离子水，比电阻大于500 kΩ·cm，或用全玻璃蒸馏器重蒸所得的水。）的小烧杯中，混匀，使溶血待测。采静脉血 50 μL，置于预先加入肝素钠（按 150 μg/mL）的试管中，充分混匀。血样放冰瓶中运输，4℃下可保存一周。

（3）注意事项

本法测定范围为 2.0～1.2 μg/L，检测限为 0.9 μg/L（试剂空白峰高值的 3 倍标准差）。精密度为 4.3%～7.8%（血铅浓度为 250.0～620.0 μg/L，$n=6$）。准确度为 97.3%～107.3%（血样加标回收率）。采样时，接触者要脱离现场环境，换下工作服，洗手后，在干净无铅尘的室内采血，以防污染。本法的特点是允许试样中含有大量有机物质及电活性物质存在，血样酸化后即可直接测定。络合态铅在酸性下能完全解离。由于预镀汞膜为厚膜，解决了其他方法汞膜电极重现性差的问题。电极镀汞一次一般可用 4 h，如溶出峰不正常应及时重新镀汞。电极沾污时，可用氧化铈粉浆重新抛光。质控样用标准血样时，可考察准确度及精密度。用人血时只能考察精密度，人血不宜久存。

7. 尿中氟的离子选择电极测定方法（WS/T 30—1996）

（1）原理

氟离子选择电极和饱和甘汞电极在含有氟离子的待测液中组成化学电池，该电池电动势可用下式表示：

$$E=E^0-\frac{2.303RT}{F}\lg a_{F^-} \qquad (5—44)$$

鉴于在恒定的离子强度下，电池的电动势与溶液中氟离子浓度的对数呈线性关系，由测得的电动势用标准曲线法或用标准加入法求得尿中氟的含量。

（2）样品的采集、运输和保存

用聚乙烯瓶一次收集尿样大于 50 mL，尽快测定比重，4℃下可存放两周。

(3) 注意事项

本法检测限为0.1 mg/L，测定范围10^{-6}～10^{-1}mol/L，精密度：变异系数为0.5%～3.7%（尿氟浓度为10.00～0.10 mg/L，n=6）。准确度为96.5%～102.5%（尿样加标回收率）。总离子强度缓冲溶液（TISAB）既控制了测试液的离子强度，又调节测试液的pH最佳范围，并有效地消除了H^{+}、OH^{-}、Ca^{2+}、Fe^{3+}、Al^{3+}等的干扰。质控样如使用标准尿样或加标的模拟尿时可考察准确度和精密度。如使用接触者尿时可考察精密度。但人尿不宜久存。模拟尿只含人尿中的大量成分。

8. 尿中镉的微分电位溶出测定方法（WS/T 33—1996）

(1) 原理

酸化尿样经适当稀释后于电解池中，以三电极系统直接进行电位溶出测定。选用适当的还原电位，将Cd^{2+}电积到玻碳汞膜电极上，然后断开恒电位电路，靠溶液中的溶解氧使电积在汞膜电极锡汞齐中的镉重新被氧化溶脱下来，根据溶出峰电位和峰高，用标准加入法定量测定。反应式为：

$$\text{电积反应：} Cd^{2+} + 2e \longrightarrow Cd\text{（Hg）} \quad (5—45)$$

$$\text{溶出反应：} Cd\text{（Hg）} - 2e \longrightarrow Cd^{2+} \quad (5—46)$$

(2) 样品的采集、运输和保存

用塑料瓶收集约100 mL一次尿样，夏季运输时最好冷藏，尽快测定比重后，立即按尿样体积的2.5%加入浓盐酸，以酸化尿样，于普通冰箱内存放两周。尿样在分析前要彻底摇匀。

(3) 注意事项

本方法的最低检测浓度：取10 mL尿样分析时为0.2 μg/L，测定范围0.2～250 μg/L。精密度：变异系数为2.4%～4.6%（尿镉浓度3.3～23.8 μg/L，n=6），准确度为100%～102%（尿样加标回收率，每升尿加入1 μg和5 μg的镉）。接触者尿样采集时间不限。采尿样时要脱离现场环境，换下工作服，洗手，以防镉污染。本法的特点是允许试样中存在大量有机物及电活性物，尿样不经过消化即可直接测定，络合态镉在酸性条件下能完全解离。由于预镀汞膜的方式属于厚膜，故解决了其他电化学方法中汞膜电极重现性差的问题。玻碳汞膜电极的性能状态是保证测定准确的关键。电极表面要光洁，镀汞条件须保持一致，在测定过程中应避免在汞膜表面产生气泡，以免影响峰高。在测定间隙不可将电极长期浸泡在酸性溶液中。电极一般使用4 h后重镀一次。若溶出峰不正常应及时重新镀汞。电极沾污时，可用氧化铈粉浆抛光。质控样用标准尿样和加标的模拟尿时可考察方法的准确度和精密度。用接触者尿或加标的正常尿时可考察精密度，但人尿不宜久存。模拟尿只含人尿中部分主要成分。

9. 尿中钒的催化极谱测定方法（WS/T 35—1996）

(1) 原理

尿样经硝酸和过氧化氢消化后，钒与辛可宁和铜铁试剂形成灵敏的催化波，用示波极谱法测定钒的浓度。用标准曲线法定量。

(2) 样品的采集、运输和保存

用聚乙烯瓶收集50～100 mL一次尿样，测定相对密度后，按尿与硝酸为100：1的比例加入硝酸，充分混合。可在常温下运输。带回实验室立即分析，或于4℃下保存，至少可保存两周。

（3）注意事项

本法的最低检测浓度为 0.24 μg/L（空白值的 3 倍标准差）；标准曲线的线性范围 0～50 μg/L；精密度 CV＝4.4％～7.7％（尿钒浓度 5～50 μg/L，n＝6）；加标回收率95.2％～105.7％（尿钒浓度 5～50 μg/L，n＝6）。本法的关键是样品的消化。在用过氧化氢第一次消化样品不完全时，可再次加入过氧化氢，直至消化完全。否则，残留的有机物会使峰电位漂移，并使峰形改变，影响测定。Cd^{2+}、Co^{2+}、Cr^{6+}、Cu^{2+}、Fe^{3+}、Mn^{2+}、Mo^{6+}和 SO_4^{2-}、Cl^-等离子不干扰测定。质控样如使用加标的模拟尿或加标的正常尿时，可考察准确度及精密度。如使用接触者尿时，可考察精密度，但人尿不宜久存。模拟尿只含人尿的大量成分。

10. 尿中氟化物的测定离子选择电极法（WS/T 89—1996）

（1）原理

氟化镧单晶对氟离子有选择性。由电极膜分开的两种不同浓度的氟溶液之间存在电位差即膜电位。其大小与溶液中氟离子活度有关，利用电动势与氟离子活度的线性关系，可直接求出水样中氟离子浓度。

（2）样品的采集、运输和保存

采集晨尿或随机一次尿样 20～30 mL 于清洁干燥的聚乙烯瓶中，若不能及时分析，保存于冰箱，两周内完成测定。

（3）注意事项

本法的精密度：同一实验室对含氟 0.53、4.01、7.00 mg/L 尿样，8 次测定的相对标准偏差分别为 1.89％、2.7％、0.9％。准确度：同一实验室对含氟 0.48、1.51、3.48 mg/L 尿样，进行加标回收试验。回收率范围为 93.4％～108.3％。四个实验室对含氟（0.62±0.04）mg/L、（5.3±0.4）mg/L 尿氟标准物进行测定。测定值分别为（0.63±0.03）mg/L，（5.4±0.21）mg/L，相对误差分别为 1.61％和 1.89％。检测下限为0.05 mg/L。测定范围：本方法可准确测定含氟量大于 0.05 mg/L 尿中无机氟化物含量。干扰及排除：由 OH^-及 Al^{3+}、Fe^{3+}产生的干扰可采用加入总离子强度调节缓冲液来消除。

11. 尿中铅的示波极谱测定方法（WS/T 19—1996）

（1）原理

尿样经硝酸-高氯酸-盐酸破坏有机物质后，铅以离子形式存在。在底液中 Pb^{2+}与 I^-形成 PbI_4^{2-} 络离子被吸附在滴汞电极上还原，产生吸附催化峰电流。峰电流的大小与溶液中铅离子的浓度成正比，以此测定尿中铅的浓度。

（2）样品的采集、运输和保存

用聚乙烯塑料瓶收集一次晨尿，于当天送至实验室。测定相对密度后，按每 100 mL 尿加 1 mL 硝酸防腐。存放于普通冰箱中，尿样可保存两周。

（3）注意事项

本法的检出限为 0.1 μg/mL。最低检出浓度为 5 μg/L（取尿样 20 mL），线性范围为 5～160 μg/L；尿铅浓度为 10.24～150.6 μg/L 时，相对标准偏差为 2.2％～8.6％，n＝6；准确度：两种不同浓度的尿样加标回收率为 85.4％～91.8％（加标量为 20～80 μg/L，

$n=6$）。采集一次晨尿于 500 mL 聚乙烯塑料瓶中。采样时必须避免污染，样品于当天送至实验室。测定相对密度后，按每 100 mL 尿加 1 mL 硝酸于普通冰箱保存，尿样至少可保存两周。共存物的干扰及排除：主要干扰物是 Cu^{2+} 和 Sn^{2+} 的峰电位，分别在铅的峰电位之前 −0.10 V和 −0.04 V 影响铅峰的测量。采用改变铅峰在荧光屏上的位置消除 Cu^{2+} 的干扰。因此铅峰在荧光屏上的位置应在 0.15 V 处为宜。排除 Sn^{2+} 的干扰是采用消化样品时加入盐酸使之氧化成为 Sn^{4+} 与 Cl^- 形成 $SnCl_4$（沸点为 113℃）除去，所以样品消化时以瓶口无白烟、瓶内无酸液、残渣白色为宜，否则影响测定结果。在极谱分析中由于底液的黏度对极谱峰高有影响，要求标准液的黏度和样品液的黏度基本一致。所以，工作曲线要加入 20 mL 模拟尿来代替人尿，并按样品的操作进行消化。这样，经消化的工作曲线与不加模拟尿的标准曲线的斜率才一致。

12. 血清中氟化物的测定离子选择电极法（WS/T 212—2001）

（1）原理

氟离子选择电极的氟化镧单晶膜对氟离子有选择性，由电极膜分开的两种不同浓度的氟溶液之间存在电位差即膜电位，其大小与溶液中氟离子活度有关。利用电动势与氟离子活度的线性关系，可直接求出血清中氟离子浓度。

（2）样品的采集、运输和保存

采集空腹肘静脉血 1.5～2 mL，置于无氟具塞的聚乙烯管中，采集后立即离心（3 000 r/min，10 min）取血清测氟。若不能及时分析，保存冰箱（4℃）中，一周内完成测定。也可保存于 −20～−18℃冰盒内 2 周测定。

（3）注意事项

本法的检测下限为 0.012 μg/mL，本方法可准确测定含氟量大于 0.02 μg/mL 血清中无机氟含量。精密度和准确度：同一实验室对含氟量 0.059 μg/mL、0.090 μg/mL 和 0.203 μg/mL的血清样品 8 次测定的相对标准偏差分别为 3.39％、1.89％、0.99％。当血清样品的本底氟值为 0.054 μg/mL、0.089 μg/mL、0.205 μg/mL 进行加标回收实验，回收率分别为 96.7％±3.0 1％、101.2％±2.50％、99.8％±2.79％。四个实验室对含氟（1.03±0.06）mg/L、（5.07±0.13）mg/L 牛血清游离氟成分标准物质（GBW09143，GBW09144）进行测定，均值分别为（0.98±0.066）μg/mL、(5.00±0.08）μg/mL，相对标准偏差分别为 6.73％、1.56％。相对误差分别为 4.85％、1.38％，均小于 5％。标准加入法，样品中的加标浓度可根据测得的 E_1 来判断可能的浓度范围，决定加 2～10 μg/mL 哪个浓度，使 ΔE 为 20～30 或 20～40 为宜，减少测定误差。标准加入法计算所用的电极斜率（s），一定要用被测液加标前、后所测得的 E_1 和 E_2 所对应的氟标准液浓度范围内的电极实测斜率。测样前电极插入 0.02 μg/mL 氟标准液中 20 min，使样品测定平衡时间缩短。由于电极有“记忆”功能，应使它尽量少接触含高氟的溶液。在测含高氟的样品后，一定将电极洗至要求的空白电位。电极插入微容池溶液内不可太深，刚好在液面下 2～3 mm 即可，以免把样液挤出池外，再做加标时不准确。标准加入法，向被测液中加入标准溶液时，应在搅拌状态下加在两电极中间部位。这样使被加的标准溶液能被充分混匀。

第六章　粉尘检测技术

生产性粉尘是指较长时间飘浮在工作场所空气中的固体颗粒，生产性粉尘的种类很多，可分为无机粉尘、有机粉尘及混合性粉尘等。在生产劳动工程中，长期吸入生产性粉尘可引起以肺组织纤维化为主的疾病。除此之外，生产性粉尘还可引起肺部肿瘤，如石棉、放射性矿物、金属（镍、铬、砷等）。工作场所空气中粉尘的检测是职业病危害因素检测的一个重要方面，主要包括粉尘浓度的测定、粉尘分散度的测定、粉尘中游离二氧化硅的测定、呼吸性粉尘的测定以及石棉纤维的测定。进行工作场所粉尘检测，必须掌握粉尘采样基本原则及其操作技术，以获得科学可靠的数据，了解工作场所中粉尘污染的程度，指导防尘工作的科学管理，保护劳动者健康安全。

第一节　采样基本原则

一、符合采样标准和规范要求

采集空气中粉尘样品时，应符合国家标准《工作场所空气中有害物质监测的采样规范》（GBZ159-2004）中的采样要求，在正常生产环境和工作状态下进行，并做好粉尘浓度测定前的各项准备工作。

二、现场调查

测定粉尘浓度前，应先进行工作场所劳动卫生学调查，了解和掌握生产单位基本情况如单位名称、地址、联系人、联系电话、生产车间的名称、工艺流程、使用的原材料或辅料、生产产品、生产设备及其布局等；调查记录劳动者的岗位或工种、接尘的人数，以及接触粉尘的种类、方式和持续时间等，以及生产过程中粉尘逸散的情况（是连续性的，还是间歇性的），现有防尘措施和个体防护用品使用情况及其实际效果等，确定粉尘检测点、检测项目、采样对象、样品数量、采样时段或时间等，以便制订出粉尘测定计划。

三、测尘点的选择

测尘点应选择在工作场所空气中粉尘浓度最高、劳动者接触时间最长的工作地点，选择在劳动者经常操作和活动的工作地点；当有风气流影响时，测尘点一般选择在工作地点的下风侧或回风侧处；当需要了解粉尘危害的影响范围、搞清工作场所粉尘污染程度、阐明劳动者接触粉尘的情况时，可在粉尘发生源的不同方向、不同距离（如下风向及其左右范围、车间休息地点、走廊、临近车间、办公室）等处选择测尘点；当对除尘通风装置等防护措施进行效果评价时，可在除尘器的排尘口、密闭装置的内外及可能逸散粉尘的隙口附近逸散点等处选择测尘点。

四、采样时段选择

若空气中粉尘浓度随季节发生变化时，则将空气中粉尘浓度最高的季节选择为重点采样季节，将工作周内空气中粉尘浓度最高的工作日选择为重点采样日，将工作日内空气中粉尘浓度最高的时段选择为重点采样时段。

五、采样时间选择

采样时间一般分为短时间采样和长时间采样。采样时间一般不超过 15 min 的采样为短时间采样，主要用于粉尘超限倍数评价，但当工作日内空气中粉尘浓度比较稳定，没有大的浓度波动时，或空气中粉尘浓度变化有一定规律，即有几个浓度不同但稳定的时段时，可在不同浓度时段内进行短时间采样，采集 1 个或数个样品，并记录劳动者在此浓度下接触的时间，计算粉尘时间加权平均容许浓度（PC-TWA），应用于粉尘时间加权平均容许浓度（PC-TWA）评价；采样时间一般在 1 h 以上的采样为长时间采样，主要应用于粉尘时间加权平均容许浓度（PC-TWA）的评价。

第二节 总粉尘浓度测定

一、定义

总粉尘是指可进入整个呼吸道（鼻、咽和喉、胸腔支气管、细支气管和肺泡）的粉尘，简称总尘；技术上系用总粉尘采样器按标准方法在呼吸带测得的所有粉尘。

二、原理

空气中的粉尘用已知质量的滤膜采集，由滤膜的增量和采气量计算出空气中粉尘浓度。

三、主要器材

1. 测尘滤膜

可用过氯乙烯纤维滤膜和其他测尘滤膜，滤膜直径有 40 mm、75 mm 和≤37 mm 几种。

2. 总粉尘采样器

技术性能应符合国家标准的要求，采样流量范围 5～80 L/min，采样夹可安装直径 40 mm和 75 mm 的滤膜；仪器外观、配件检查应完整无缺损；打开电源时，电源容量指示灯和电池电压应正常；使用采样器时，应严格按照仪器使用说明书中的规定操作，定期计量检定和流量校准，需要防爆时，应使用防爆粉尘采样器。

3. 天平

感量应为 0.1 mg 或 0.01 mg，使用时应严格按照天平使用说明书中的规定操作，定期计量检定。

4. 其他辅助器材包括计时器、干燥器、除静电器、镊子等。

四、样品采集

现场采样按照 GBZ 159 执行。定点采样：根据粉尘检测的目的和要求，可以采用短时间采样或长时间采样。在采样点，装好滤膜的粉尘采样夹放在呼吸带高度，以 15～40 L/min流量采集 15 min 空气样品进行短时间采样；在采样点，用装好滤膜的粉尘采样夹，在呼吸带高度，以 1～5 L/min 流量采集 1～8 h 空气样品进行长时间采样；将装好滤膜的小型塑料采样夹，佩戴在采样对象的前胸上部，进气口尽量接近呼吸带，以 1～5 L/min流量采集 1～8 h 空气样品进行个体采样。

五、注意事项

本法为基本方法，如果用其他仪器或方法测定粉尘质量浓度时，必须以本法为基准。本法的最低检出浓度为 0.2 mg/m^3（以 0.01 mg 天平，采集 500 L 空气样品计）。当过氯乙烯滤膜不适用时（如在高温情况下采样），可用超细玻璃纤维滤纸。采样前后，滤膜称量应使用同一台分析天平。测尘滤膜通常带有静电，影响称量的准确性，因此，应在每次称量前除去静电。用感量为 0.01 mg 天平称量、个体采样法测定粉尘 8 hTWA 浓度时（37 mm 滤膜，以 3.5 L/min 采样），适用的空气中粉尘浓度范围为 0.06～3 mg/m^3；以 2 L/min 采样，适用粉尘浓度范围为 0.1～5.2 mg/m^3。用感量为 0.1 mg 天平称量、个体采样法测定粉尘 8 h TWA 时（37 mm 滤膜），以 3.5 L/min 采样，适用的空气中粉尘浓度范围为 0.6～3 mg/m^3；以 2 L/min 采样，适用粉尘浓度范围为 1.0～5.2 mg/m^3。若粉尘浓度过高，应缩短采样时间，或更换滤膜后继续采样。

第三节　呼吸性粉尘浓度测定

一、定义

呼吸性粉尘是指按呼吸性粉尘标准测定方法所采集的可进入肺泡的粉尘粒子，其空气动力学直径均在 7.07 μm 以下，空气动力学直径 5 μm 粉尘粒子的采集效率为 50%，简称呼尘；空气动力学直径是指某颗粒物（任何形状和密度）与相对密度为 1 的球体在静止或层流空气中若沉降速率相等，则球体的直径视作该颗粒物的空气动力学直径。

二、原理

空气中粉尘通过采样器上的预分离器，分离出的呼吸性粉尘颗粒采集在已知质量的滤膜上，由采样后的滤膜的增量和采气量，计算出空气中呼吸性粉尘浓度。

三、主要器材

1. 测尘滤膜

可用过氯乙烯纤维滤膜和其他测尘滤膜。

2. 呼吸性粉尘采样器

技术性能应符合国家标准要求，采样流量应与预分离器相匹配，仪器外观、配件检查完整无缺损，打开电源后，电源容量指示灯、电池电压应正常；使用时应严格按照仪器使用说明书中的规定操作，定期计量检定和流量校准，需要防爆时应使用防爆型采样器。

3. 天平

感量为 0.01 mg，使用时应严格按照天平使用说明书中的规定操作，定期计量检定。

4. 其他辅助器材

包括计时器、干燥器、除静电器、镊子等。

四、样品采集

现场采样按照 GBZ159，并参照 GBZ/T 192.1 附录 A 执行。定点采样：根据粉尘检测的目的和要求，可以采用短时间采样或长时间采样。在采样点，将装好滤膜的呼吸性粉尘采样器，放在呼吸带高度以固定流量采集 15 min 空气样品，进行短时间采样；在采样点，将装好滤膜的呼吸性粉尘采样器，放在呼吸带高度以固定流量采集 1～8 h 空气样品（由采样现场的粉尘浓度和采样器的性能等确定），进行长时间采样；将装好滤膜的呼吸性粉尘采样器，佩戴在采样对象的前胸上部，进气口尽量接近呼吸带，以固定流量采集 1～8 h 空气样品（由采样现场的粉尘浓度和采样器的性能等确定），进行个体采样。无论定点采样或个体采样，要根据现场空气中粉尘的浓度、使用采样夹的大小和采样流量及采样时间，估算滤膜上总粉尘的增量（Δm）。Δm 不得小于 0.1 mg，不得大于 5 mg。采样前，要通过调节采样时间，防止滤膜上粉尘增量超过上述要求。采样过程中，若有过载可能，应及时更换预分离器。

五、测定

将采样后的滤膜置于干燥器内 2 h 以上，除静电后，在分析天平上准确称量。

六、注意事项

本法为基本方法，如果用其他仪器或方法测定粉尘质量浓度时，必须以本法为基准。本法的最低检出浓度为 0.2 mg/m^3（以 0.01 mg 天平，采集 500 L 空气样品计）。长时间采样和个体采样主要用于 PC-TWA 评价时采样。短时间采样主要用于超限倍数评价时采样，也可在以下情况下，用于 PC-TWA 评价时采样：工作日内，空气中粉尘浓度比较稳定，没有大的浓度波动，可用短时间采样方法采集 1 个或数个样品；工作日内，空气中粉尘浓度变化有一定规律，即有几个浓度不同但稳定的时段时，可在不同浓度时段内，用短时间采样，并记录劳动者在此浓度下接触的时间。采样前后，滤膜称量应使用同一台分析天平。测尘滤膜通常带有静电，影响称量的准确性，因此，应在每次称量前除去静电。

第四节　粉尘分散度的测定

一、定义

粉尘分散度是指物质被粉碎的程度，以粉尘粒径大小（μm）的数量或质量组成百分比表示。粉尘的分散度越高，表明粉尘粒径较小的颗粒越多，在空气中飘浮的时间越长，沉降速度越慢，被机体吸收的机会就越多；粉尘分散度越高，比表面积越大越易参与化学反应，对机体危害就越大。

二、原理

1. 滤膜溶解涂片法

将采集有粉尘的过氯乙烯滤膜溶于有机溶剂中，形成粉尘颗粒的混悬液，制成标本，在显微镜下测量和计数粉尘的大小及数量，计算不同大小粉尘颗粒的百分比。

2. 自然沉降法

将含尘空气采集在沉降器内，粉尘自然沉降在盖玻片上，在显微镜下测量和计数粉尘的大小及数量，计算不同大小粉尘颗粒的百分比。对于可溶于乙酸丁酯的粉尘选用本法。

三、样品采集

1. 滤膜溶解涂片法

将粉尘采样器架设在选定的测尘点上，在呼吸带高度以 15～40 L/min 的流量，将空气中的粉尘采集到直径 40 mm 的过氯乙烯滤膜上，采样过程中，应随时观察仪器运转情况和采样流量，并做好采样记录。采样结束后，关闭电源，妥善保管好样品。

2. 自然沉降法

（1）清洗沉降器，将盖玻片用洗涤液清洗，用水冲洗干净后，再用 95％乙醇擦洗干净，采样前将盖玻片放在沉降器底座的凹槽内，推动滑板至与底座平齐，盖上圆筒盖。

（2）采样点的选择参照 GBZ159，可从总粉尘浓度测定的采样点中选择有代表性的采样点。

（3）采样方法：将滑板向凹槽方向推动，直至圆筒位于底座之外，取下筒盖，上下移动几次，使含尘空气进入圆筒内，盖上圆筒盖，推动滑板至与底座平齐。然后将沉降器水平静止 3 h，使尘粒自然沉降在盖玻片上。

四、测定

1. 滤膜溶解涂片法

（1）将采集有粉尘的过氯乙烯滤膜放入瓷坩埚或烧杯中，用吸管加入 1～2 mL 乙酸丁酯，用玻璃棒充分搅拌，制成均匀的粉尘混悬液。立即用滴管吸取 1 滴，滴于载物玻片上，用另一载物玻片成 45°角推片，至自然挥发，制成粉尘（透明）标本，贴上标签，注明样品标识。

（2）目镜测微尺的标定：将待标定目镜测微尺放入目镜筒内，物镜测微尺置于载物台上，先在低倍镜下找到物镜测微尺的刻度线，移至视野中央，然后换成400～600放大倍率。

调至刻度线清晰，移动载物台，使物镜测微尺的任一刻度与目镜测微尺的任一刻度相重合（见图6—1）。然后找出两种测微尺另外一条重合的刻度线，分别数出两种测微尺重合部分的刻度数，按照公式（6—1）计算出目镜测微尺刻度的间距（μm）。

$$D=\frac{a}{b}\times 10\ (\mu m) \tag{6—1}$$

式中　D——目镜测微尺刻度的间距，μm；

a——物镜测微尺刻度数；

b——目镜测微尺刻度数；

10——物镜测微尺每刻度间距，μm。

（3）分散度的测定：取下物镜测微尺，将粉尘标本放在载物台上，先用低倍镜找到粉尘颗粒，然后在标定目镜测微尺所用的放大倍率下观察，用目镜测微尺随机地依次测定每个粉尘颗粒的大小，遇长径量长径，遇短径量短径。至少测量200个尘粒（见图6—2）。按表6—1分组记录，算出百分数。

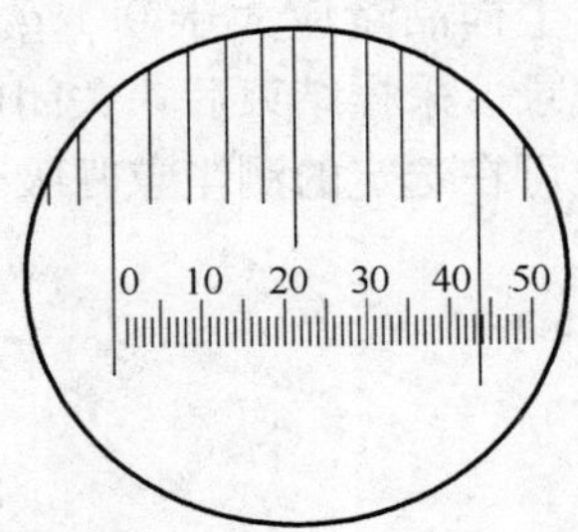

图6—1　目镜测微尺的标定

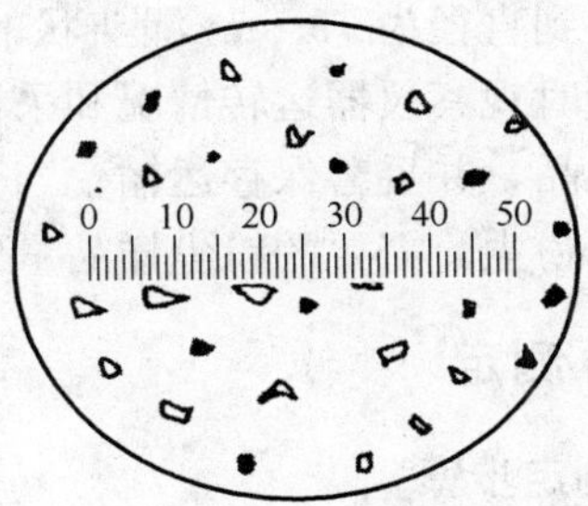

图6—2　粉尘分散度的测量

表6—1　　**粉尘分散度测量记录表**

粒径（μm）	<2	2～	5～	≥10
尘粒数（个）				
百分数（%）				

2. 自然沉降法

（1）制备测定标本：将滑板推出底座外，取出盖玻片，采尘面向下贴在有标签的载物玻片上，标签上注明样品的采集地点和时间。

（2）分散度测定：在显微镜下测量和计算，同滤膜溶解涂片法。

五、注意事项

1. 滤膜溶解涂片法镜检时，如发现涂片上粉尘密集而影响测量时，可向粉尘悬液中再加乙酸丁酯稀释，重新制备标本。制好的标本应放在玻璃培养皿中，避免外来粉尘的污染。

本法不能测定可溶于乙酸丁酯的粉尘（可用自然沉降法）和纤维状粉尘。

2. 自然沉降法适用于各种颗粒性粉尘，包括能溶于乙酸丁酯的粉尘。使用的盖玻片和载物玻片均应无尘粒。沉降时间不能小于 3 h。

第五节　焦磷酸法测定粉尘中游离二氧化硅含量

一、原理

游离 SiO_2 指结晶型的 SiO_2（即石英），粉尘中游离 SiO_2 含量高于 10%时，均按矽尘容许浓度对待。粉尘中硅酸盐及金属氧化物能溶于加热到 245～250℃的焦磷酸中，游离 SiO_2 几乎不溶，而实现分离，然后称量分离出的游离 SiO_2，计算其在粉尘中的百分含量。

二、样品采集

采集粉尘样品时，将粉尘采样器架设在选定的采尘点呼吸带高度，大流量地将空气中的粉尘采集到直径为 75 mm 漏斗状的滤膜上，所需要的粉尘样品量应大于 0.1 g。采样过程中，应随时观察仪器运转情况和采样流量，并做好采样记录。采样结束后，关闭电源，妥善保管好样品，并妥善保存运输；当受采样条件限制时，也可在选定的测尘点呼吸带高度采集新鲜沉降粉尘，需要的粉尘样品量应大于 0.1 g。

三、测定

1. 测定步骤

(1) 将采集的粉尘样品放在 (105±3)℃的烘箱内干燥 2 h，稍冷，储于干燥器备用。如果粉尘粒子较大，需用玛瑙研钵研磨至手捻有滑感为止。

(2) 准确称取 0.100 0～0.200 0 g 粉尘样品于 25 mL 锥形瓶中，加入 15 mL 焦磷酸及数毫克硝酸铵，搅拌，使样品全部湿润。将锥形瓶放在可调电炉上，迅速加热到 245～250℃，同时用带有温度计的玻璃棒不断搅拌，保持 15 min。

(3) 若粉尘样品含有煤、其他碳素及有机物，应放在瓷坩埚或铂坩埚中，在 800～900℃下灰化 30 min 以上，使碳及有机物完全灰化。取出冷却后，将残渣用焦磷酸洗入锥形瓶中。若含有硫化矿物（如黄铁矿、黄铜矿、辉铜矿等），应加数毫克结晶硝酸铵于锥形瓶中。再按照 (2) 加焦磷酸及数毫克硝酸铵加热处理。

(4) 取下锥形瓶，在室温下冷却至 40～50℃，加 50～80℃的蒸馏水至约 40～45 mL，一边加蒸馏水一边搅拌均匀。将锥形瓶中内容物小心转移入烧杯，并用热蒸馏水冲洗温度计、玻璃棒和锥形瓶，洗液倒入烧杯中，加蒸馏水约至 150～200 mL。取慢速定量滤纸折叠成漏斗状，放于漏斗并用蒸馏水湿润。将烧杯放在电炉上煮沸内容物，稍静置，待混悬物略沉降，趁热过滤，滤液不超过滤纸的 2/3 处。过滤后，用 0.1 mol 盐酸洗涤烧杯，并移入漏斗中，将滤纸上的沉渣冲洗 3～5 次，再用热蒸馏水洗至无酸性反应为止（用 pH 试纸试验）。如用铂坩埚时，要洗至无磷酸根反应后再洗 3 次。上述过程应在当天完成。

（5）将有沉渣的滤纸折叠数次，放入已称至恒量（m_1）的瓷坩埚中，在电炉上干燥、炭化；炭化时要加盖并留一小缝。然后放入高温电炉内，在 800～900℃灰化 30 min；取出，室温下稍冷后，放入干燥器中冷却 1 h，在分析天平上称至恒量（m_2），并记录。

2. 计算

按式（6—2）计算粉尘中游离二氧化硅的含量：

$$SiO_2\ (F) = \frac{m_2 - m_1}{G} \times 100\% \qquad (6\text{—}2)$$

式中　SiO_2（F）——游离二氧化硅含量；

m_1——坩埚质量，g；

m_2——坩埚加沉渣质量，g；

G——粉尘样品质量，g。

3. 焦磷酸难溶物质的处理

若粉尘中含有焦磷酸难溶的物质时，如碳化硅、绿柱石、电气石、黄玉等，需用氢氟酸在铂坩埚中处理。

四、注意事项

焦磷酸溶解硅酸盐时温度不得超过 250℃，否则容易形成胶状物。酸与水混合时应缓慢并充分搅拌，避免形成胶状物。样品中含有碳酸盐时，遇酸产生气泡，宜缓慢加热，以免样品溅失。用氢氟酸处理时，必须在通风柜内操作，注意防止污染皮肤和吸入氢氟酸蒸气。用铂坩埚处理样品时，过滤沉渣必须洗至无磷酸根反应，否则会损坏铂坩埚。

第六节　石棉纤维浓度测定

一、原理

用滤膜采集空气中的石棉纤维粉尘，滤膜经透明固定后，在相差显微镜下计数石棉纤维数，计算单位体积空气中石棉纤维根数。

二、样品采集

现场采样按照 GBZ 159 执行。样本采集步骤参见粉尘浓度测定。个体采样流量可采用 2 L/min，定点采样可采用 2～5 L/min，可采用 8 h 连续采样或分时段采样。每张滤膜的采样时间应根据空气中石棉纤维的浓度及采样流量来确定，要求在每 100 个视野中，石棉纤维应不低于 20 根，每个视野中不高于 10 根。当工作场所石棉纤维浓度高时，可缩短每张滤膜的采样时间或及时更换滤膜。采样结束后，小心取下粉尘采样头，取出滤膜夹，使受尘面向上放入滤膜盒中，不可将滤膜折叠或叠放；在运输过程中，应避免振动，以防止石棉纤维落失而影响测定结果。

三、测定

1. 样品处理

（1）用无齿小镊子小心取出采样后的滤膜，粉尘面向上置于干净的玻璃板或白瓷板上，用手术刀片或剪子将测尘滤膜剪成楔形小块。取1/6～1/8楔形小块滤膜，放在载玻片上。

（2）滤膜的透明固定。

2. 石棉纤维的计数测定

（1）按使用说明书调节好相差显微镜。

（2）目镜测微尺的校正：利用物镜测微尺对目镜测微尺的刻度进行校正，算出计数区的面积（mm^2）及各标志的实际尺寸（μm）。

（3）将样品先放在低倍镜（10×）下，找到滤膜边缘，对准焦点，然后换成高倍镜（40×），用目镜测微尺观察计数。

（4）石棉纤维的计数规则

1）计数符合下列条件的纤维：其长度大于 5 μm、宽度小于 3 μm、长度与宽度之比大于 3∶1 的石棉纤维。

2）一根纤维完全在计数视野内时计为 1 根；只有一端在计数视野内者计为 0.5 根；纤维在计数区内而两端均在计数区之外计为 0 根，但计数视野数应统计在内；弯曲纤维两端均在计数区而纤维中段在外者计为 1 根（见图 6—3）。

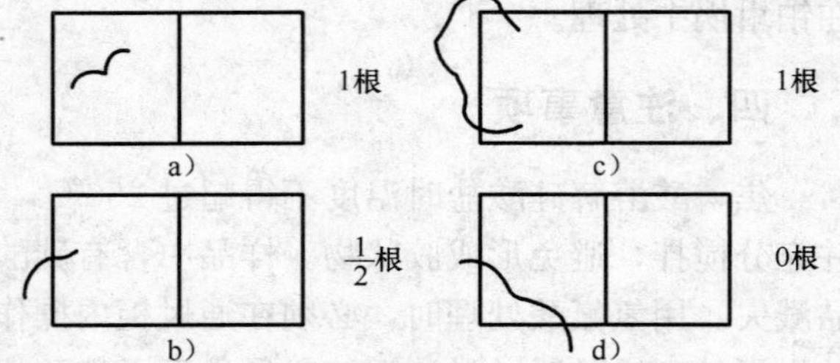

图 6—3　石棉纤维在测微尺中的位置及计数法

3）不同形状和类型纤维的计数：

单根纤维按 1）参照图 6—4a 进行计数。

分裂纤维按 1 根计数，参照图 6—4b。

交叉纤维或成组纤维，如能分辨出单根纤维者按单根计数原则计数；如不能分辨者则按一束计，束的宽度小于 3 μm 者按 1）计为 1 根，大于 3 μm 者不计（见图 6—4c）。

纤维附着尘粒时，如尘粒小于 3 μm 者计为 1 根，大于 3 μm 者不计（见图 6—4 d）。

（5）计数指标：随机计数测定 20 个视野，当纤维数达到 100 根时，即可停止计数。如纤维数不足 100 根时，则应计数测定到 100 个视野。

（6）计数完一个视野后，移动推片器找下一个视野。移动时应按行列顺序，不能挑选，要随时停留在视野上，以避免重复计数测定和减少系统误差。

（7）计数时，滤膜上的纤维分布数量应合适，每 100 个视野中不应低于 20 根纤维，每个视野中不应多于 10 根。如不符合此要求，应重新制备样品计数测定；如仍不符合时，应重新采样进行计数测定。

3. 计算

石棉纤维计数浓度按式（6—3）计算：

$$C=\frac{A\times N}{a\times n\times F\times t\times 1\,000} \qquad (6—3)$$

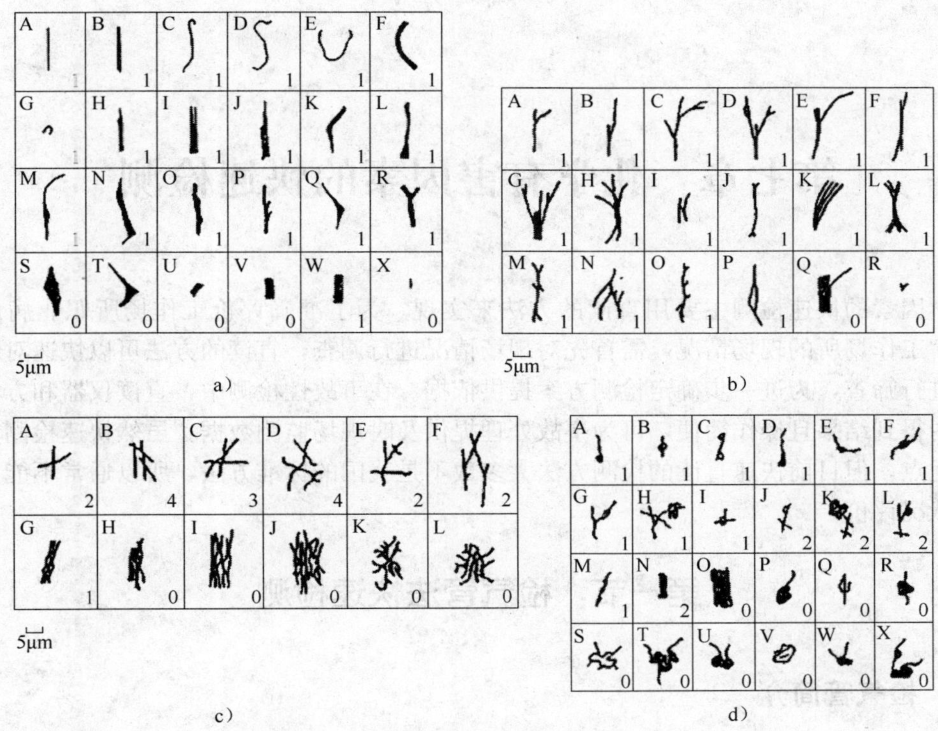

图 6—4　各种类型石棉纤维的计数规则

式中　C——空气中石棉纤维的数量浓度，f/cm^3；

A——滤膜的采尘面积，mm^2；

N——计数测定的纤维总根数，f；

a——目镜测微尺的计数视野面积，mm^2；

n——计数测定的视野总数；

F——采样流量，L/min；

t——采样时间，min。

四、注意事项

为了确定滤膜是否可以使用，在每盒滤膜中随机抽取 1 张按上述方法进行计数测定，在 100 个视野中不超过 3 根纤维为清洁滤膜，证明此盒滤膜可以使用。本法有系统误差和随机误差存在于采样和分析过程中，这种误差可用相对标准偏差（RSD）来衡量：RSD 与计数的纤维总数有关，当纤维总数达 100 根时，RSD 应小于 20%；当纤维总数只有 10 根时，RSD 应小于 40%。检测人员应定期对同一滤膜切片按本法要求计数测定 10 次以上，并求出各自的测定 RSD，并要达到上述要求。本法不能区别纤维的性质，若要区别不同纤维，需采用电子显微镜观测。呈链状排列的颗粒粉尘和其他纤维会干扰记数，若非纤维状粉尘浓度过高，会使视野内的纤维变得模糊，观测困难。

第七章　化学有害因素的快速检测

化学因素的快速检测主要用直读的方法来实现。为了准确评价工作场所职业病危害情况，了解工作场所的现场情况，需首先对现场情况进行调查，直读的方法可以快速对现场化学物质进行筛查，为进一步确定检测方案提供依据。在事故性检测中，直读仪器和方法可在短时间内得到结果且操作简便，可为事故处理提供及时现场监测数据。虽然快速检测方法具有很多优点，但目前快速直读的检测方法大多数不是我国的标准方法，所以通常不能用于职业卫生状况评价。

第一节　检气管法快速检测

一、检气管简介

快速检气管是一种现场快速、直读测定气体浓度的检测手段，由一支内装显色指示剂、外壁印有浓度刻度的玻璃管组成，当被测气体通过管内指示剂时发生显色化学反应，测试人便可通过变色界线直接读出气体的浓度。其具有数百种气体和不同的浓度范围。

二、检气管法的特点

1. 检气管体积小、质量轻、携带方便、价格低廉。

2. 现场快速读数、操作简单、技术要求不高，经过短时间培训，就能够进行检测工作。

3. 方法的灵敏度较高，可用于许多有机和无机有害物质的检测。

4. 由于受材料、技术和化学反应本身的限制，检测的准确度和精密度较差。

三、使用注意事项

1. 因进行半定量测定，所以抽气装置的体积应准确。

2. 因显色反应受温度时间的影响，所以应在规定的温度和时间内进行测定。

四、部分检气管名称和检测范围

部分检气管名称和检测范围见表 7—1。

表 7—1　　部分检气管种类和检测范围

检测化学物质	检测范围（$\times 10^{-6}$）	检测化学物质	检测范围（$\times 10^{-6}$）
乙醛	5～750	二氧化碳	100～4 000
乙醛	1～20	二氧化碳	300～5 000
乙醛	2.5～100	二硫化碳	0.63～100
乙酸	1～100	二硫化碳	20～4 000
乙酸	0.125～25	一氧化碳	1～30
丙酮	0.05～2%V	一氧化碳	1%～50%V
丙酮	50～12 000	一氧化碳	8～1 000
乙炔	0.05%～4%V	一氧化碳	5～50
酸性气体（乙酸）	1～80	一氧化碳	2.5～2 000
丙烯腈（氰乙烯）	0.1～18	一氧化碳	0.1%～10%V
丙烯腈（氰乙烯）	2～360	一氧化碳	25～2 000
胺类	1～280	一氧化碳	0.05%～4%V
胺类	0.25～39	四氯化碳	0.5～60
氨	0.05%～3.52%V	四氯化碳	0.25～12
氨	0.2%～32%V	羰基硫	2～125
氨	2.5～200	羰基硫	5～200
氨	10～1 000	氯离子溶液	10～200 mg/L
氨	0.5～78	氯离子溶液	25～1000 mg/L
醋酸正戊酯	10～200	氯气	0.25%～10%V
苯胺	1.25～60	氯气	25～1000
砷化三氢	0.04～10	氯气	0.025～2
苯	2.5～120	氯气	0.5～16
苯	2～312	二氧化氯	0.025～1.2
苯	0.125～60	二氧化氯	0.1～10
苯	0.5～10	氯苯	0.5～43
苯	1～100	氯苯	2～500
丁二烯	0.5～5	氯仿	4～400
丁二烯	2.5～100	氯仿	0.5～27
丁二烯	50～800	甲酚	1～25
丁烷	25～1 400	环己醇	5～100
乙酸丁酯	0.05%～0.8%V	环己酮	2～75
乙酸丁酯	10～300	乙硼烷	0.02～5
异丁醇	5～150	二氯（代）苯	2.5～300

续表

检测化学物质	检测范围 （$\times10^{-6}$）	检测化学物质	检测范围 （$\times10^{-6}$）
正丁醇	10～150	1，2～二氯（代）苯	5～250
叔丁硫醇	2.5～150 mg/m³	二甲基乙酰胺	1.5～240
叔丁硫醇	0.5～30 mg/m³	二甲基乙酰胺	0.8～90
叔丁基硫醇＋二甲基硫	1～15 mg/m³	二甲基硫醚	0.25～10
二氧化碳	10%～100%V	乙酸乙酯	0.1%～1.5%V
二氧化碳	0.13%～6%V	乙酸乙酯	25～800
二氧化碳	0.5%～20%V	普通酒精	50～2 000
乙烯	25～800	硫化氢	0.5～12
乙二醇	10～100 mg/m³	硫化氢	1%～40%V
环氧乙烷	0.05%～3%V	硫化氢＋二氧化硫	1.25～120H_2S
环氧乙烷	0.4～350	硫化氢＋二氧化硫	0.02%～8%V
乙醚	0.04%～1%V	乙酸异戊酯	10～200
乙醚	10～1 200	异戊醇	5～300
乙硫醇	0.5～120	乙酸异丁酯	10～300
乙硫醇	0.2～75	异丁醇	10～150
乙硫醇	2.5～40	乙酸异丙酯	20～500
一氟一氯化碳	240～960	异丙醇	25～800
一氟一氯化碳	800～6 400	液化石油气	0.02%～0.8%V
甲醛	8～6 400	汞气	0.05～13.2 mg/m³
甲醛	2～100	甲基丙烯腈	0.2～32
甲醛	0.1～40	甲醇	0.002%～4.5%V
甲醛	0.05～1	甲醇	2～56
汽油	0.015%～1.2%V	甲醇	20～1 000
汽油	30～2 000	溴化甲烷	10～600
正己烷	10～1 200	溴化甲烷	2.5～200
正己烷	0.015%～1.2%V	溴化甲烷	1～36
肼	0.05～2	甲基氯仿	100～2 000
碳氢化合物	100～3 000	甲基氯仿	6～900
碳氢化合物	0.05%～2.4%V	甲基环己酮	2～100
碳氢化合物	0.5～28 mg/L	甲基环己烯醇	5～100
氢	0.5%～2%V	二氯甲烷	25～500
氯化氢	0.2～76	二氯甲烷	10～150
氯化氢	10～1 000	甲乙酮	0.02%～0.6%V

续表

检测化学物质	检测范围（$\times10^{-6}$）	检测化学物质	检测范围（$\times10^{-6}$）
氯化氢	50～5 000	甲基异丁基酮	0.01%～0.6%V
氯化氢	0.05%～1.6%V	甲硫醇	0.25～140
氯化氢	0.36～120	甲硫醇	20～2 700
氢氰酸	17～2 400	甲基丙烯酸甲酯	10～500
氢氰酸	0.2～7	一氯代苯	2～500
氟化氢	0.25～100	一氯代苯	0.5～43
过氧化氢	0.5～10	石油气	0.5～28 mg/L
硫化氢	1～40	羰基镍	10～800
硫化氢	0.1～4	硝酸	0.1～40
硫化氢	0.1%～4%V	二氧化氮	0.5～125
硫化氢	0.25～120	氧化氮	50～2 500
硫化氢	10～4 000	氧化氮	0.04～16.5
硫化氢	25～1 600	氧化氮	2.5～200
硫化氢	1～240	氧化氮	5～625
硫化氢	12.5～500	硝基烷	0.5～30
硫化氢	0.25%～20%V	氧气	3%～24%V
硫化氢	0.5～12	氯乙烯	0.025%～2%V
2～戊烯腈	0.5～15	氯乙烯	0.25～54
石脑油	0.5～28 mg/L	偏二氯乙烯	0.4～40.6
酚	0.4～187	水汽	2～10 lb/MMCF
光气	0.05～20	水汽	0.5～32 mg/L
磷化氢	2.5～100	水汽	0.05～2 mg/L
磷化氢	2.5～1 000	水汽管道泄漏点	3～100 lb/MMCF
磷化氢	0.15～5	二甲苯	5～625
丙烷	0.1%～2%V	1，1，1—三氯乙烷	6～900
醋酸丙酯	20～500	三氯乙烯	0.05%～2.5%V
氮苯	0.2～35	三氯乙烯	0.125～8.8
干洗溶剂油	50～8 000 mg/m³	三氯乙烯	1～70
苯乙烯	2～100	三氯乙烯	2～250
苯乙烯	10～1 500	三氯乙烯	20～1 300
二氧化硫	0.05～10	醋酸乙烯酯	5～250
二氧化硫	0.5～60	氯乙烯	0.1～6.6
二氧化硫	0.5%～8.0%V	氯乙烯	0.25～70

续表

检测化学物质	检测范围（×10^{-6}）	检测化学物质	检测范围（×10^{-6}）
二氧化硫	20～3 600	氯乙烯	0.025%～2%V
二氧化硫	1.25～200	四氢呋喃	20～800
二氧化硫	0.1～25	四氢噻吩	1～10
硫酸	1～5 mg/m³	四氢噻吩	10～200
全氯乙烯	0.1～9	四氢噻吩	10～100 mg/m³
全氯乙烯	2～250	甲苯	5～690
全氯乙烯	1～75	甲苯	1～100
全氯乙烯	7～900	硫醇	0.1～8
四氢呋喃	20～800	硫醇	0.5～120
二甲苯	5～625		

第二节　气体测定仪法

气体测定仪法是用携带方便的仪器在现场进行即时直读式检测的方法。它具有较高的灵敏度、准确度和精密度，可用于许多有害物质的检测，而且还具有体积较小、重量较轻、携带方便、操作简单快速的特点。便携式气体测定仪虽然具有很多优点，但是由于受到生产技术和使用量的限制，目前此类仪器的价格较高，仪器的校正、使用和维护需要较高的技术和费用。

使用注意事项：

1. 使用前，应进行校正。
2. 使用经认证过的仪器。

以下介绍几种常见的便携式仪器气体测定仪的类型：

一、电化学传感器快速测定方法

最早的电化学传感器可以追溯到 20 世纪 50 年代，当时用于氧气监测。到了 20 世纪 80 年代中期，小型电化学传感器开始用于检测 PEL 范围内的多种不同有毒气体，并显示出了良好的敏感性与选择性。目前，为保护人身安全，各种电化学传感器广泛应用于许多静态与移动场合。

工作原理：从电化学概念上来说，传感器包括两个电极——感应电极和负电极。它们被一层电解质薄膜分离开，被一个塑料壳密封起来，只留有一个小孔允许气体进入感应电极，传感器内的电极通过引脚被连接到所应用的设备上。引脚还可以与外部的电阻电路相连，这样当有电流通过时就可以测出电势差。扩散进入传感器的气体在感应电极表面发生氧化或还原反应，在另一电极发生与之相对的逆反应，在外部电路上形成电流。由于气体进入传感器的速度由栅孔控制，所以产生的电流与传感器外气体浓度成比例。这样就可以直接测量当前毒气含量了。它的主要用途是气体现场检测，其缺点是特异性不强易受干扰，传感器使用寿命短，易饱和。

二、气相色谱质谱快速测定方法

质谱分析法是通过对被测样品离子的质荷比的测定来进行分析的一种分析方法。被分析的样品首先要离子化，然后利用不同离子在电场或磁场的运动行为的不同，把离子按质荷比（m/z）分开而得到质谱，通过样品的质谱和相关信息，可以得到样品的定性定量结果。质谱仪是一种很好的定性鉴定用仪器，对混合物的分析无能为力；色谱仪是一种很好的分离用仪器，但定性能力很差，二者结合起来，则能发挥各自专长，使分离和鉴定同时进行。因此，早在 20 世纪 60 年代就开始了气相色谱-质谱联用技术的研究，并出现了早期的气相色谱-质谱联用仪。在 70 年代末，这种联用仪器已经达到很高的水平。近年来生产质谱和气相色谱质谱的厂商生产出了小型耐用的气质联用仪器，使得气相色谱-质谱联用仪可在现场应用。它的主要用途是测定挥发性有机化合物，且可立刻对现场未知化合物定性，其缺点为仪器价格昂贵。

三、红外光谱快速测定方法

红外光谱仪中发出的红外光线，照射到待检测物体表面后，有机物质能产生吸收特性，对发射的红外光进行吸收，然后产生一个红外光谱图。根据光谱图上不同的吸收峰，找到电脑中存储的相对应的化学集团数据库，从而进行对比判断，推测得出此物质归属的大概范畴。近年来越来越多的便携式仪器使用红外光谱检测器，用来进行现场检测。

用途：检测空气中挥发性和半挥发性有机化合物。

1. 红外光谱仪的优点

（1）可快速重复扫描。

（2）所有波长可同时测定。

（3）没有狭缝和光栅，因此到达检测器的能量强。

（4）化学物质红外吸收的相对特异性。

（5）不用进行样品收集处理。

2. 红外光谱仪的缺点

最小检测限会受到如水蒸气、路径长度、化学物质等多种因素影响；有些方法使用仪器较大，且需专业人员操作，干扰因素较多，准确度较差；它是一种半定量检测方法。

四、表面声波检测器测定方法

表面声波（Surface Acoustic Wave，SAW）是采用表面波原理制造出的检测器。检测器内的压电石英晶片上电极的信号发送端产生 500 MHz 的表面声波，检测器表面对样品进行吸收，引起接受端表面波的变化。这种变化被转化成相应的信号，与数据库中存储的大量的 VOC 图谱进行比较、鉴别以确定气体种类。它主要用来检测挥发性或半挥发性的有机化合物。特点为分析时间短，最低检测限可从 10^{-9}～10^{-12}，快速分离混合样品。通用型检测器，体积小，直接分析气体、固体、液体样品，运行费用低，长时间检测性能稳定。

五、光离子化检测器测定方法

光离子化检测器是利用紫外光能激发解离电位较低（小于 10.2eV）的化合物，使之电离，在电场作用下形成电流而进行检测的一种检测器。多用于芳香族化合物如多环芳烃的分析，对 H_2S、PH_3、N_2H_4 等物质也有很高的灵敏度。不同能量的光源对各种化合物的灵敏度和选择性有影响。

用途为检测宽范围的挥发性有机化合物。其特点是检测可在任何条件下进行，数据处理方便、校准方便、易操作。

六、火焰离子化检测器测定方法

火焰离子化检测器是以氢气和空气燃烧的火焰作为能源，利用含碳化合物在火焰中燃烧产生离子，在外加的电场作用下，使离子形成离子流，根据离子流产生的电信号强度进行检测。

用途为检测包含甲烷的挥发性有机化合物（VOCS）。特点为体积小、易操作，适合现场使用。火焰离子化检测器为非特异性检测器，只能测定总的挥发性有机化合物。

第三节 应 用

目前我国职业病危害因素监测的国家标准方法中仅有一个使用快速直读的方法，即一氧化碳和二氧化碳的不分光红外线气体分析仪法（GBZ/T 160.28—2004）。

1. 原理

空气中的一氧化碳或二氧化碳送入不分光红外线分析仪内，选择性吸收各自的红外线。在一定范围内，吸收值与其浓度呈定量关系，根据吸收值测定一氧化碳或二氧化碳的浓度。

2. 样品的采集、运输和保存

现场采样按照 GBZ 159 执行。用双联橡皮球将现场空气样品打入采气袋中，放掉后，再打入现场空气，如此重复 5～6 次；然后，将空气样品打满采气袋，密封进气口，带回实验室测定。

3. 注意事项

方法的检出限：一氧化碳为 0.1 mg/m^3，二氧化碳为 0.001%；测定范围：一氧化碳为 0.1～50 mg/m^3，二氧化碳为 0.001%～0.5%。若浓度超过测定范围，应选择较大量程进行测定。本法的精密度和准确度取决于量程校准气的不确定度和仪器稳定性误差。由于空气中的水分对测定有干扰，在测定样品时，应将样品空气先通过变色硅胶管，除去水分。一氧化碳的特征吸收峰为 4.65 μm，二氧化碳为 4.3 μm，甲烷为 3.3 μm，因此，甲烷不干扰本法的测定。应使用经计量部门检定的不分光红外线分析仪。

第八章　工作场所物理因素检测技术

工作场所中的物理性职业危害因素与生产性粉尘、化学物质不同，生产环境中的物理因素除激光外，绝大多数也产生和存在于自然界中，是构成生物和人类生存所必需的环境要素的一部分，是生活、生产共有因素，只有超出一定强度范围时才能对人造成伤害。为了防止工作场所中物理因素对劳动者人体健康造成损害，国家制定了一系列职业卫生接触限值和相配套的检测方法。

适当了解工作场所中物理因素的产生和存在的特点，对正确理解和使用测量方法是有必要的。生产性粉尘及化学物质多以气溶胶或分子形式存在于工作场所的空气中，而物理因素除振动外，多以场的形式存在，如声场、电磁场、热辐射场等。除高温外，物理因素的产生和消失与生产设备的启动和关闭是同步的。基于上述物理因素的特点，其检测工作均为现场即时直读方式的测量。

物理因素检测和其他危害因素检测一样，其检测的目的是得到客观、真实的劳动者“暴露剂量”，所以其检测应包括接触强度和接触时间两部分内容。

本章在目前国家已制定的职业卫生接触限值并配套相应测量方法标准的基础上，力求以简单、明确和实用的方式进行介绍。

第一节　高温测量

目前将湿球黑球温度（WBGT）指数作为评价高温作业的主要参数，它综合考虑了气温、气湿、气流和辐射热四个因素。

一、测量仪器

1. 仪器

WBGT 指数测定仪，WBGT 指数测量范围为 21～49℃，可用于直接测量。

2. 使用方法

使用干球温度计（测量范围为 10～60℃）、自然湿球温度计（测量范围为 5～40℃）、黑球温度计（直径 150 mm 或 50 mm 的黑球，测量范围为 20～120℃）。将三个温度计呈同一平面固定在三脚架上，等腰型夹角 60°，每个温度计间距小于 30 cm，分别测量三种温度，通过下列公式计算得到 WBGT 指数。

室外：WBGT＝湿球温度（℃）×0.7＋黑球温度（℃）×0.2＋干球温度（℃）×0.1

室内：WBGT＝湿球温度（℃）×0.7＋黑球温度（℃）×0.3

3. 辅助器材

三脚架、线缆、蒸馏水、吸管。

二、测量方法

1. 现场调查

（1）了解工作场所的作业和休息区域划分以及隔热设施、热源分布等一般情况，绘制简图。

（2）工作流程包括生产工艺、加热温度和时间、生产及作业方式等。

（3）进行工时记录，包括工作路线、在工作地点停留时间、频度及持续时间等。

2. 测量

（1）测量前应按照仪器使用说明书进行校正，并检查电量是否充足。

（2）确定湿球温度计的储水槽注入蒸馏水，确保棉芯干净并且充分浸湿，注意不能加自来水。保证棉芯浸入水槽中，棉芯不得与其周边接触。

（3）读数前或者加水后，需要 10 min 稳定时间。

3. 测点选择

（1）测点数量

1）工作场所无生产性热源，选择 3 个测点，取平均值；存在生产性热源，选择 3～5 个测点，取平均值。

2）工作场所被隔离为不同热环境或通风环境，每个区域内设置 2 个测点。取平均值。

（2）测点位置

1）测量应包括作业温度最高和通风最差的作业岗位和操作工人的高温接触情况。

2）劳动者工作是流动的，在流动范围内，相对固定工作地点分别进行测量，计算时间加权 WBGT 指数。

4. 测量高度

立姿作业为 1.5 m；坐姿作业为 1.1 m。作业人员实际受热不均匀时，应分别测量头部、腹部和踝部。立姿作业为 1.7、1.1 和 0.1 m 处；坐姿作业为 1.1、0.6 和 0.1 m。WBGT指数的平均值计算公式如下：

$$\mathrm{WBGT}=\frac{\mathrm{WBGT}_{头}+2\times \mathrm{WBGT}_{腹}+\mathrm{WBGT}_{踝}}{4} \tag{8—1}$$

式中 WBGT——WBGT 指数平均值；

$\mathrm{WBGT}_{头}$——测得头部的 WBGT 指数；

$\mathrm{WBGT}_{腹}$——测得腹部的 WBGT 指数；

$\mathrm{WBGT}_{踝}$——测得踝部的 WBGT 指数。

5. 测量时间

（1）原则上应在室外温度达到或超过夏季通风室外计算温度时进行测量。常年从事高温作业，在夏季最热季节测量；不定期接触高温作业，在工期内最热月测量；从事室外作业，在最热月晴天有太阳辐射时测量。

（2）作业环境热源稳定时，每天测 3 次，工作开始后及结束前 0.5 h 分别测 1 次，工作中测 1 次，取平均值。如在规定时间内停产，测定时间可提前或推后。

（3）工作日内作业环境热源不稳定，热强度随时间变化较大时，分别测量并计算时间加权平均 WBGT 指数。

（4）测量持续时间取决于测量仪器的反应时间。

6. 测量条件

（1）测量应在正常生产情况下进行。

（2）测量期间避免受到人为气流影响。

（3）WBGT 指数测定仪应固定在三脚架上，同时避免物体阻挡辐射热或者人为气流干扰，测量时不要站立在靠近设备的地方。

（4）环境温度超过 60℃，可使用遥测方式，将主机与温度传感器分离。

三、时间加权 WBGT 指数计算

在热强度变化较大的工作场所，或工人在热强度不同的区域流动作业时，应计算时间加权平均 WBGT 指数：

$$\overline{WBGT}=\frac{WBGT_1\times t_1+WBGT_2\times t_2+\cdots+WBGT_n\times t_n}{t_1+t_2+\cdots+t_n}\qquad(8—2)$$

式中　$\overline{WBGT}$——时间加权平均 WBGT 指数；

t_1、t_2、…、t_n——工作人员在第 1，2，…，n 个工作地点实际停留的时间；

$WBGT_1$、$WBGT_2$、…、$WBGT_n$——时间 t_1、t_2、…、t_n 时的测量值。

四、测量记录

测量记录应该包括测量日期、测量时间、气象条件（温度、相对湿度）、测量地点（单位、厂矿名称、车间和具体测量位置）、测量仪器型号、测量数据、测量人员等。

五、注意事项

在进行现场测量时，测量人员应注意个体防护。

第二节　噪声测量

主要采用 A 计权网络声压级评价噪声，A 声级与人耳的听力特性相似。

一、测量仪器

1. 声级计：2 型或以上，具有 A 计权、“S（慢）”挡。

2. 积分声级计或个人噪声剂量计：2 型或以上，具有 A 计权、C 计权、“S（慢）”挡和“Peak（峰值）”挡或脉冲挡。

3. 测量脉冲噪声时使用秒表。

二、测量方法

1. 现场调查

为正确选择测量点、测量方法和测量时间等，必须在测量前对工作场所进行现场调查。调查内容主要包括：

（1）工作场所的面积、空间、工艺区划分、噪声设备布局等，绘制略图。

（2）工作流程的划分、各生产程序的噪声特征、噪声变化规律等。

（3）预测量，判定噪声是否稳态、分布是否均匀。

（4）工作人员的数量、工作路线、工作方式、停留时间等。

2. 测量仪器的准备

（1）测量仪器选择：固定的工作岗位选用声级计，流动的工作岗位优先选用个体噪声剂量计，或对不同的工作地点使用声级计分别测量，并计算等效声级。

（2）测量前应根据仪器校正要求对测量仪器校正。

（3）积分声级计或个人噪声剂量计设置为A计权、“S（慢）”挡，取值为声级L_{pA}或等效声级L_{Aeq}；测量脉冲噪声时使用C计权、“Peak（峰值）”挡，时间响应使用“脉冲”挡。

3. 测点选择

（1）工作场所声场分布均匀［测量范围内A声级差别<3 dB（A）］，选择3个测点，每个测点记录2～3个读数，取平均值。

（2）工作场所声场分布不均匀时［测量范围内A声级差别≥3 dB（A）］，应将其划分若干声级区，同一声级区内声级差<3 dB（A）。每个区域内，选择2个测点，每个测点记录2～3个读数，取平均值。

（3）劳动者工作是流动的，在流动范围内，对工作地点分别进行测量，并记录累积作业时间，计算等效声级。

4. 测量

（1）传声器应放置在劳动者工作时耳部的高度，站姿为1.50 m，坐姿为1.10 m。

（2）传声器指向声源的方向。

（3）测量仪器固定在三脚架上，置于测点；若现场不适于放三脚架，可手持声级计，但应保持测试者与传声器的间距>0.5 m。

（4）稳态噪声的工作场所，每个测点测量3次，取平均值。

（5）非稳态噪声的工作场所，根据声级变化（声级波动≥3 dB）确定时间段，测量各时段的等效声级，并记录各时间段的持续时间。

（6）脉冲噪声测量时，应测量脉冲噪声的峰值和工作日内脉冲次数。

（7）测量应在正常生产情况下进行。工作场所风速超过3 m/s时，传声器应戴防风罩。应尽量避免电磁场的干扰。

5. 计算

（1）非稳态噪声的工作场所，按声级相近的原则把一天的工作时间分为n个时间段，用积分声级计测量每个时间段的等效声级$L_{Aeq,Ti}$，按照公式（8—3）计算全天的等效声级：

$$L_{Aeq,T}=10\lg\left(\frac{1}{T}\sum_{i=1}^{n}T_{i}10^{0.1L_{Aeq,T_{i}}}\right) \tag{8—3}$$

式中　$L_{Aeq,T}$——全天内累积接触时间的等效声级，dB（A）；

L_{Aeq,T_i}——时间段 Ti 内等效声级，dB（A）；

T——这些时间段的总时间，h；

T_i——第 i 时间段的时间，h；

n——总的时间段的个数。

（2）一天 8 h 等效声级（$L_{EX\cdot 8h}$）的计算

根据等能量原理将一天实际工作时间内接触噪声强度规格化到工作 8 h 的等效声级，按公式（8—4）计算：

$$L_{EX\cdot 8h}=L_{Aeq,Te}+10\lg\frac{T_{e}}{T_{0}} \tag{8—4}$$

式中　$L_{EX\cdot 8h}$——一天实际工作时间内接触噪声强度规格化到工作 8 h 的等效声级，dB（A）；

T_e——实际工作日的累积接触噪声时间，h；

L_{Aeq,T_e}——实际工作日的等效声级，dB（A）；

T_0——标准工作日时间，8 h。

（3）每周 40 h 的等效声级：通过 $L_{EX\cdot 8h}$ 计算规格化每周工作 5 天（40 h）接触的噪声强度的等效连续 A 计权声级用公式（8—5）：

$$L_{EX\cdot W}=10\lg\left(\frac{1}{5}\sum_{i=1}^{n}10^{0.1(L_{EX\cdot 8h})_{i}}\right) \tag{8—5}$$

式中　$L_{EX\cdot W}$——每周等效接触值，dB（A）；

$L_{EX\cdot 8h}$——一天实际工作时间内接触噪声强度规格化到工作 8 h 的等效声级，dB（A）；

n——每周实际工作天数，d。

（4）脉冲噪声：使用积分声级计，采用 C 计权、“Peak（峰值）”挡，可直读声压级峰值 L_{peak}，并记录工作日内脉冲总次数。

6. 测量记录

测量记录应该包括：测量日期、测量时间、气象条件（温度、相对湿度）、测量地点（单位、厂矿名称、车间和具体测量位置）、被测仪器设备型号和参数、测量仪器型号、测量数据、测量人员及工时记录等，如为脉冲噪声还应记录单位时间内的脉冲次数（1 min 或 5 min）及每个工作日接触脉冲总次数。

7. 注意事项

在进行现场测量时，测量人员应注意个体防护。

第三节　超高频辐射测量

超高频指频率范围为 30～300 MHz，相应波长为 10～1 m 的电磁辐射，包括脉冲波和连续波。

一、测量仪器

选择量程和频率适合于所检测对象的测量仪器。

二、测量对象的选择

1. 相同型号、相同防护的超高频设备，选择有代表性的设备及接触人员进行测量。

2. 不同型号或相同型号不同防护的超高频设备及接触人员应分别测量。

3. 接触人员的各操作位应分别进行测量，并记录接触时间。

三、测量方法

1. 测量

（1）测量前应按照仪器使用说明书进行校准。

（2）测量操作者接触强度时，应分别测量其头、胸、腹各部位。立姿操作，测量点高度分别取 1.5～1.7 m、1.1～1.3 m、0.7～0.9 m；坐姿操作，测量点分别取 1.1～1.3 m、0.8～1.0 m、0.5～0.7 m。

（3）测量超高频设备场强时，将仪器天线探头置于距设备 5 cm 处。

（4）测量时将偶极子天线对准电场矢量，旋转探头，读出最大值。测量时，手握探头下部，手臂尽量伸直，测量者身体应避开天线杆的延伸线方向，探头 1 m 内不应站人或放置其他物品，探头与发射源设备及反馈线应保持一定距离（至少 0.3 m）。每个测点应重复测量 3 次，取平均值。

2. 测量记录

测量记录应该包括：测量日期、测量时间、气象条件（温度、相对湿度）、测量地点（单位、厂矿名称、车间和具体测量位置）、超高频设备型号和参数、测量仪器型号、测量数据、测量人员等。

3. 测量结果处理

（1）测量结果用功率密度或电场强度表示。在远区场，功率密度与电场强度 E（V/m）按式（8—6）计算：

$$P=\frac{E^2}{3\ 770} \tag{8—6}$$

式中 P——功率密度，mW/cm^2；

E——电场强度，V/m。

（2）不同操作岗位的测量结果应分别计算和评价。

（3）接触时间不足 4 h 的，按 4 h 计；接触时间超过 4 h，不足 8 h 的，按 8 h 计。

4. 注意事项

在进行现场测量时，测量人员应注意个体防护。

第四节 工频电场测量

电场辐射频率为 1～100 Hz 的为极低频电场，频率为 50～60 Hz 的为工频电场。工频电场主要测量其电场强度，以 V/m 或 kV/m 表示。

一、测量仪器

采用配有高灵敏度偶极子探头的场强仪进行测量，场强仪测量范围为：0.003～100 kV/m。

其他类型场强仪的最低检测限应低于 0.05 kV/m。

二、测量对象的选择

1. 相同型号、相同防护的工频设备选择有代表性的设备及其接触人员进行测量。
2. 不同型号或相同型号不同防护的工频设备及其接触人员应分别测量。

三、测量方法

1. 测量

(1) 场强仪应按要求定期进行校准。

(2) 测量时应考虑工作场所地面场强的分布、工作方式、工作地点，进行有代表性的选点测量。

(3) 地面场强是测定距地面高 1.5 m 处的电场强度，测量地点应比较平坦，且无多余的物体。对不能移开的物体应记录其尺寸及其与线路的相对位置，并应补充测量离物体不同距离处的场强。

(4) 变电站内进行测量时应遵守高压设备附近工作的安全规程。

(5) 环境条件：温度 0～40℃，相对湿度＜60%。

2. 测量记录

测量记录应该包括测量日期、测量时间、气象条件（温度、相对湿度）、测量地点（单位、厂矿名称、车间和具体测量位置）、设备型号和参数、测量仪器型号、测量数据、测量人员等。

3. 注意事项

(1) 测量时，要求操作人员离开操作位置。

(2) 测量时，所在人员距离工频测量探头应大于 1.5m。

(3) 在进行现场测量时，测量人员应注意个体防护。

第五节 高频电磁场测量

频率为 100 kHz～30 MHz，相应波长为 3 km～10 m 范围的电磁场，需测量其电场强度

V/m 或磁场强度 A/m。

一、测量仪器

选择量程和频带覆盖面适合于所测量对象的测量仪器。即量程能覆盖 10～1 000 V/m 和 0.5～50 A/m，频带能覆盖 100 kHz～30 MHz 的高频场强仪。电磁场强度为 100 kHz～3 MHz时应同时测量电场和磁场强度。

二、测量对象的选择

1. 相同型号、相同防护的超高频设备选择有代表性的设备及其接触人员进行测量。
2. 不同型号或相同型号不同防护的超高频设备及其接触人员应分别测量。
3. 接触人员的各操作位应分别进行测量，并记录接触时间。

三、测量方法

1. 测量

（1）测量前应按照仪器使用说明书进行校准。

（2）测量操作位场强时，一般测量头和胸部位置。当操作中某些部位可能受更强烈照射时，应在该位置予以加测。

（3）测量高频设备场强时，由远及近，仪器天线探头距离设备不得小于 5 cm，当发现场强接近最大量程或仪器报警时，应立刻停止前进。

（4）手持测量仪器，将检测探头置于所要测量的位置，并旋转探头至读数最大值方向，探头周围 1 m 以内不应有人或临时性地放入其他金属物件，磁场测量不受此限制。每个测点连续测量 3 次，每次测量时间不应小于 15 s，并读取稳定状态的最大值。若测量读数起伏较大时，应适当延长测量时间，取三次读值的平均数作为该点的场强值。

2. 测量记录

测量记录应该包括测量日期、测量时间、气象条件（温度、相对湿度）、测量地点（单位、厂矿名称、车间和具体测量位置）、高频设备型号和参数、测量仪器型号、测量数据、测量人员等。

3. 注意事项

在进行现场测量时，测量人员注意个体防护。

第六节　手传振动测量

本方法适用于生产中使用手持振动工具或接触受振工件时手传振动测量。

一、生物动力学坐标系

以第三掌骨头作为坐标原点，Z 轴（Z_h）由该骨的纵轴方向确定。当手处于正常解剖位置时（手掌朝前），X 轴垂直于掌面，以离开掌心方向为正向。Y 轴通过原点并垂直于 X

轴。手坐标系中各个方向的振动均应以“ h”作下标表示（Z 轴方向的加速度记为 a_{Z_h}，X 轴、Y 轴方向的振动依次类推）（见图 8—1）。

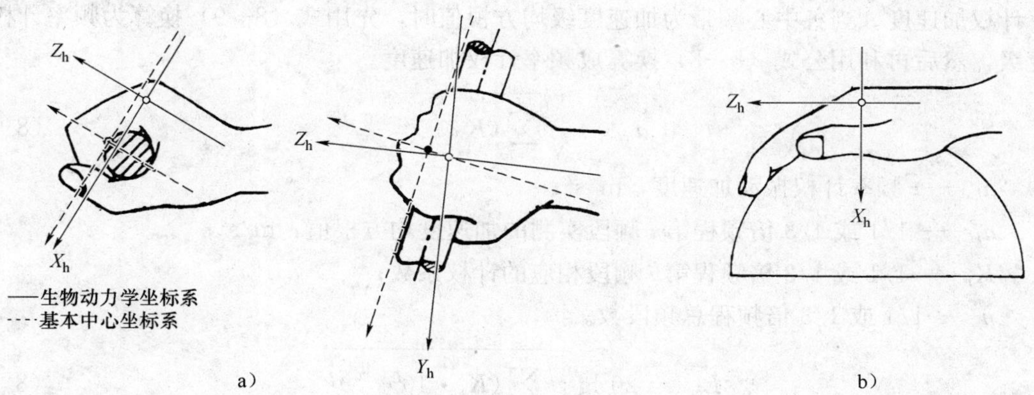

图 8—1　生物动力学坐标系

a）紧握姿势（手以标准握法握住半径为 2 cm 的圆棒）　b）伸掌姿势（手压在半径为 10 cm 的球面上）

二、测量仪器

1. 振动测量仪器。采用设有计权网络的手传振动专用测量仪，直接读取频率计权加速度。

2. 测量仪器覆盖的频率范围至少为 5～1 500 Hz，其频率响应特性允许误差在 10～800 Hz范围内为±1 dB；4～10 Hz 及 800～2 000 Hz 范围内为±2 dB。

3. 振动传感器选用压电式或电荷式加速度计，其横向灵敏度应小于 10%。

4. 指示器应能读取振动频率计权加速度的均方根值。

5. 对振动信号进行 1/1 或 1/3 倍频程频谱分析时，其滤波特性应符合 GB/T 7861 的相关规定。

6. 测量仪器校准：测量前应按仪器使用说明书进行检查及校准。

三、测量方法

1. 测量

按照生物力学坐标系，分别测量三个轴向振动的频率计权加速度值（a_{hw}, m/s^2）。

2. 取值方法

使用手传振动专用测量仪时，可直接读取计权加速度值（m/s^2）；若测量仪器以计权加速度级（dB）表示振动幅值，则可通过公式（8—7）换算成计权加速度。

$$L_h = 20\lg\left(\frac{a}{a_0}\right) \text{或}$$

$$a = 10^{(L_h/20)} \cdot a_0 \tag{8—7}$$

式中　L_h——加速度级，dB；

a——振动加速度有效值，m/s^2；

a_0——振动加速度基准值，$a_0 = 10^{-6}\,m/s^2$。

如果只获得1/1或1/3倍频程各中心频带加速度均方根值时，可采用式（8—8）换算成频率计权加速度。当各中心频带为加速度级均方根值时，先用式（8—9）换算为频率计权加速度级，然后再利用公式（8—8）换算成频率计权加速度。

$$a_{hw} = \sqrt{\sum_{i=1}^{n}(K_i a_{hi})^2} \tag{8—8}$$

式中 a_{hw}——频率计权振动加速度，m/s^2；

a_{hi}——1/1或1/3倍频程第 i 频段实测的加速度均方根值，m/s^2；

K_i——1/1或1/3倍频程第 i 频段相应的计权系数；

n——1/1或1/3倍频程总频段数。

$$L_{hw} = 20\lg\sqrt{\sum_{i=1}^{n}(K_i \cdot 10^{L_{hi}/20})^2} \tag{8—9}$$

式中 L_{hw}——频率计权加速度级；

L_{hi}——1/1或1/3倍频程第 i 频段实测的加速度级均方根值。

3. 测量记录

测量记录应该包括测量日期、测量时间、气象条件（温度、相对湿度）、测量地点（单位、厂矿名称、车间和具体测量位置）、被测仪器设备型号和参数、测量仪器型号、接受振动时间、测量数据、测量人员等。

4. 注意事项

在进行现场测量时，测量人员应注意个体防护。

第七节 微波测量

频率为300 MHz～300 GHz，相应波长为1 m～1 mm范围内的电磁波统称微波，包括脉冲和连续波。

一、测量仪器

选择量程和频率适合于所检验对象的测量仪器。

二、测量对象

1. 应在各操作位分别予以测定。一般测量头和胸部位置。

2. 当操作中某些部位可能受更强辐射时，应予以加测。如需眼观察波导口或天线向下腹部辐射时，应分别加测眼部或下腹部及身体其他受辐射的部位。

3. 当测量位置确定后，应让操作者离开，以防干扰。

4. 当需要查找主要辐射源、了解设备泄漏情况时，可紧靠设备测试，位置与设备距离应>10 cm，其所测值仅供防护时参考。

三、测量方法

1. 测量

（1）测量前应按照仪器使用说明进行校准。

（2）应在微波设备处于正常工作状态时进行测量，测量中仪器探头应避免红外线及阳光直接照射及其他干扰。

（3）在目前使用非各向同性探头的仪器测量时，将探头对准辐射方向，旋转探头至最大值。注意测量单位为 mW/cm^2 或 $\mu W/cm^2$。

（4）各测定点均需重复测量 3 次，取其算术平均值。

（5）测量值的取舍：全身辐射取头、胸、腹等处的最高值；肢体局部辐射取肢体某点的最高值；既有全身，又有局部的辐射，则取除肢体外所测的最高值。

2. 测量记录

测量记录应该包括测量日期、测量时间、气象条件（温度、相对湿度）、测量地点（单位、厂矿名称、车间和具体测量位置）、微波设备型号和参数、操作人员每日累积接触时间、测量仪器型号、探头编号、测量数据、测量人员等。

3. 注意事项

在进行现场测量时，测量人员应注意个体防护。

第八节　紫外辐射测量

紫外线指波长为 100～400 nm 的电磁辐射。

一、测量仪器

紫外照度计。

二、测量部位

1. 应测量操作人员脸、眼、肢体及其他暴露部位辐照度或照射量。

2. 当使用防护用品如防护面罩时，应测量罩内和罩外辐照度或照射量。具体部位是测定被测者面罩内眼、面部和防护手套内外的辐照度。

三、测量方法

1. 测量

（1）测量前应按照仪器使用说明进行校准。

（2）为保护仪器不受损害，应从最大量程开始测量，测量值不应超过仪器的测量范围。

（3）计算混合光源（如电焊弧光）的有效辐照度的方法：混合光源需分别测量长波紫外线、中波紫外线、短波紫外线的辐照度，然后将测量结果加以计算。

示例：电焊弧光的主频率分别为 365 nm、290 nm 以及 254 nm，其相应的加权因子 S_λ

分别为 0.000 11、0.64 以及 0.5，具体计算方法见式（8—10）：

$$E_{eff}=0.000\ 11\times E_A+0.64\times E_B+0.5\times E_C \quad (8—10)$$

式中 E_{eff}——有效辐照度，W/cm²；

E_A——所测长波紫外线（UVA）辐照度，W/cm²；

E_B——所测中波紫外线（UVB）辐照度，W/cm²；

E_C——所测短波紫外线（UVC）辐照度，W/cm²。

2. 测量记录

测量记录应该包括测量日期、测量时间、气象条件（温度、相对湿度）、测量地点（单位、厂矿名称、车间和具体测量位置）、被测仪器设备型号和参数、测量仪器型号、测量数据、测量人员等。

3. 注意事项

在进行现场测量时，测量人员应注意个体防护。

参考文献

1. 徐伯洪，闫慧芳．工作场所有毒物质检测方法．北京：中国人民公安大学出版社，2003

2. 中华人民共和国卫生部．中华人民共和国国家职业卫生标准：工作场所有害因素职业接触限值化学有害因素（GBZ 2.1—2007）

3. 中华人民共和国卫生部．中华人民共和国国家职业卫生标准：工作场所有害因素职业接触限值物理因素（GBZ 2.2—2007）

4. 中华人民共和国卫生部．中华人民共和国国家职业卫生标准：职业卫生标准制定指南第 1 部分：工作场所化学物质职业接触限值

5. 中华人民共和国卫生部．中华人民共和国国家职业卫生标准：职业卫生生物监测质量保证规范（GBZ/T 173—2006）

6. 线引林．生物材料中有毒物质分析方法手册．北京：人民卫生出版社，1994

7. 中华人民共和国卫生部．中华人民共和国国家职业卫生标准：工作场所有害物质监测的采样规范（GBZ 159—2004）

8. 王立，汪正范．色谱分析样品处理．北京：化学工业出版社，2006

9. 张颖．生物样品预处理技术及其应用进展．天津药学 2006，16，(1)：156-158

10. 曾泳淮．仪器分析．北京：高等教育出版社，2003

11. 北京大学化学系，仪器分析教学组．仪器分析教程．北京：北京大学出版社，1997

12. 陈新坤．电感耦合等离子体光谱法原理和应用．天津：南开大学出版社，1987

13. 徐金瑞，田笠卿．ICP 发射光谱分析．天津：南开大学出版社，1991

14. 刘志广．仪器分析．北京：高等教育出版社，2007

15. 朱明华．仪器分析．北京：高等教育出版社（第三版），2004

16. 杨正文，空气检验．成都：四川科学技术出版社，1988

17. 中华人民共和国卫生部．工作场所空气有毒物质测定（GBZ/T 160—2004）．北京：人民卫生出版社，2004

18. 中华人民共和国卫生部．中华人民共和国国家职业卫生标准：工作场所有毒物质测定烷烃类化合物（GBZ/T 160.38—2007）．人民卫生出版社

19. 中华人民共和国卫生部．中华人民共和国国家职业卫生标准：工作场所空气有毒物质测定烯烃类化合物（GBZ/T 160.39—2007）．人民卫生出版社

20. 中华人民共和国卫生部．中华人民共和国国家职业卫生标准：工作场所空气有毒物

质测定芳香烃类化合物（GBZ/T 160.42—2007）．人民卫生出版社

21．中华人民共和国卫生部．中华人民共和国国家职业卫生标准：工作场所空气有毒物质测定卤代烷烃类（GBZ/T 160.45—2007）．北京：人民卫生出版社

22．中华人民共和国卫生部．中华人民共和国国家职业卫生标准：工作场所空气有毒物质测定醇类化合物（GBZ/T 160.48—2007）．北京：人民卫生出版社，2007

23．中华人民共和国卫生部．中华人民共和国国家职业卫生标准：工作场所空气有毒物质测定酚类化合物（GBZ/T 160.51—2007）．北京：人民卫生出版社，2007

24．中华人民共和国卫生部．中华人民共和国国家职业卫生标准：工作场所空气有毒物质测定脂肪族醚类化合物（GBZ/T 160.52—2007）．人民卫生出版社

25．中华人民共和国卫生部．中华人民共和国国家职业卫生标准：工作场所空气有毒物质测定脂肪族醛类化合物（GBZ/T 160.54-2007）．北京：人民卫生出版社，2007

26．中华人民共和国卫生部．中华人民共和国国家职业卫生标准：工作场所空气有毒物质测定脂肪族酮类化合物（GBZ/T 160.55—2007）．人民卫生出版社

27．中华人民共和国卫生部．中华人民共和国国家职业卫生标准：工作场所空气有毒物质测定拟除虫菊脂类农药（GBZ/T 160.78—2007）．人民卫生出版社

28．中华人民共和国卫生部．中华人民共和国国家职业卫生标准：工作场所空气有毒物质测定铟及其化合物（GBZ/T 160.83—2007）

29．中华人民共和国卫生部．中华人民共和国国家职业卫生标准：工作场所空气有毒物质测定钇及其化合物（GBZ/T 160.84—2007）

30．中华人民共和国卫生部．中华人民共和国卫生行业标准：尿中铅的双硫腙分光光度测定方法（WS/T 17—1996）

31．中华人民共和国卫生部．中华人民共和国卫生行业标准：尿中铅的石墨炉原子吸收光谱测定方法（WS/T 18—1996）

32．中华人民共和国卫生部．中华人民共和国卫生行业标准：尿中铅的微分电位溶出测定方法（WS/T 19—1996）

33．中华人民共和国卫生部．中华人民共和国卫生行业标准：血中铅的石墨炉原子吸收光谱测定方法（WS/T 20—1996）

34．中华人民共和国卫生部．中华人民共和国卫生行业标准：血中铅的微分电位溶出测定方法（WS/T 21—1996）

35．中华人民共和国卫生部．中华人民共和国卫生行业标准：血中游离原卟啉的荧光光度测定方法（WS/T 22—1996）

36．中华人民共和国卫生部．中华人民共和国卫生行业标准：尿中δ-氨基乙酰丙酸的分光光度测定方法（WS/T 23—1996）

37．中华人民共和国卫生部．中华人民共和国卫生行业标准：尿中汞的双硫腙萃取分光光度测定方法（WS/T 24—1996）

38．中华人民共和国卫生部．中华人民共和国卫生行业标准：尿中汞的冷原子吸收光谱测定方法（一）碱性氯化亚锡还原法（WS/T 25—1996）

39. 中华人民共和国卫生部. 中华人民共和国卫生行业标准：尿中汞的冷原子吸收光谱测定方法（二）酸性氯化亚锡还原法（WS/T 26—1996）

40. 中华人民共和国卫生部. 中华人民共和国卫生行业标准：尿中有机（甲基）汞、无机汞和总汞的分别测定方法—选择性还原—冷原子吸收光谱法（WS/T 27—1996）

41. 中华人民共和国卫生部. 中华人民共和国卫生行业标准：尿中砷的二乙基二硫代氨基甲酸银—三乙醇胺分光光度测定方法（WS/T 28—1996）

42. 中华人民共和国卫生部. 中华人民共和国卫生行业标准：尿中砷的氢化物发生—火焰原子吸收光谱法（WS/T 29—1996）

43. 中华人民共和国卫生部. 中华人民共和国卫生行业标准：尿中氟的离子选择电极测定方法（WS/T 30—1996）

44. 中华人民共和国卫生部. 中华人民共和国卫生行业标准：尿中镉的火焰原子吸收光谱法（WS/T 31—1996）

45. 中华人民共和国卫生部. 中华人民共和国卫生行业标准：尿中镉的石墨炉原子吸收光谱测定方法（WS/T 32—1996）

46. 中华人民共和国卫生部. 中华人民共和国卫生行业标准：尿中镉的微分电位溶出测定方法（WS/T 33—1996）

47. 中华人民共和国卫生部. 中华人民共和国卫生行业标准：血中镉的石墨炉原子吸收光谱测定方法（WS/T 34—1996）

48. 中华人民共和国卫生部. 中华人民共和国卫生行业标准：尿中钒的催化极谱测定方法（WS/T 35—1996）

49. 中华人民共和国卫生部. 中华人民共和国卫生行业标准：尿中铬的分光光度测定方法（WS/T 36—1996）

50. 中华人民共和国卫生部. 中华人民共和国卫生行业标准：尿中铬的石墨炉原子吸收光谱测定方法（WS/T 37—1996）

51. 中华人民共和国卫生部. 中华人民共和国卫生行业标准：血中铬的石墨炉原子吸收光谱测定方法（WS/T 38—1996）

52. 中华人民共和国卫生部. 中华人民共和国卫生行业标准：尿中硫氰酸盐的吡啶—巴比妥酸分光光度测定方法（WS/T 39—1996）

53. 中华人民共和国卫生部. 中华人民共和国卫生行业标准：尿中2-硫代噻唑烷-4-羧酸的高效液相色谱测定方法（WS/T 40—1996）

54. 中华人民共和国卫生部. 中华人民共和国卫生行业标准：呼出气中二硫化碳的气相色谱测定方法（WS/T 41—1996）

55. 中华人民共和国卫生部. 中华人民共和国卫生行业标准：血中碳氧血红蛋白的分光光度测定方法（WS/T 42—1996）

56. 中华人民共和国卫生部. 中华人民共和国卫生行业标准：尿中镍的分光光度测定方法（WS/T 43—1996）

57. 中华人民共和国卫生部. 中华人民共和国卫生行业标准：尿中镍的石墨炉原子吸收

光谱测定方法（WS/T 44—1996）

58. 中华人民共和国卫生部. 中华人民共和国卫生行业标准：血中镍的石墨炉原子吸收光谱测定方法（WS/T 45—1996）

59. 中华人民共和国卫生部. 中华人民共和国卫生行业标准：尿中铍的石墨炉原子吸收光谱测定方法（WS/T 46—1996）

60. 中华人民共和国卫生部. 中华人民共和国卫生行业标准：尿中硒的氢化物发生—原子吸收光谱测定法（WS/T 47—1996）

61. 中华人民共和国卫生部. 中华人民共和国卫生行业标准：尿中酚的分光光度测定法（WS/T 48—1996）

62. 中华人民共和国卫生部. 中华人民共和国卫生行业标准：尿中酚的气相色谱测定法（一）液晶柱法（WS/T 49—1996）

63. 中华人民共和国卫生部. 中华人民共和国卫生行业标准：尿中酚的气相色谱测定方法（二）FFAP 柱法（WS/T 50—1996）

64. 中华人民共和国卫生部. 中华人民共和国卫生行业标准：呼出气中苯的气相色谱测定方法（WS/T 51—1996）

65. 中华人民共和国卫生部. 中华人民共和国卫生行业标准：尿中马尿酸的分光光度测定方法（WS/T 52—1996）

66. 中华人民共和国卫生部. 中华人民共和国卫生行业标准：尿中马尿酸、甲基马尿酸的高效液相色谱测定法（WS/T 53—1996）

67. 中华人民共和国卫生部. 中华人民共和国卫生行业标准：尿中苯乙醛酸和苯乙醇酸的高效液相色谱测定方法（WS/T 54—1996）

68. 中华人民共和国卫生部. 中华人民共和国卫生行业标准：尿中对氨基酚的分光光度法（WS/T 55—1996）

69. 中华人民共和国卫生部. 中华人民共和国卫生行业标准：尿中对氨基酚的高效液相色谱测定方法（WS/T 56—1996）

70. 中华人民共和国卫生部. 中华人民共和国卫生行业标准：尿中对硝基酚的分光光度测定方法（WS/T 57—1996）

71. 中华人民共和国卫生部. 中华人民共和国卫生行业标准：尿中对硝基酚的高效液相色谱测定方法（WS/T 58—1996）

72. 中华人民共和国卫生部. 中华人民共和国卫生行业标准：尿中 4-氨基-2，6-二硝基甲苯的气相色谱测定方法（WS/T 59—1996）

73. 中华人民共和国卫生部. 中华人民共和国卫生行业标准：尿中五氯酚的分光光度测定方法（WS/T 60—1996）

74. 中华人民共和国卫生部. 中华人民共和国卫生行业标准：尿中五氯酚的高效液相色谱测定方法（WS/T 61—1996）

75. 中华人民共和国卫生部. 中华人民共和国卫生行业标准：尿中甲醇的顶空气相色谱测定方法（WS/T 62—1996）

76. 中华人民共和国卫生部. 中华人民共和国卫生行业标准：尿中亚硫基二乙酸气相色谱测定方法（WS/T 63—1996）

77. 中华人民共和国卫生部. 中华人民共和国卫生行业标准：尿中三氯乙酸分光光度测定方法（WS/T 64—1996）

78. 中华人民共和国卫生部. 中华人民共和国卫生行业标准：尿中杀虫脒及对氯邻甲苯胺的分光光度测定方法（WS/T 65—1996）

79. 中华人民共和国卫生部. 中华人民共和国卫生行业标准：全血胆碱酯酶活性的分光光度测定方法-羟胺三氯化铁法（WS/T 66—1996）

80. 中华人民共和国卫生部. 中华人民共和国卫生行业标准：全血胆碱酯酶活性的分光光度测定方法-硫代乙酰胆碱-联硫代双硝基苯甲酸法（WS/T 67—1996）

81. 中华人民共和国卫生部. 中华人民共和国卫生行业标准：尿中铅的示波极谱测定方法（WS/T 91—1996）

82. 中华人民共和国卫生部. 中华人民共和国卫生行业标准：血中锌原卟啉的血液荧光计测定方法（WS/T 92—1996）

83. 中华人民共和国卫生部. 中华人民共和国卫生行业标准：血清中铜的火焰原子吸收光谱测定方法（WS/T 93—1996）

84. 中华人民共和国卫生部. 中华人民共和国卫生行业标准：尿中铜的石墨炉原子吸收光谱测定方法（WS/T 94—1996）

85. 中华人民共和国卫生部. 中华人民共和国卫生行业标准：尿中锌的火焰原子吸收光谱测定方法（WS/T 95—1996）

86. 中华人民共和国卫生部. 中华人民共和国卫生行业标准：尿中三氯乙酸顶空气相色谱测定方法（WS/T 96—1996）

87. 中华人民共和国卫生部. 中华人民共和国卫生行业标准：尿中肌酐分光光度测定方法（WS/T 97-1996）

88. 中华人民共和国卫生部. 中华人民共和国卫生行业标准：尿中肌酐的反相高效液相色谱测定方法（WS/T 98—1996）

89. 中华人民共和国卫生部. 中华人民共和国卫生行业标准：尿中δ-氨基乙酰丙酸的分光光度测定方法（WS/T 23）

90. 中华人民共和国卫生部. 中华人民共和国卫生行业标准：血中铅的示波极谱测定方法（WS/T 108—1999）

91. 中华人民共和国卫生部. 中华人民共和国卫生行业标准：血中硒氢化物发生-原子吸收光谱测定方法（WS/T 109—1999）

92. 中华人民共和国卫生部. 中华人民共和国卫生行业标准：血中镉和铅的石墨炉原子吸收光谱测定方法（WS/T 174—1999）

93. 中华人民共和国卫生部. 中华人民共和国卫生行业标准：呼出气中丙酮的气相色谱测定方法（WS/T 175—1999）

94. 中华人民共和国卫生部. 中华人民共和国国家职业卫生标准：工作场所空气中粉尘

测定第 1 部分：总粉尘浓度（GBZ/T 192.1—2007）

95. 中华人民共和国卫生部. 中华人民共和国国家职业卫生标准：工作场所空气中粉尘测定第 2 部分：呼吸性粉尘浓度（GBZ/T 192.2—2007）

96. 中华人民共和国卫生部. 中华人民共和国国家职业卫生标准：工作场所空气中粉尘测定第 3 部分：粉尘分散度（GBZ/T 192.3—2007）

97. 中华人民共和国卫生部. 中华人民共和国国家职业卫生标准：工作场所空气中粉尘测定第 4 部分：游离二氧化硅含量测定（GBZ/T 192.4—2007）

98. 中华人民共和国卫生部. 中华人民共和国国家职业卫生标准：工作场所空气中粉尘测定第 5 部分：石棉纤维浓度（GBZ/T 192.5—2007）

99. 中华人民共和国卫生部. 中华人民共和国国家职业卫生标准：工作场所有害因素职业接触限值　第 2 部分　物理因素（GBZ 2.2—2007）

100. 中华人民共和国卫生部. 中华人民共和国国家职业卫生标准：工作场所物理因素测量　超高频辐射（GBZ/T 189.1）

101. 中华人民共和国卫生部. 中华人民共和国国家职业卫生标准：工作场所物理因素测量　高频电磁场（GBZ/T 189.2）

102. 中华人民共和国卫生部. 中华人民共和国国家职业卫生标准：工作场所物理因素测量　工频电场（GBZ/T 189.3）

103. 中华人民共和国卫生部. 中华人民共和国国家职业卫生标准：工作场所物理因素测量　微波辐射（GBZ/T 189.5）

104. 中华人民共和国卫生部. 中华人民共和国国家职业卫生标准：工作场所物理因素测量　紫外辐射（GBZ/T 189.6）

105. 中华人民共和国卫生部. 中华人民共和国国家职业卫生标准：工作场所物理因素测量　高温（GBZ/T 189.7）

106. 中华人民共和国卫生部. 中华人民共和国国家职业卫生标准：工作场所物理因素测量　噪声（GBZ/T 189.8）

107. 中华人民共和国卫生部. 中华人民共和国国家职业卫生标准：工作场所物理因素测量　手传振动（GBZ/T 189.9）